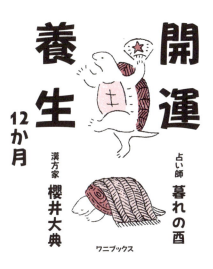

開運養生12か月

占い師 暮れの酉

漢方家 櫻井大典

ワニブックス

「運がいい」とは、幸せに気づくこと。
幸せに気づくことは、心をととのえること。
心をととのえることは、身体をととのえること。

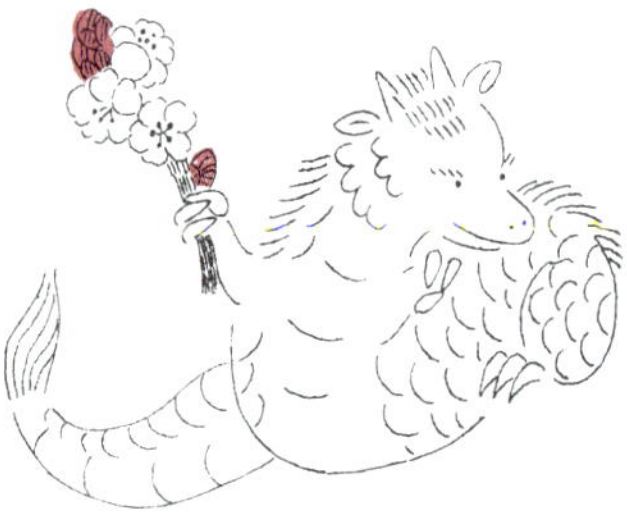

数千年の歴史に裏付けられた、
中医学の知恵と東洋占術を組み合わせた
「開運養生」で、
幸運と健康を引き寄せる！

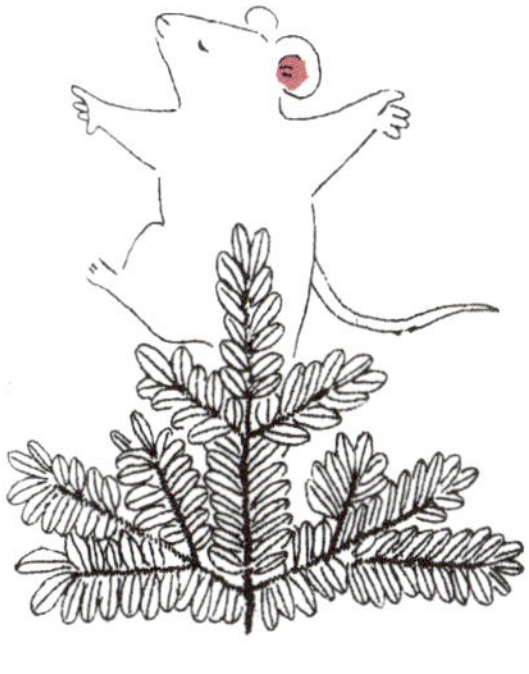

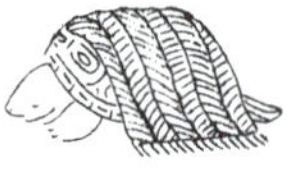

養生を教えてくれるのは……

櫻《さくら》井《い》大《だい》典《すけ》先生

漢方家。ＳＮＳで季節の暮らし方や食養生などの情報をわかりやすく発信し、漢方や中医学の裾野を広げている。

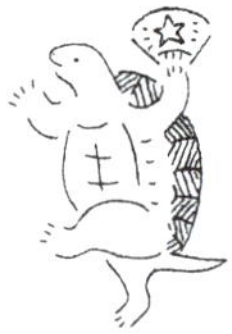

開運を教えてくれるのは……

暮《く》れの酉《とり》先生

占い師。タロット、四柱推命、手相、占星術、易など、洋の東西を問わずさまざまな占術を使いこなす。

中医学の原典とされる、中国最古の医学書『黄帝内経《こうていだいけい》』。
じつは易や風水も、この『黄帝内経』から派生していると考えられ、
両者はとても密接な関係にあります。
数千年の時を経て、今、中医学と占い、
それぞれの分野で一流のお二人の教えから、
まったく新しい開運×養生の方法が見えてきました。
その名も「開運養生」！

はじめに

櫻井大典

みなさんは、養生と聞いて何を想像するでしょうか。養生とは、そのまま「命（生）を養うこと」。健康で健やかな人生を送るためのヒントなんです。

そしてじつは、季節を楽しむことも、養生の一部。たとえば、春には新緑の風景を楽しむ、夏には自然の活力を体感する、秋には紅葉を見ながら心を落ち着かせる、冬には静けさを味わい心身を養う、など……。

中国古来の陰陽五行論は、自然界と人体の調和を保つための重要な理論です。1年のサイクルは、五行（木・火・土・金・水）に対応し、人体の五臓（肝・心・脾・肺・腎）へ影響を与えると考えます。つまり、五行に基づき、季節ごとの変化に応じて自然と関わることが心身に良い影響を与え、健康維持の鍵となるのです。

現代においても、この五行論は心身の調和をととのえるための道しるべとなります。この本では、1年12か月の養生法を通じ、季節とともに生活リズムをとと

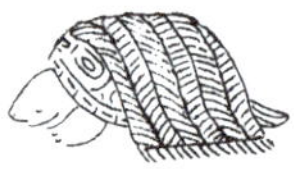

のえ、心身のケアを深める方法を紹介していきます。食養生や運動、心のケア、日常生活での注意点など、実践的なアドバイスをふんだんに盛り込み、みなさんが健やかな生活を送るためのお手伝いができればと願っています。

さらに、この本の大きな特徴は、中医学と占いのコラボレーションです。初めて触れた占いの世界でしたが、暮れの酉先生の知見を通して、中医学との深いつながりを見出したのは、大きな発見でした。根本的な理論や原典が共通しているのでつながりがあるのは当然なのですが、私がそれに気づいてなかったのです。

医療の分野に携わるだけでは見えなかった共通点が、養生という観点からはっきりと見えるようになり、感動すら覚えました。中医学の立場から見ると、運が良いとは、健康であること。また、健康であってこそ、幸せであることに気がつけるようになるのだろうと感じました。

養生法と開運法、それぞれの智慧を活かし、1年を通した心と身体の調和を目指し、季節の変化とともに健やかな日々を過ごしていただければ幸いです。

はじめに

暮れの酉

はじめまして。占い師をしております、暮れの酉と申します。2002年から今まで、多くのみなさんのお悩みを聞き占ってまいりました。

占い師をしていると言うと、なにか特殊な能力があるのかと質問されることがあるのですが、じつはそんなことはありません。世間にはいろいろな占い師がいますが、僕は主に古代の中国で生まれ、現代まで受け継がれている「五行説」や「暦」のチカラを借りて、人々のご相談に応えています。

この五行説というのは櫻井先生のご著書にもよく登場しますよね。中医学だけでなく占いでも活用する思想で、季節、方角、数字、図形、色など、世界に存在するあらゆるものはすべて、五行という5つの気のどれかに属すると見る考え方です。

占いではこれを人の運勢を測る手掛かりとします。5つのうちどれかひとつの

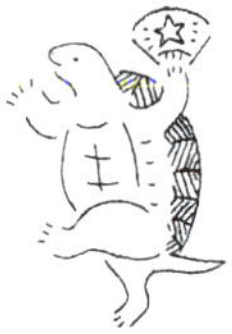

気ばかりにかたよると、人は心のバランスを欠いて不運を感じ、5つの気の調和がとれたとき人は穏やかで幸運な生き方ができると信じられているのです。

この本でお伝えしたいのは、巡る季節ごとにかたよってしまう五行のバランスを調和させ、運の巡りをととのえるヒント。あまり知られていませんが、季節ごとに幸運を呼ぶ数字は変わっていくし、吉方位も変わっていきます。それらをほんの少し意識するだけで、運というのは味方にできるものです。

もちろん、すべて書かれている通りにしなければならないということはありません。ページをめくって「今月はこの数字が幸運を呼ぶんだ」などと、気になったところだけ取り入れてもらえれば十分です。やってみようと心が動いたことを、拾い上げることが開運の第一歩になるでしょう。

季節を意識して過ごし、いつもと少し違うことを取り入れる毎日は、きっと暮らしを彩り豊かにしてくれるはず。そんなふうに、ちょっと心が弾む時間をお届けできればうれしく思います。

もくじ

3月

4月

5月

6月

9月

10月

11月

12月

1月

開運養生の基礎知識❶

そもそも「運」とは何か？

「運がいい」とは、どういうことでしょうか？　運がいい人と運が悪い人は、何が違うのでしょうか？　この本では、それは「幸せに気づくことができるかどうか」だとお答えしましょう。

人生というのは、本当に十人十色です。なぜなら、どんなにお金持ちでも、どんなに美人でも、あるいは誰もが羨むような素敵な人生でも、ご本人は不幸だと感じている方がいるからです。

そのなかで気づくのは、他人の目を気にして自分の心を置き去りにしていたり、目から入ってくるSNSなどの情報（ノイズ）に振り回されていたりと、〝自分〟という軸が抜けている人は、なかなか幸せを掴みづらいということ。

対して、自分の深い部分の本音にしっかりとつながり、自分にとって必要なもの、必要でないものを、きちんと整理できている方は、その方が本当に必要とするもの、つまり「運」を掴むためのアンテナが立っているんです。それによって、「幸せか、幸せでないか」が決まるのではないでしょうか。これこそが、運がいい状態、と言えるかもしれません。

そして、幸運を掴むアンテナの感度を高めるには、心身が良い状態、つまり不調がなく健康である必要があります。そこで、この本では、占いと中医学を組み合わせた「開運養生」を紹介していきます。占いはその人の魂を診て、中医学はその人の身体を診ますが、根底にある考え方は同じ。この本で、幸運と健康を引き寄せましょう！

開運養生の基礎知識❷

陰と陽

中医学や東洋占術に用いられる古代中国の思想において、もっとも大切にされている自然哲学の理論が、陰陽論です。これは、自然界に存在するすべてのものを、たとえば光と闇、男性と女性、興奮と鎮静といった具合に、「陽」「陰」という、ふたつの要素に分けて捉える考え方です。

たとえば、月、冬、夜、偶数、身体の下半身などは「陰」、それに相反する太陽、夏、昼、奇数、身体の上半身などは「陽」とされています。

陰陽に、どちらが良い悪いはありません。「陰」と「陽」のバランスがとれた状態こそが正常であり、人体に当てはめるのなら、健康な状態と言えるのです。

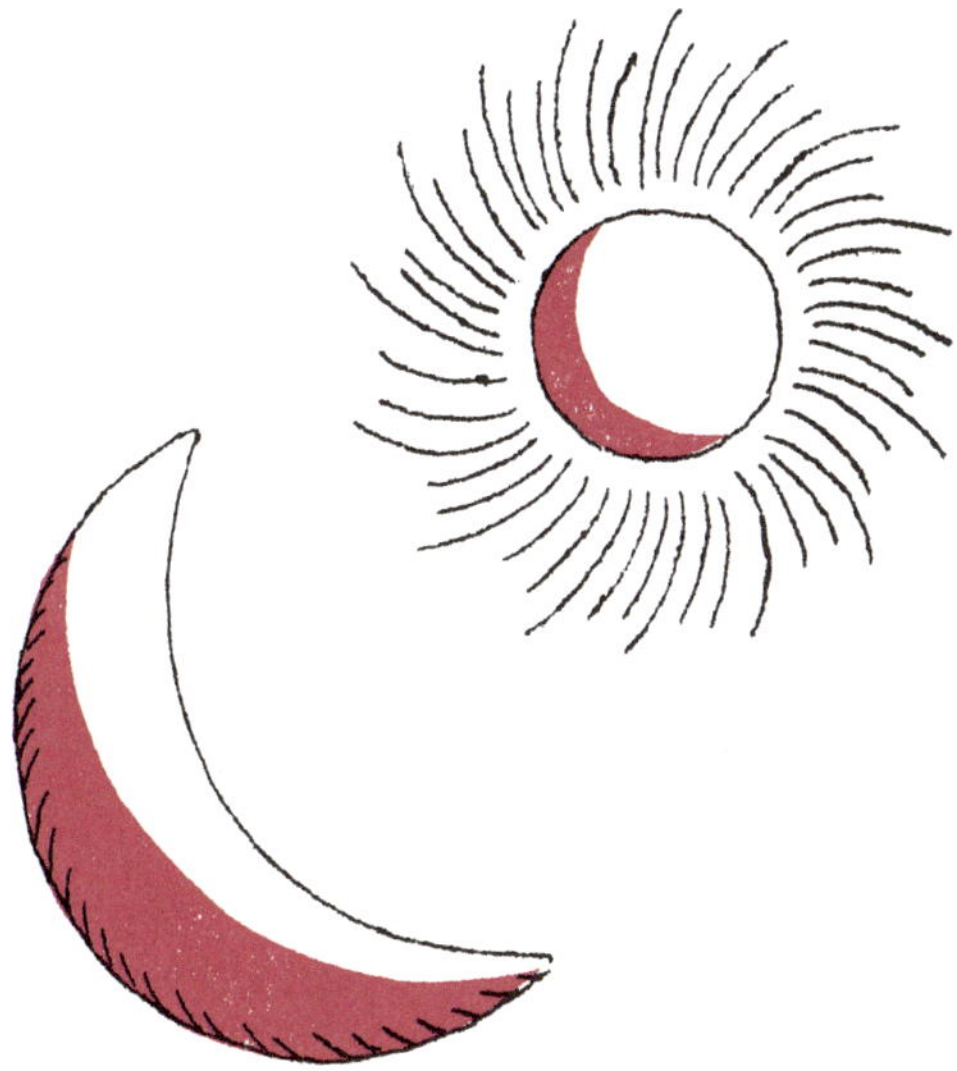

陰	月	冬	夜	偶数	女性	下半身
陽	太陽	夏	昼	奇数	男性	上半身

開運養生の基礎知識❸

五行説

「陰陽論」とならぶ古代中国思想の理論に「五行論」があります。自然界に存在する「木《もく》、火《か》、土《ど》、金《ごん／きん》、水《すい》」という5種類の構成要素と、その特性から成り立ち、それぞれの構成要素が互いの性質を助け合ったり（相生《そうじょう》）、抑制し合ったり（相剋《そうこく》）してバランスを保っていると考えます。

万物はこの五行に分けられると考えられ、東洋占術では、自分に足りない五行を補ったり、過度な五行を抑えることでバランスを取ります。中医学でも、それぞれに関連する臓器（五臓）、色（五色）、味覚（五味）、感情（五志）などがあり、たとえば、五臓の「肝」と関連づけられる色は「青」なので、中医学では「肝を養うには青い食材」などと考えます。

五行相関図

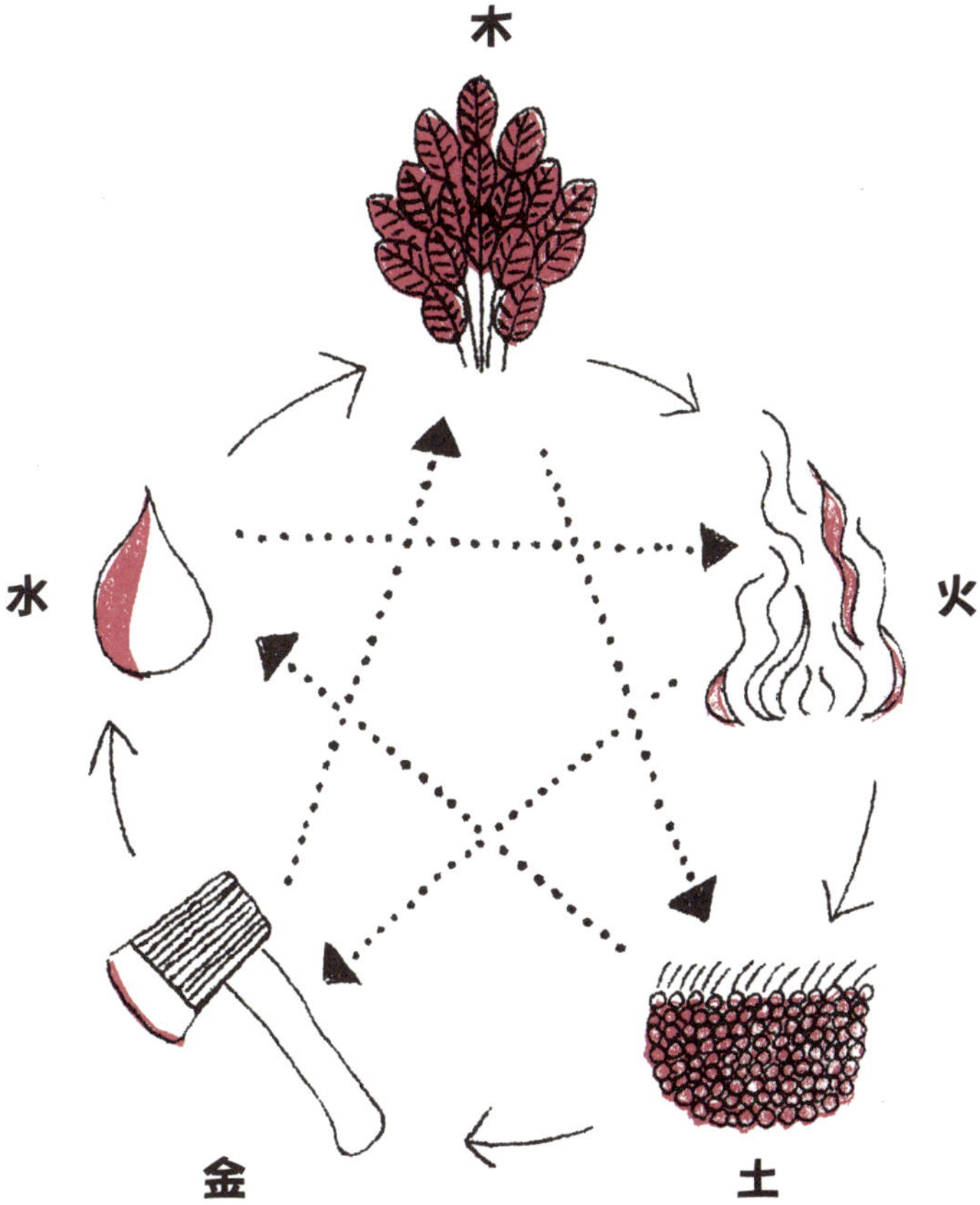

木
火
土
金
水

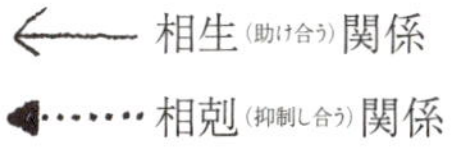

相生（助け合う）関係
相剋（抑制し合う）関係

開運養生の基礎知識❹

天・地・人

万物は、「天《てん》」「地《ち》」「人《じん》」という3つの要素から成り立っています。

天は太陽、地は大地、人は私たち人間のこと。

そういった「天地人三才思想」という考え方があり、これは、人（身体そのもの）は、天（季節やタイミング）と地（住んでいる土地）という自然のエネルギーの一部であり、天と地という自然との調和やバランスが保たれてこそ、人としての幸せも成り立つという思想です。

これもまた古代中国の思想で、「陰陽思想」「五行論」と同じく、四柱推命などの東洋占術と、中医学の根底に通ずる考え方です。

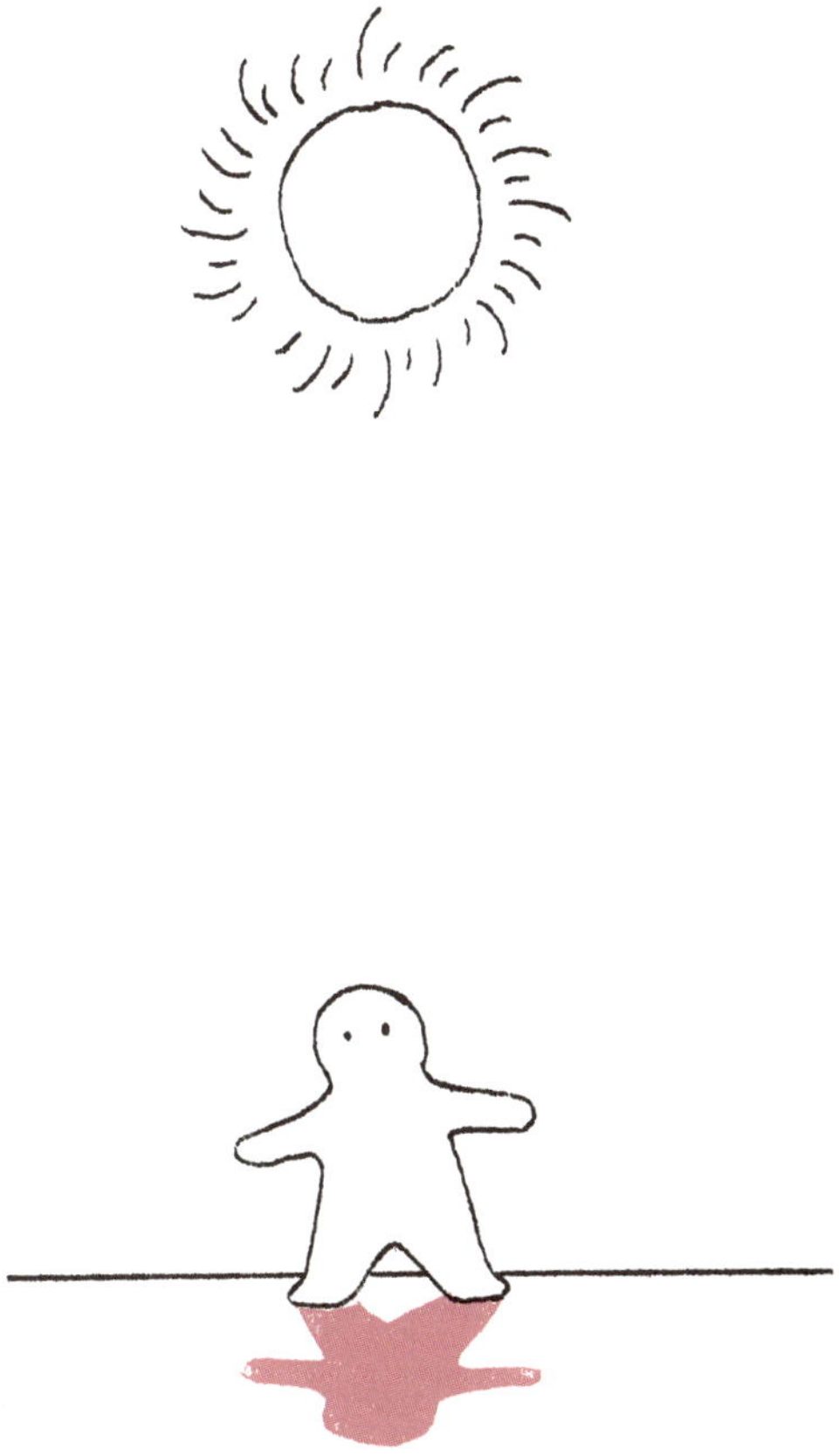

暮れの酉流・開運の心がまえ

最初に、幸せを掴むのは「自分の手」だということを、しっかり頭に入れておきましょう。

巡ってくる運に手を伸ばさなければ、どんな幸運も、つかむことはできません。小さな一歩でも、とにかく踏み出すこと。できることから、手を動かすこと。自分が動けば、あなたを取り巻くモノが、次第に、変化していくでしょう。

その際、覚えておいてほしいのが、すべての幸運は「ご自愛」から始まるということです。まずは、高貴な姫や王子を扱うように、自分自身を大切にしてみてください。いつもの住環境を快適にし、よく食べ、よく眠りましょう。たとえ完璧にできないことがあっても、それを責めるのはやめましょう。そしてもし傷つくことがあったなら、自分なりのやり方で癒やしてあげることも忘れないでください。

その上で、いくら考えても答えが出ないこと、途方に暮れるようなことがあれば、「天にお任せ」してしまいましょう。

もちろん、「なんでも神頼み」はいただけませんが、「天にお任せ」するのも、ひとつの手です。絶対に間違えてはいけないと悩むくらいなら、いっそのこと、悩みを手放してしまいましょう。

悩みを「天にお任せ」して、きちんと「ご自愛」していれば、きっと「自分の手」で幸せを掴むことができるはずです。

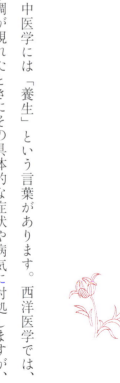

中医学における「養生」とは

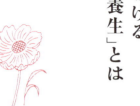

中医学には「養生」という言葉があります。西洋医学では、不調が現れたときにその具体的な症状や病気に対処しますが、中医学では、不調が重くなる前、あるいは症状が現れる前に未然に防ぐことを重視します。

とはいえ、養生は、何かを禁止するものではありません。食養生ならば、「好きなときに好きなものを食べようと、ビクともしない身体づくり」。つまり、身体に悪いからケーキを食べないのではなく、ケーキを楽しむために〝備える〟身体づくりこそが、中医学における「養生」というわけです。

中医学には、1年を通した理想の過ごし方や、摂るべき食材など、あらゆる「養生」の知恵が存在します。養生の知識さえあれば、「気持ちが落ち込みがちな冬を快適に過ごすために、今、何をすれば良いか？」「夏をアクティブに楽しむために、春に気をつけることは何か？」など、1年を通じて〝備える〟ことが可能になるはずです。

心や身体の不調を治すにはどうしても時間がかかりますし、いったん不調に陥った心身は、すぐには変化してくれません。しかし、この先の自分が苦しむことがないように、ふだんの生活のなかで、心と身体の準備をすることはできる。いわば、転ばぬ先の杖なのです。

数千年という歴史に裏付けられた中医学の知恵を、活かさない手はありません。

開運養生の基礎知識 ❼

実際の季節とのずれ

中医学は「季節の養生」と言われるほど、季節や暦を重視します。

みなさんも「立春」「春分」「立秋」「冬至」といった言葉を聞いたことがあるかと思いますが、これらは、中国で生まれた「二《に》十四《じゅうし》節気《せっき》」と呼ばれる暦で、季節の移ろいを春夏秋冬の4つだけでなく、より細やかに分けたものになります。

くわしく言いますと、旧暦（太陰太陽暦）で、1年を約15日ごとに24等分した季節の名称が、「二十四節気」となります。二十四節気は春の「立春」から始まり、冬の「大寒」で終わりますが、暦の上で春のスタートとなる「立春」は、現在のカレンダーでい

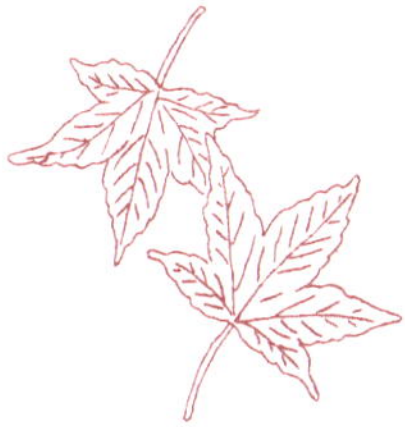

うと2月の真っただ中。「立秋」も、まさに8月初旬の夏真っ盛り……。

つまり、体感的には、およそ1か月半、あるいはそれ以上のズレを感じる年もあることでしょう。

これは、中医学の古典に「天の季節は冬至から始まり、地の季節は大寒から始まり、人の季節は立春から始まる」といった一節がありますが、天（＝太陽）で生み出された陽のエネルギーが地（＝大地）を温め、大地に伝わったエネルギーが、地表と接する人（＝人間）の身体に行き渡るという流れ（＝ずれ）のため。

また、四柱推命などの占術でも、十《じっ》干《かん》十《じゅう》二《に》支《し》といった暦を用いますが、これも二十四節気と同じく古代中国発祥の暦です。

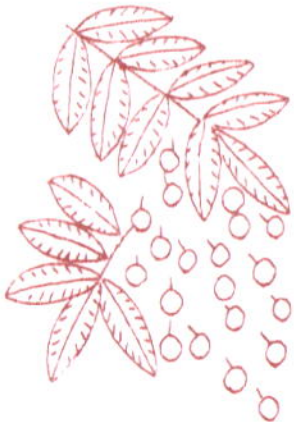

十干と十二支を組み合わせることで、10日を一区切りにして、数字の代わりに長い年数、日数をあらわすために使われてきたもので、陰陽五行説につながります。

この本では、月ごとの「開運養生」についてご紹介していますが、これらも、基本的には「二十四節気」「十干十二支」に合わせた内容となっているため、現在の季節と体感的なずれを感じる方がいるかと思います。しかしながら、養生では、前もって心と身体の準備をすることが大事。

体感とはずれるかもしれませんが、この暦を意識して生活することが、健康と開運につながるはずです。

まとめ

以上のことから、「養生」はすなわち、「開運」とイコールであると言えるのです。

ここからは、1年12か月ごとに、おすすめアクション、スポット、フード、住まいの開運養生などをくわしくご紹介していきます。月ごとのラッキーデーや行事カレンダーにも、旬の楽しみがたくさん。すぐに自分で取り入れられることばかりです。

数千年の歴史に裏付けられた「開運養生」で、幸運と健康を引き寄せましょう！

この本の読み方

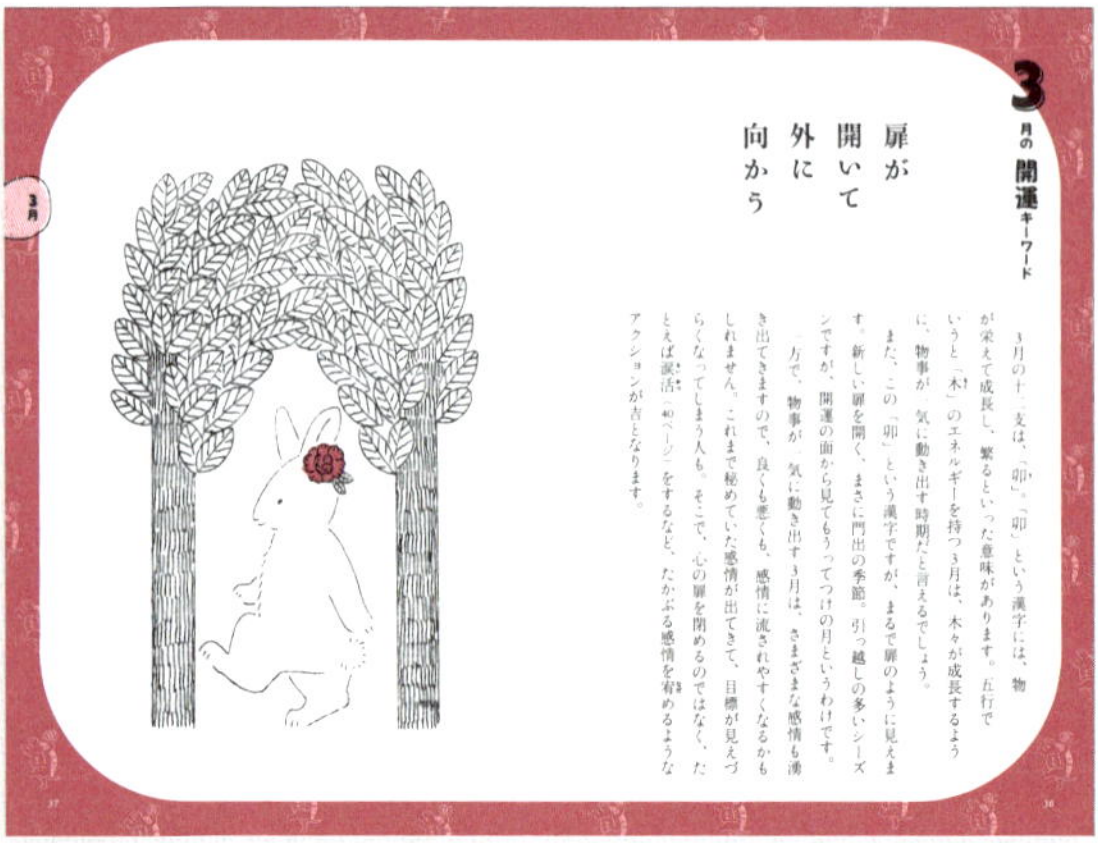

3月の開運キーワード

扉が開いて外に向かう

3月の十二支は、「卯」。「卯」という漢字には、物が栄えて成長し、繁るといった意味があります。五行でいうと「木」のエネルギーを持つ3月は、木々が成長するように、物事が一気に動き出す時期だと言えるでしょう。

また、この「卯」という漢字ですが、まるで扉のように見えます。新しい扉を開く、まさに門出の季節。引っ越しの多いシーズンですが、開運の面から見てもうってつけの月というわけです。

一方で、物事が一気に動き出す3月は、さまざまな感情も湧き出てきますので、良くも悪くも、感情に流されやすくなるかもしれません。これまで秘めていた感情が出てきて、目標が見えづらくなってしまう人も。そこで、心の扉を閉めるのではなく、たとえば涙活《るいかつ》（40ページ）をするなど、たかぶる感情を宥《なだ》めるようなアクションが吉となります。

36

◉ 開運キーワード

12か月を司る十二支と五行、その意味合いを解説。
その月にちなんだ、暮れの酉先生による運気をあげるメッセージも。
いつでも、どの月からでもお読みください。

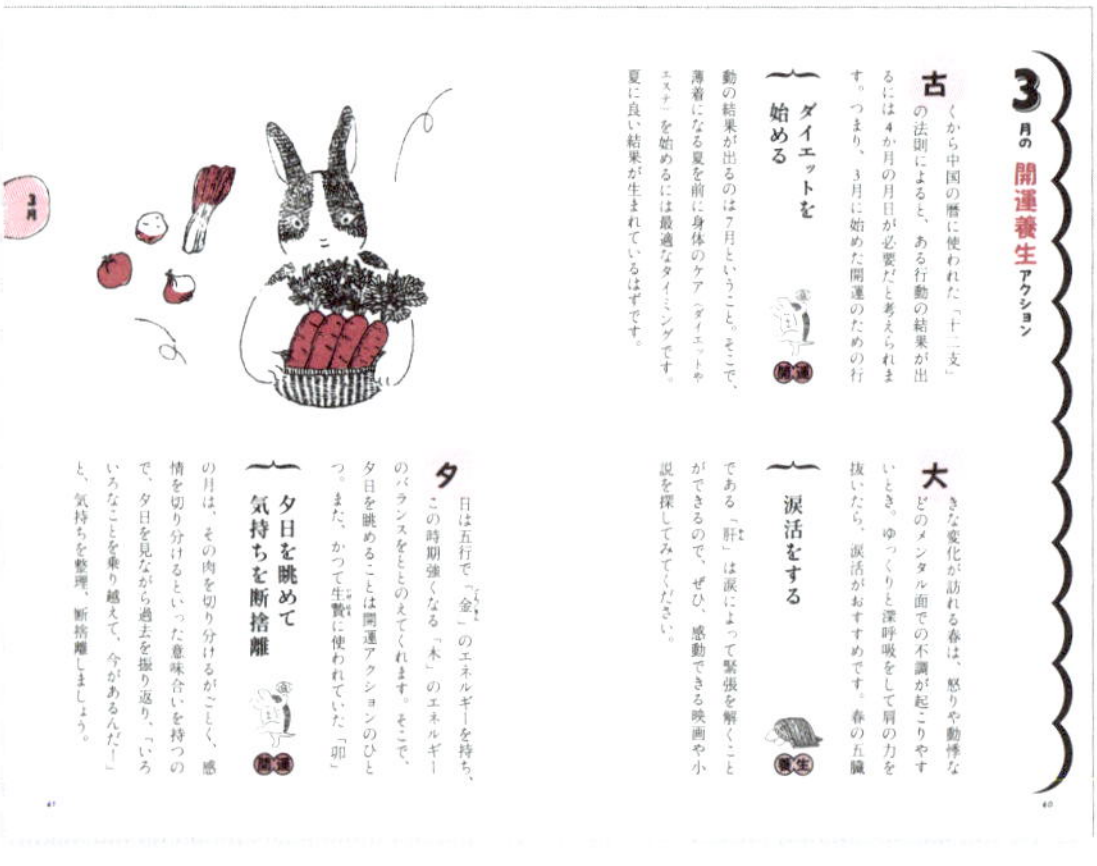

3月の開運養生アクション

古くから中国の暦に使われた「十二支」の法則によると、ある行動の結果が出るには4か月の月日が必要だと考えられます。つまり、3月に始めた開運のための行動の結果が出るのは7月ということ。そこで、薄着になる夏を前に身体のケア（ダイエットやエステ）を始めるには最適なタイミングです。夏に良い結果が生まれているはずです。

ダイエットを始める
開運

大きな変化が訪れる春は、怒りや動悸などのメンタル面での不調が起こりやすいとき。ゆっくりと深呼吸をして肩の力を抜いたら、涙活がおすすめです。春の五臓である「肝《きも》」は涙によって緊張を解くことができるので、ぜひ、感動できる映画や小説を探してみてください。

涙活をする
養生

夕日は五行で「金」のエネルギーを持ち、この時期強くなる「木」のエネルギーのバランスをととのえてくれます。そこで、夕日を眺めることは開運アクションのひとつ。また、かつて生贄《いけにえ》に使われていた「卯」の月は、その肉を切り分けるがごとく、感情を切り分けるといった意味合いを持つので、夕日を見ながら過去を振り返り、「いろいろなことを乗り越えて、今があるんだ！」と、気持ちを整理、断捨離しましょう。

夕日を眺めて気持ちを断捨離
開運

41　40

◉ 開運養生アクション
◉ 開運養生フード
◉ 開運養生スポット
◉ 住まいの開運養生

12か月のおすすめアクションや場所、食べもの、暮らしのヒントを
約150個紹介。暦の上で立春は2月ですが、
この本では、体感の春の始まりに合わせて3月からスタートしています。

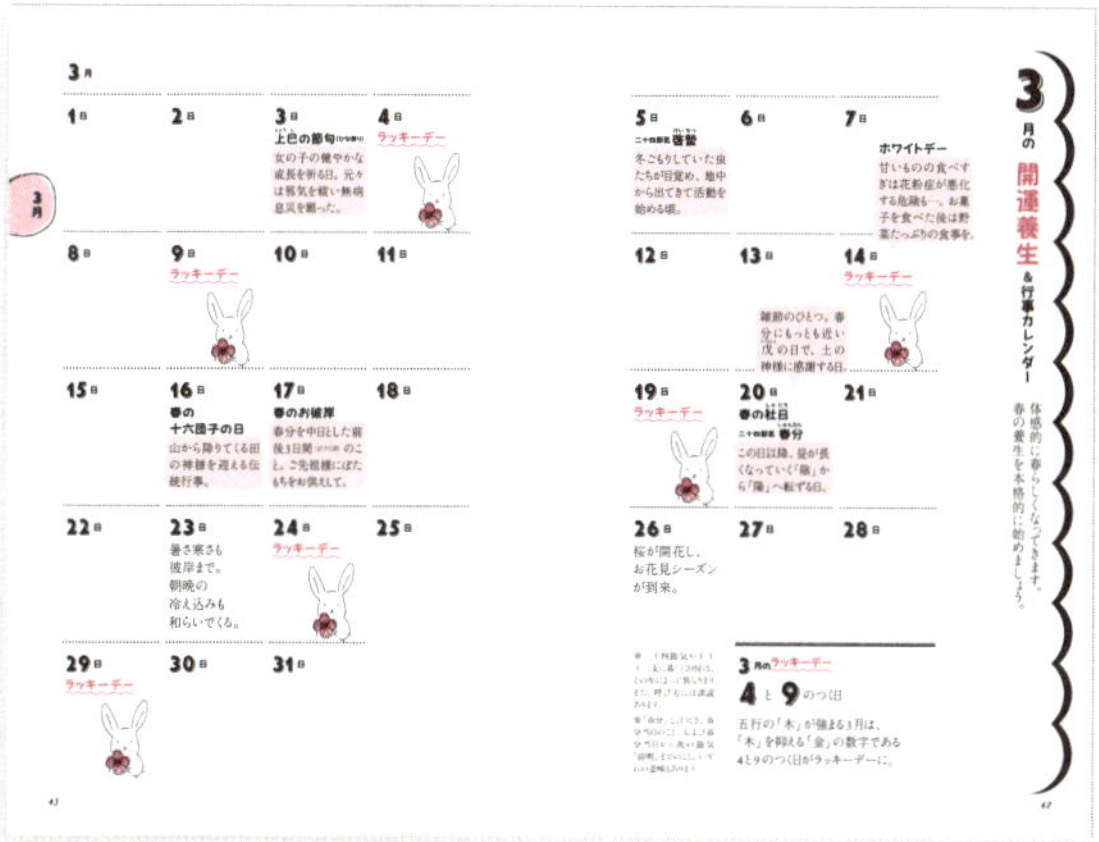

3月

1日

2日

3日
上巳の節句（ひな祭り）
女の子の健やかな成長を祈る日。元々は邪気を祓い無病息災を願った。

4日
ラッキーデー

5日
二十四節気 啓蟄《けいちつ》
冬ごもりしていた虫たちが目覚め、地中から出てきて活動を始める頃。

6日

7日

ホワイトデー
甘いものの食べすぎは花粉症が悪化する危険も…。お菓子を食べた後は野菜たっぷりの食事を。

8日

9日
ラッキーデー

10日

11日

12日

13日

14日
ラッキーデー

雑節のひとつ。春分にもっとも近い戊の日で、土の神様に感謝する日。

15日

16日
春の十六団子の日
山から降りてくる田の神様を迎える伝統行事。

17日
春のお彼岸
春分を中日とした前後3日間（7日間）のこと。ご先祖様にぼたもちをお供えして。

18日

19日
ラッキーデー

20日
春の社日《しゃにち》
二十四節気 春分《しゅんぶん》
この日以降、昼が長くなっていく「陰」から「陽」へ転ずる日。

21日

22日

23日
暑さ寒さも彼岸まで。朝晩の冷え込みも和らいでくる。

24日
ラッキーデー

25日

26日
桜が開花し、お花見シーズンが到来。

27日

28日

29日
ラッキーデー

30日

31日

3月のラッキーデー
4と9のつく日
五行の「木」が強まる3月は、「木」を抑える「金」の数字である4と9のつく日がラッキーデーに。

3月の開運養生＆行事カレンダー
体感的に春らしくなってきます。春の養生を本格的に始めましょう。

◎ 開運養生＆行事カレンダー

年中行事や二十四節気、祝日などを記してあります。
1年12か月の暮らしに沿って旬を楽しみながら健康になりましょう。
巻末には年間の開運日もあるので合わせてチェックを！

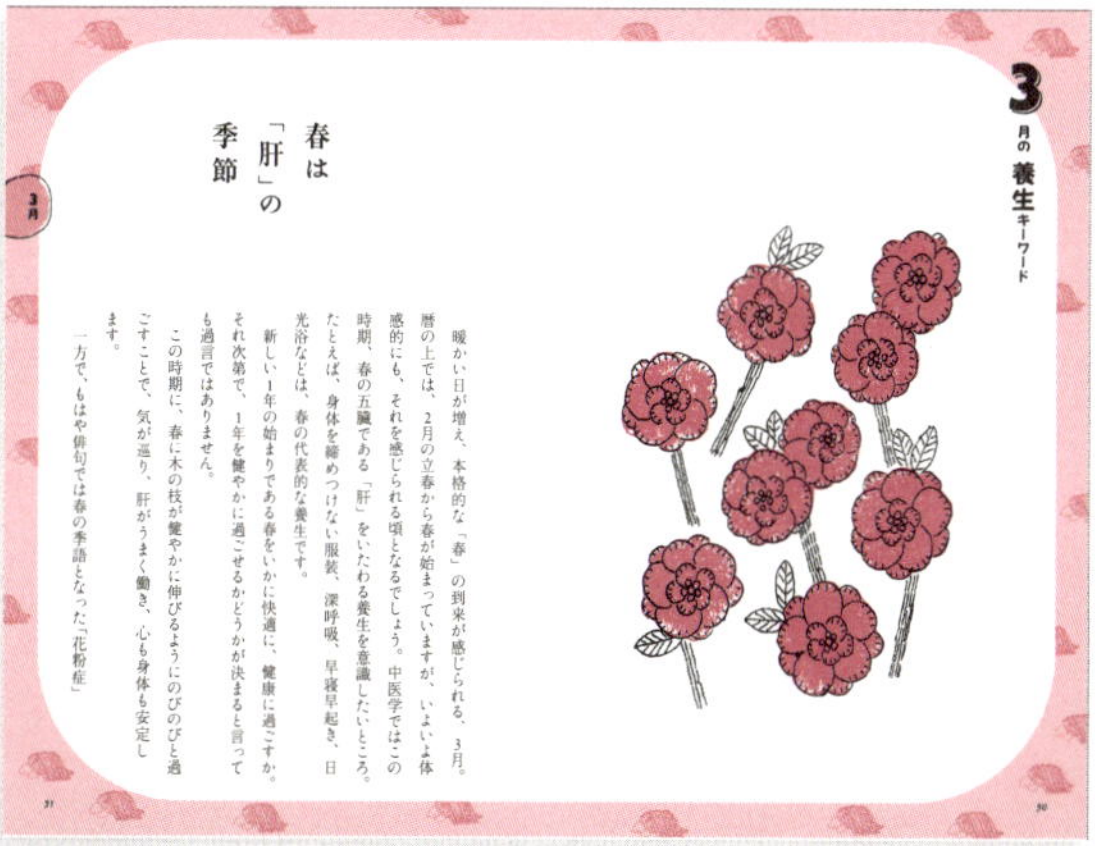

3月の養生キーワード

春は「肝」の季節

暖かい日が増え、本格的な「春」の到来が感じられる、3月。暦の上では、2月の立春から春が始まっていますが、いよいよ体感的にも、それを感じられる頃となるでしょう。中医学ではこの時期、春の五臓である「肝」をいたわる養生を意識したいところ。たとえば、身体を締めつけない服装、深呼吸、早寝早起き、日光浴などは、春の代表的な養生です。

新しい1年の始まりである春をいかに快適に、健康に過ごすか。それ次第で、1年を健やかに過ごせるかどうかが決まると言っても過言ではありません。

この時期に、春に木の枝が健やかに伸びるようにのびのびと過ごすことで、気が巡り、肝がうまく働き、心も身体も安定します。

一方で、もはや俳句では春の季語となった「花粉症」

◎ 養生キーワード

月ごとの陥りやすい不調や、養生のポイントを櫻井先生が解説。
無理のない範囲で取り入れられるところから意識してみましょう。

立春なのに
2月は
寒かったですね。
そろそろ
春らしくなりそう

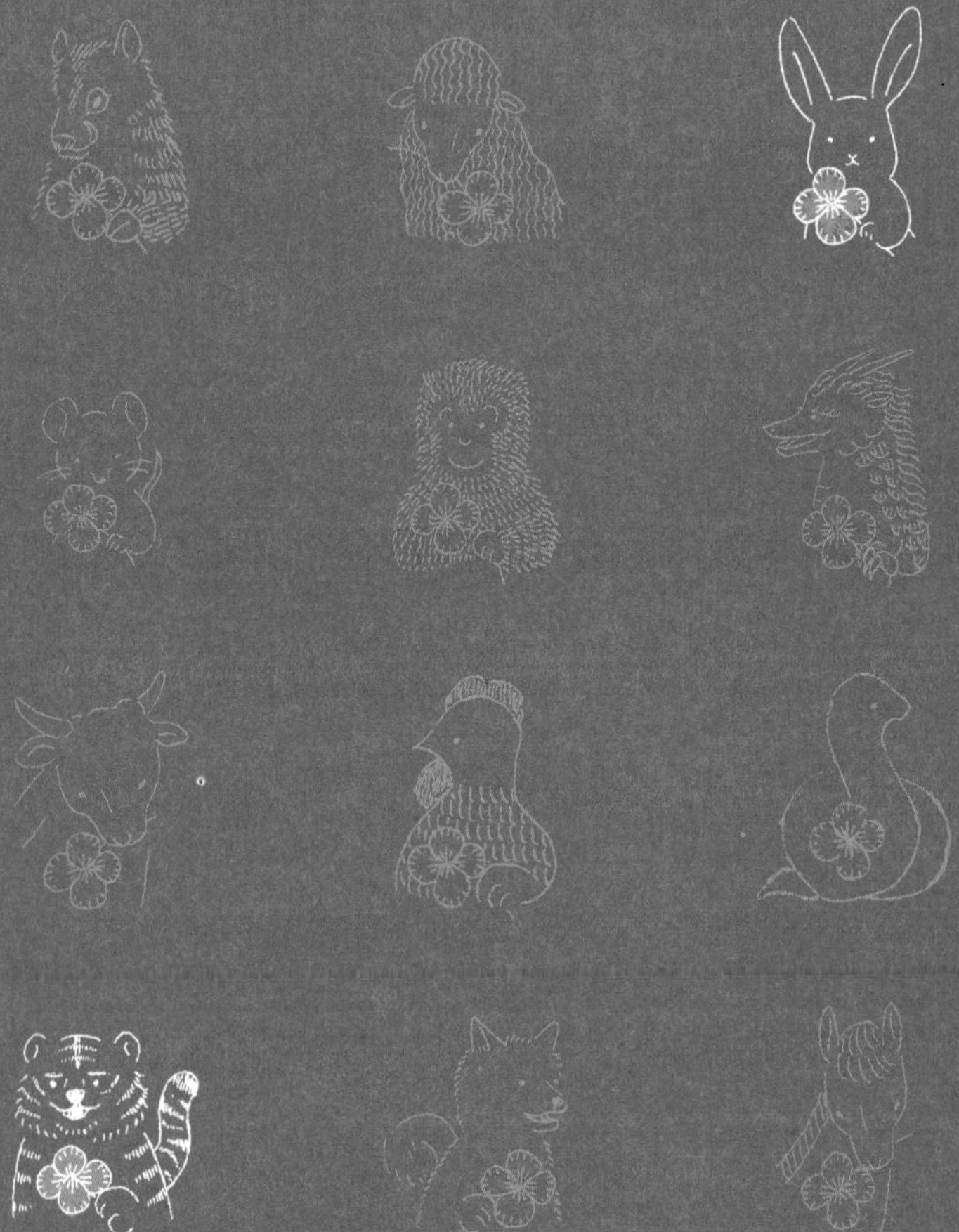

3月

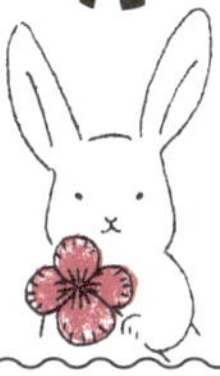

吉方位
南西

十二支
卯

ラッキーデー
4と9
のつく日

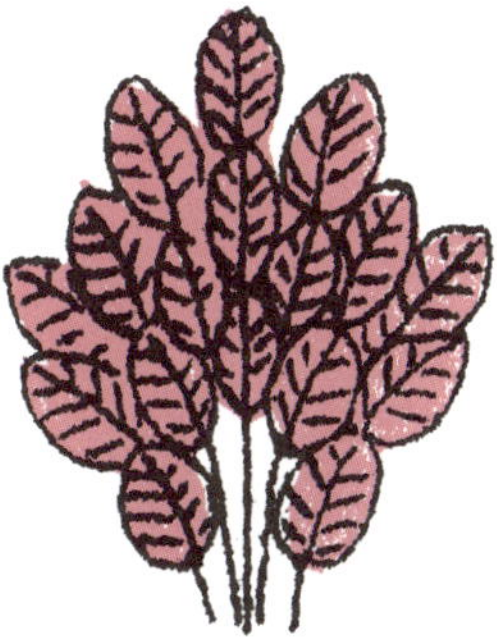

人体
指

カラー
白、銀、
金

形
丸、
円形

五行
木

五臓
肝

3月の開運キーワード

扉が開いて外に向かう

3月の十二支は、「卯《う》」。「卯」という漢字には、物が栄えて成長し、繁るといった意味があります。五行でいうと「木《もく》」のエネルギーを持つ3月は、木々が成長するように、物事が一気に動き出す時期だと言えるでしょう。

また、この「卯」という漢字ですが、まるで扉のように見えます。新しい扉を開く、まさに門出の季節。引っ越しの多いシーズンですが、開運の面から見てもうってつけの月というわけです。

一方で、物事が一気に動き出す3月は、さまざまな感情も湧き出てきますので、良くも悪くも、感情に流されやすくなるかもしれません。これまで秘めていた感情が出てきて、目標が見えづらくなってしまう人も。そこで、心の扉を閉めるのではなく、たとえば涙活《るいかつ》（40ページ）をするなど、たかぶる感情を宥《なだ》めるようなアクションが吉となります。

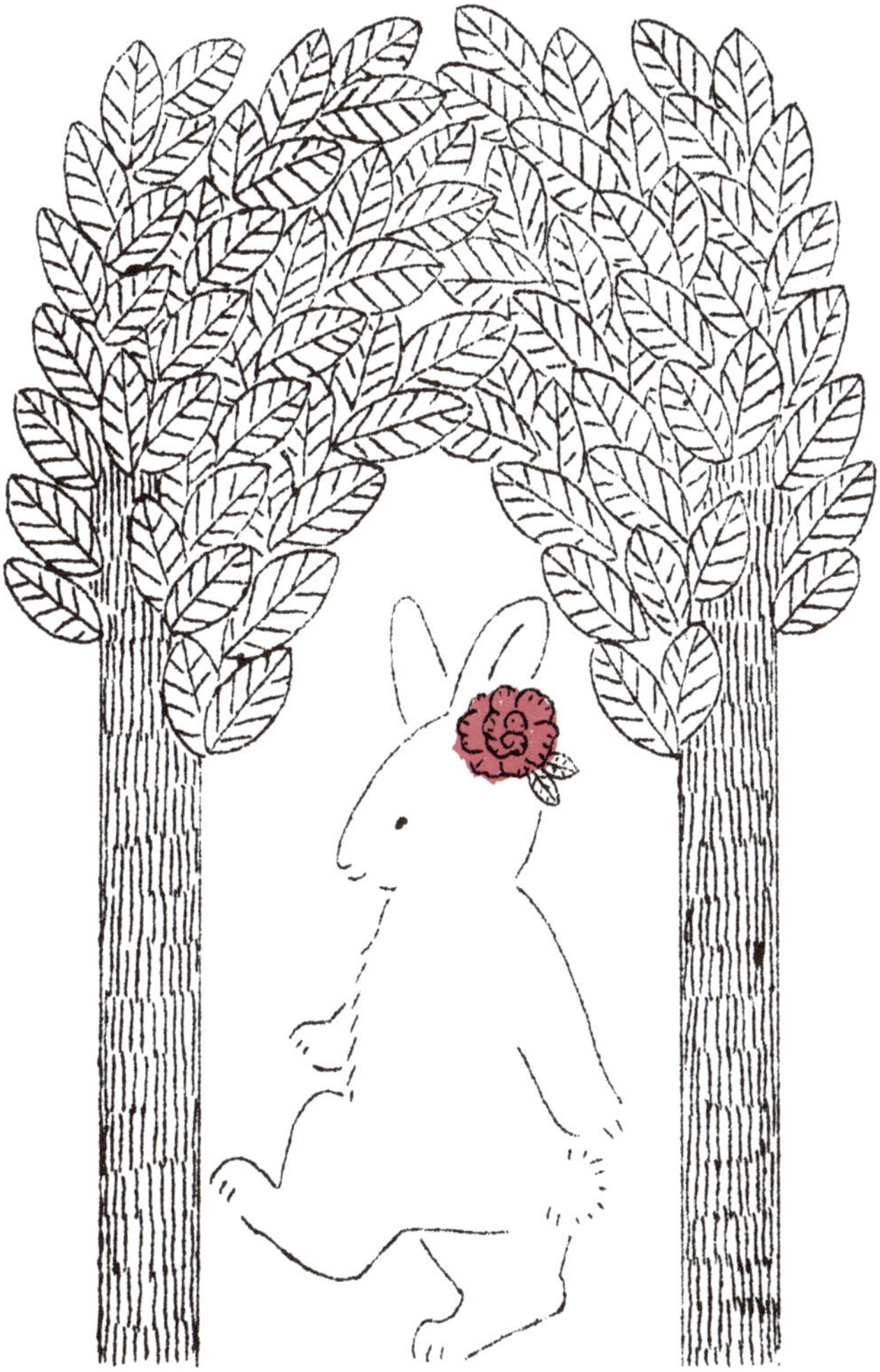

3月

出会いと別れの季節

3月といえば、出会いと別れの季節。学校や職場の仲間との相性に思いを馳せる人もいることでしょう。

占いの世界では、人には誕生日によってそれぞれの「五行のかたより」があると信じられています。つまり、誰でも「木・火・土・金・水」と五つある五行のなかのどれかが過剰だったり、不足していたりする状態で生まれてくるとされ、このかたよりが性格のクセを生み出し、運の起伏の原因になると考えるのです。

ちなみに、完全に五行のバランスが取れた人がこの世に生まれてくることはありません。かたより＝クセがあるからこそ、人間なのですね。

対人運も、生まれ持った五行のバランスに応じて相性を見極めるのですが、出会う人すべての相性を占うわけにはいきません。

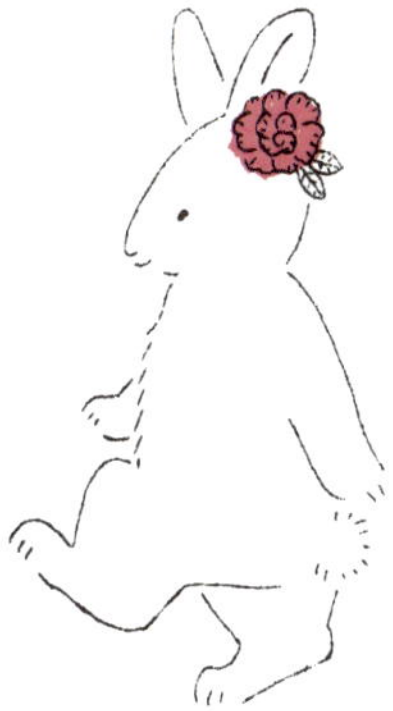

そこで、「その人と一緒にいると心地よいかどうか」「なんとなく好き」という本能に従ってみてください。占いを用いずとも、人は、本能的に自分に必要な付き合いを選ぶことができるのです。ポイントは、あなたの本能が「相手の何に惹かれているかを分析し、学ぶこと」です。

たとえば、相手の聞き上手なところに惹かれているなら、自分も聞き上手を目指してみる。相手の笑顔に惹かれているなら、自分も笑顔を心がける。そんなふうに、自分が好きだと思う相手の行動を積極的に取り入れることが、足りない五行を補う生き方、開運へと自然に通じていくのです。

とくに、感情を象徴する「木」の五行が強まる3月は、人間関係で感じる「居心地がいいな」という気持ちを掘り下げることで、さらに運気アップが叶うはずです。

3月の開運養生アクション

ダイエットを始める

古くから中国の暦に使われた「十二支」の法則によると、ある行動の結果が出るには4か月の月日が必要だと考えられます。つまり、3月に始めた開運のための行動の結果が出るのは7月ということ。そこで、薄着になる夏を前に身体のケア（ダイエットやエステ）を始めるには最適なタイミングです。夏に良い結果が生まれているはずです。

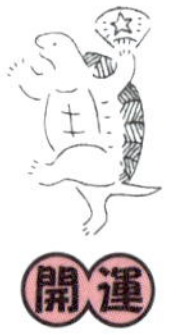

涙活をする

大きな変化が訪れる春は、怒りや動悸などのメンタル面での不調が起こりやすいとき。ゆっくりと深呼吸をして肩の力を抜いたら、涙活がおすすめです。春の五臓である「肝《かん》」は涙によって緊張を解くことができるので、ぜひ、感動できる映画や小説を探してみてください。

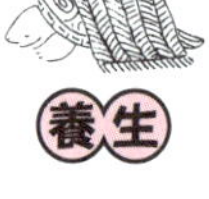

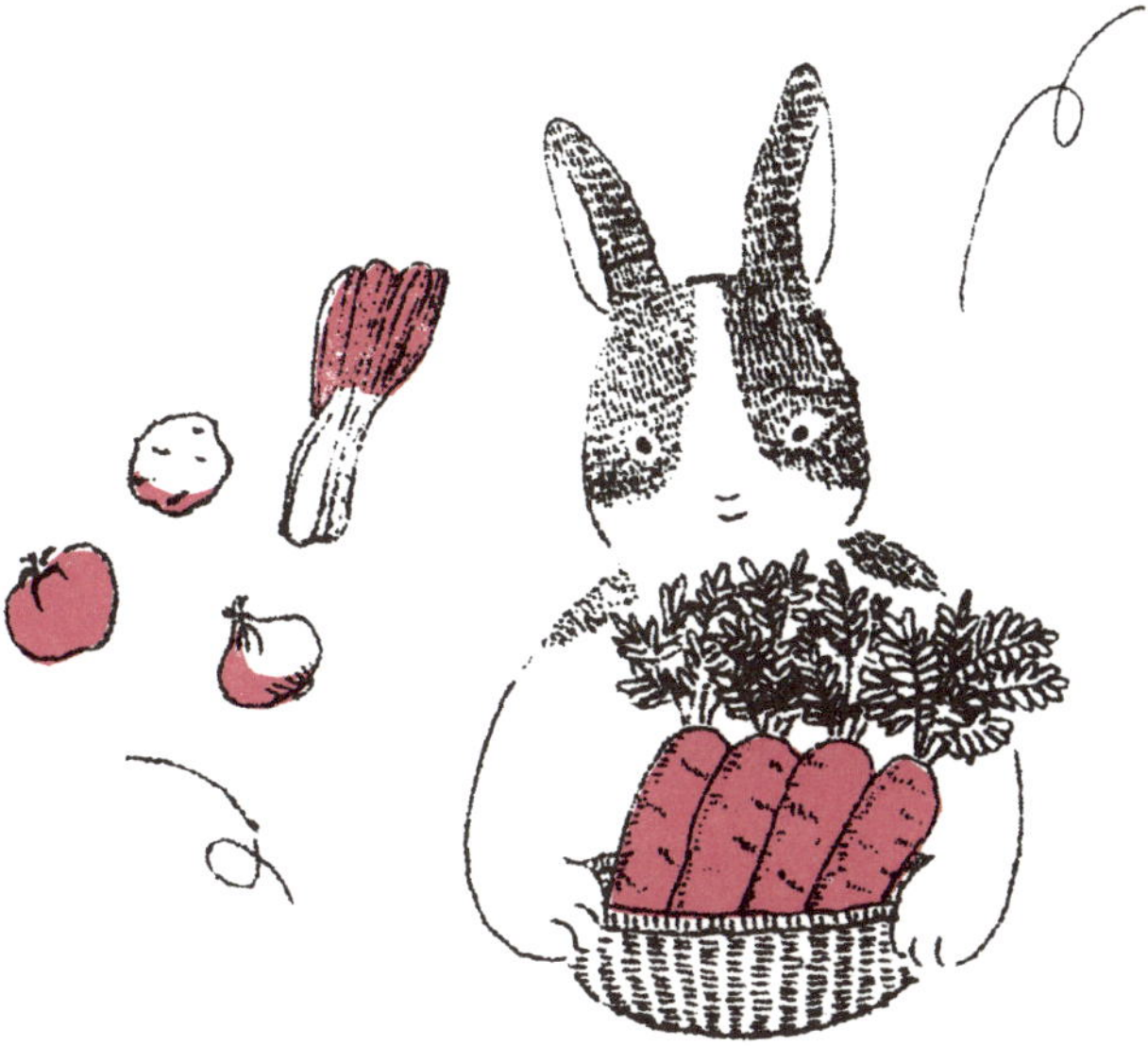

夕日を眺めて気持ちを断捨離

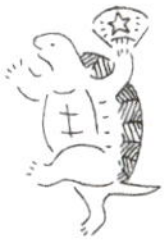

開運

夕日は五行で「金《ごん／きん》」のエネルギーを持ち、この時期強くなる「木」のエネルギーのバランスをととのえてくれます。そこで、夕日を眺めることは開運アクションのひとつ。また、かつて生贄《いけにえ》に使われていた「卯」の月は、その肉を切り分けるがごとく、感情を切り分けるといった意味合いを持つので、夕日を見ながら過去を振り返り、「いろいろなことを乗り越えて、今があるんだ！」と、気持ちを整理、断捨離しましょう。

3月の開運養生&行事カレンダー

体感的に春らしくなってきます。春の養生を本格的に始めましょう。

5日

二十四節気 **啓蟄《けいちつ》**

冬ごもりしていた虫たちが目覚め、地中から出てきて活動を始める頃。

6日

7日

ホワイトデー

甘いものの食べすぎは花粉症が悪化する危険も…。お菓子を食べた後は野菜たっぷりの食事を。

12日

13日

雑節のひとつ。春分にもっとも近い戊《つちのえ》の日で、土の神様に感謝する日。

14日

ラッキーデー

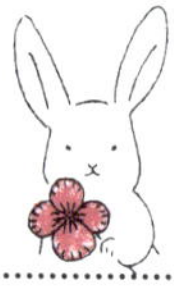

19日

ラッキーデー

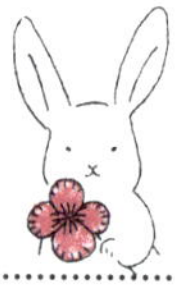

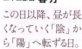

20日

春の社日《しゃにち》

二十四節気 **春分《しゅんぶん》**

この日以降、昼が長くなっていく「陰」から「陽」へ転ずる日。

21日

26日

桜が開花し、お花見シーズンが到来。

27日

28日

※二十四節気や十干十二支に基づく日付は、その年によって異なります。また、呼び方には諸説あります。

※「春分」と言うとき、春分当日のこと、および春分当日から次の節気「清明」までのこと、いずれの意味もあります。

3月のラッキーデー

4と9のつく日

五行の「木」が強まる3月は、「木」を抑える「金」の数字である4と9のつく日がラッキーデーに。

3月

1日

2日

3日

上巳《じょうし》の節句(ひな祭り)

女の子の健やかな成長を祈る日。元々は邪気を祓い無病息災を願った。

4日

ラッキーデー

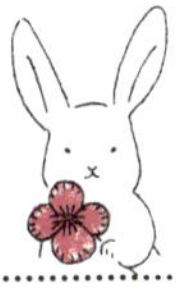

8日

9日

ラッキーデー

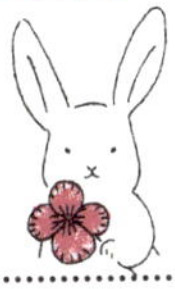

10日

11日

15日

16日

春の十六団子の日

山から降りてくる田の神様を迎える伝統行事。

17日

春のお彼岸

春分を中日とした前後3日間(計7日間)のこと。ご先祖様にぼたもちをお供えして。

18日

22日

23日

暑さ寒さも彼岸まで。朝晩の冷え込みも和らいでくる。

24日

ラッキーデー

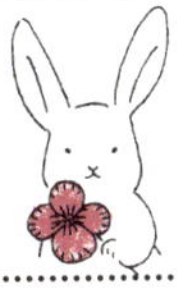

25日

29日

ラッキーデー

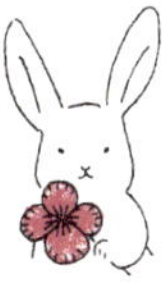

30日

31日

3月の開運養生スポット

五行の「木」のエネルギーが強まるこの時期は、「木」と相克《そうこく》関係（抑える関係）にある「土《ど》」の五行が弱まります。そこで、「土」のエネルギーを持つ寺社仏閣、お城、

寺社仏閣、お城、博物館

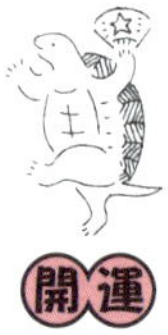

博物館などが、ラッキースポットになります。春休みにどこへ行こうか迷ったら、神社やお寺、城郭や博物館へ足を運んでみましょう。近所の寺社仏閣でもかまいません。

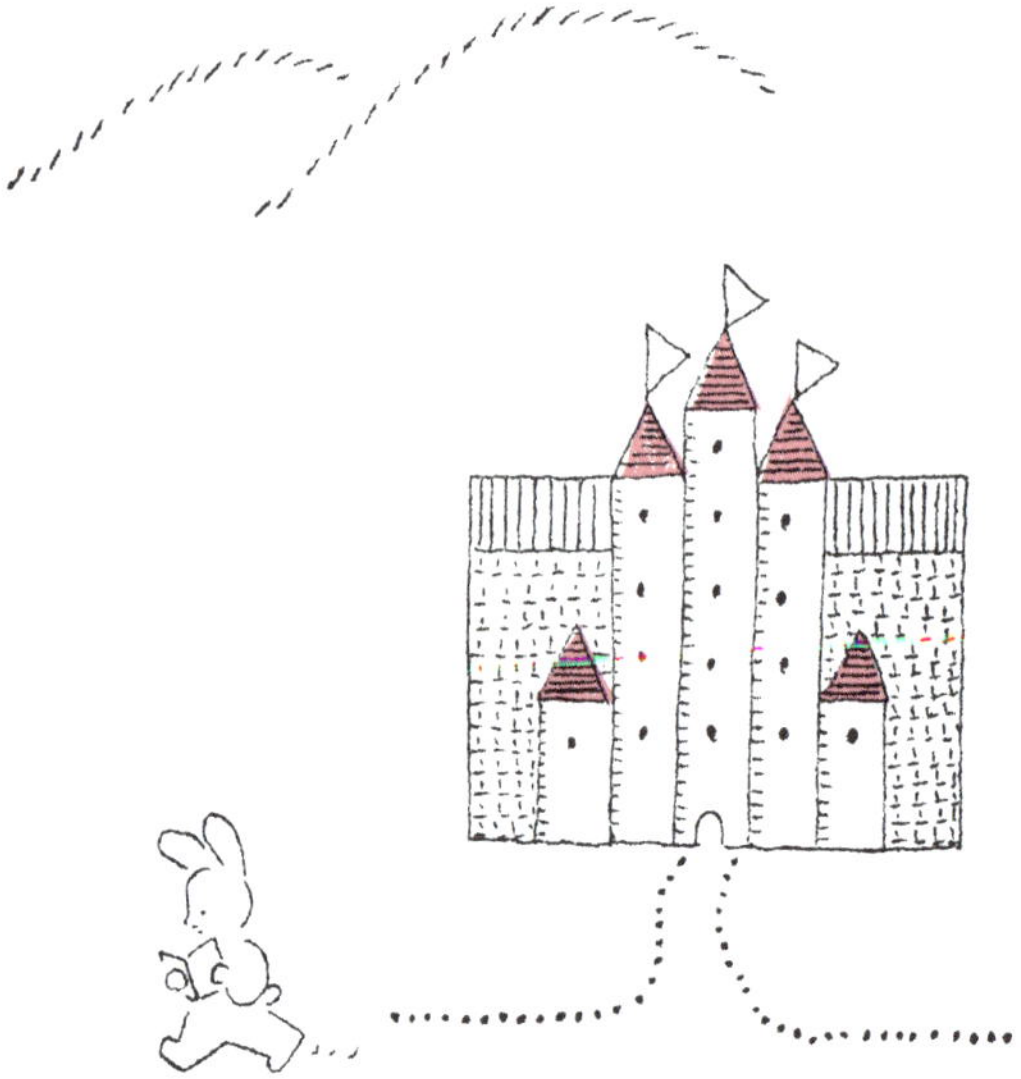

最近では〝恵方〟などと言いますが、年ごとに巡る神様を歳《とし》徳《とく》神《じん》と言い、一方で、月ごとに巡る神様を天《てん》道《どう》神《じん》と言います。本書では、この天道神のいる方角を吉方位とし、開運法をお伝えしていきます。

旅行は南西へ

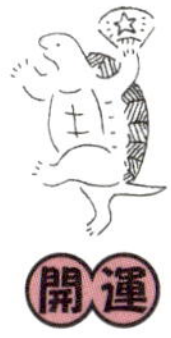

3月、卒業旅行や春休みの家族旅行に行くなら、「南西」へ。方角はざっくり、自宅から45度ずつで割り出してみてください。たとえば、東京にお住まいの方なら、お伊勢参りもいいでしょう。

五行の「土」は、思い出や記憶などとも関連するので、昔住んでいた街をふらりと訪れたり、懐かしい小学校、中学校などに足を運んだりしてみるのもおすすめ。ぜひ、思い出の場所を巡ってみてください。

思い出の場所巡り

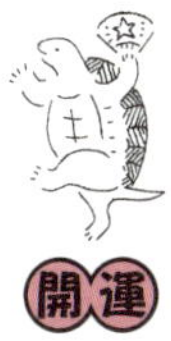

もし、嫌なことを思い出してしまったり、ナーバスな気持ちが湧いてきたら、「そんなこともあったな」と、気持ちに〝区切り〟をつけてみると、さらなる開運へとつながります。

3月の開運養生フード

お彼岸に食べたいもの

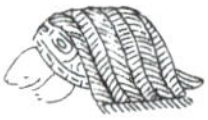

春のお彼岸に欠かせない、ぼたもち（おはぎ）。小豆は、疲労やむくみに効果があり「赤小豆《せきしょうず》」という生薬として処方されることもある食材。とくに大切なのが、小豆を煮るときに出る最初の煮汁（小豆汁）です。妊婦のむくみにもよく効きますが、持病でカリウム制限をされている方は避けるよう注意してください。

小豆汁は、小豆50グラムと水1リットルを鍋に入れ、アク抜きはせず、とろ火で15〜20分ほど煮て作ります。冷蔵庫で保存し、1日2回、150㎖ずつ飲んでみてください。

陰陽のバランスをととのえるもの

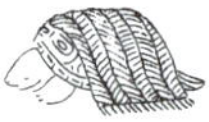

春分は陰陽の気が入れ替わるとき。この日を境に陽気が伸び、春の雷鳴が聞こえることも。陽を補うエビ、陰を補うれんこんなど、バランスよくいただきましょう。

3月の養生のポイントのひとつは、身体に陰《いん》と血《けつ》（潤い、水分、血液）を補い、五臓でいう「肝」の働きを助けること。そこで、身体に十分な血《けつ》をしっかりチャージできる食材をご紹介します。

血を補う食べもの

養生

キャベツ、にんじん、ぶどう、うなぎ、かに、なまこ、牡蠣、牛肉、豚肉、鶏肉、羊肉、豚ハツ、鶏卵などがあります。

気を巡らせる食べもの

養生

気を巡らせる「理気《りき》作用」があり、「肝」の血流をスムーズにする食材をご紹介します。この時期なら、三つ葉、クレソン、セロリ、パセリ、柚子、グレープフルーツ、玉ねぎ、ジャスミン茶など。

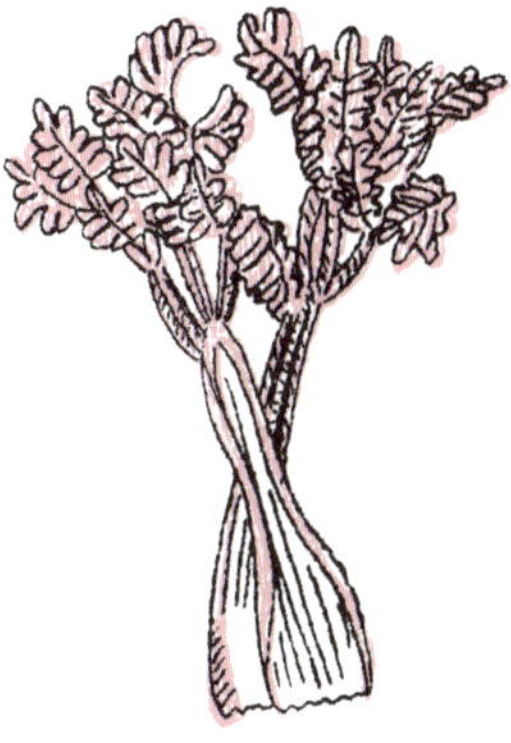

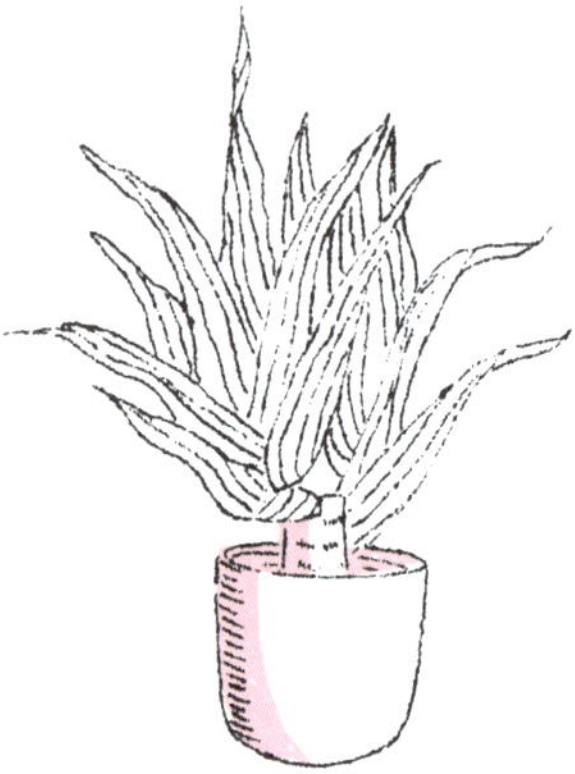

玄関を明るくする

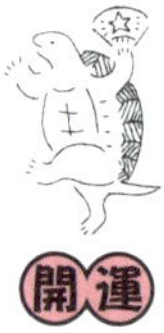

卯月の「卯」は、扉や門といった意味合いを持ちます。そこで、3月は玄関を意識して、ピカピカに掃除をしましょう。風通しを良くし、明るくなった玄関からは、素敵な運も入ってくるはず。

ただし、玄関からは良い気も悪い気も、両方入ってきますので、もし、運が停滞していると感じたり、雰囲気が悪いと感じたら、葉っぱがトゲトゲしていたり、あるいはシャープな観葉植物を飾るといいでしょう。サボテン、アロエ、サンスベリアなどがおすすめです。

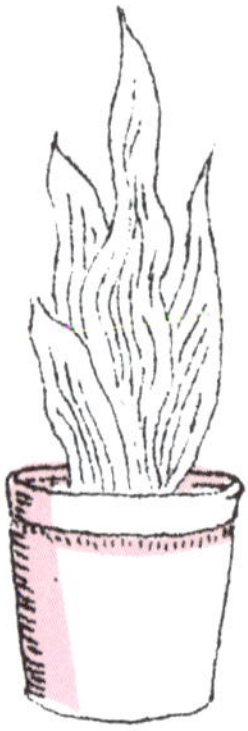

部屋の南西エリア

3月は、吉方位が南西だとお話ししました。これを、ぜひインテリアにも活かしましょう。

家のなかの南西エリアを掃除するのもいいですが、たとえば、いつも見る時計を今月はリビングルームの南西に置く、あるいは鏡を南西の部屋に置く、などもいいでしょう。なるべく、吉方位の方角に顔を向けることが、開運アクションとなります。

開運

白くて丸いアイテム

強くなりすぎた「木」のエネルギーを抑え、バランスをととのえてくれるのが、「金」のエネルギーです。五行の金が象徴するのは、色でいうと、白。補足で銀、金などのメタリックカラーとなります。

形でいうと、丸。これらの色と形がラッキーモチーフとなりますので、できる範囲で、ファッションやインテリアに取り入れてみましょう。

開運

3月の養生キーワード

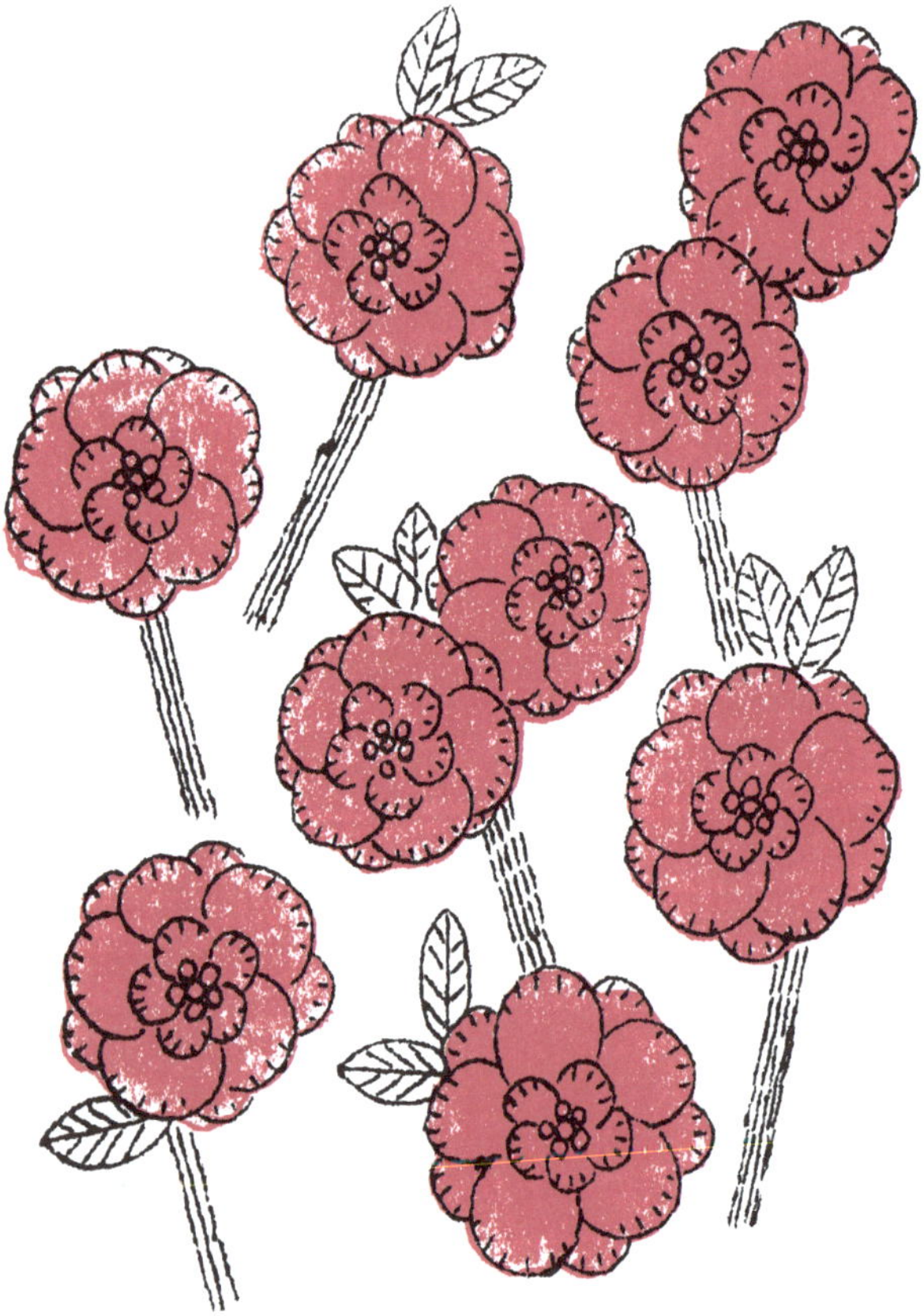

春は「肝」の季節

3月

暖かい日が増え、本格的な「春」の到来が感じられる、3月。暦の上では、2月の立春から春が始まっていますが、いよいよ体感的にも、それを感じられる頃となるでしょう。中医学ではこの時期、春の五臓である「肝」をいたわる養生を意識したいところ。たとえば、身体を締めつけない服装、深呼吸、早寝早起き、日光浴などは、春の代表的な養生です。

新しい1年の始まりである春をいかに快適に、健康に過ごすか。それ次第で、1年を健やかに過ごせるかどうかが決まると言っても過言ではありません。

この時期に、春に木の枝が健やかに伸びるようにのびのびと過ごすことで、気が巡り、肝がうまく働き、心も身体も安定します。

一方で、もはや俳句では春の季語となった「花粉症」

3月

ゆるゆる・のびのび過ごす

に悩まされる人が多いのではないでしょうか。

中医学では、花粉症の主な原因を、身体の表面にある「衛気《えき》」と呼ばれるバリア機能の不足にあると考えます。「衛気」が少ないと、花粉などの邪気が身体に入り込んで炎症を起こし、鼻水、目のかゆみといった症状が起きるのです。

では、この「衛気」を補うには、どうしたらよいのでしょうか。症状やもともとの体質で対策は変わるものの、その根幹となるのは、しっかり食べて、眠り、深い呼吸をすること。

なかでも、消化器系のケアはとくに大切なので、胃腸に負担をかける「肥甘厚味《ひかんこうみ》」（脂っこくて味の濃いものと甘いもの）と「生冷食《せいれいしょく》」（生もの、冷たいもの）は避け、代わりに衛気を補う食材を摂るようにしてみてください。

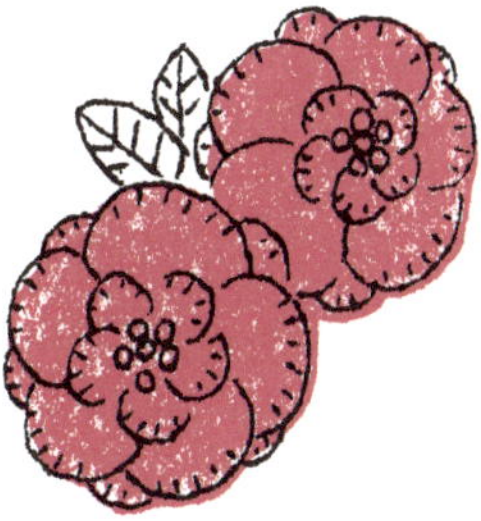

おすすめの食材としては、じゃがいも、キャベツ、もち米などが挙げられます。冬に「肥甘厚味」「生冷食」を摂りすぎると、この時期、花粉症がひどくなる可能性があります。

また、3月の時期にすべての人におすすめしたいのが〝苦味〟のある食材。「春の皿には苦味を盛れ」という食養生のことわざがあるほどですから、ぜひ、レタスやセロリ、ミョウガなど、少し苦味のある野菜を意識的に摂ってみて。

そこで、気軽にできる養生として、少し苦味のある緑茶、菊花茶、ミントティーなどをいただくティータイムがおすすめです。春の養生はのびのびと行うことがポイントですから、ほっこりできるティータイムを持つことは、一石二鳥。お茶をブレンドして楽しむのもいいですね。

年度末
お疲れ様でした！
桜の開花は
いつでしょう？

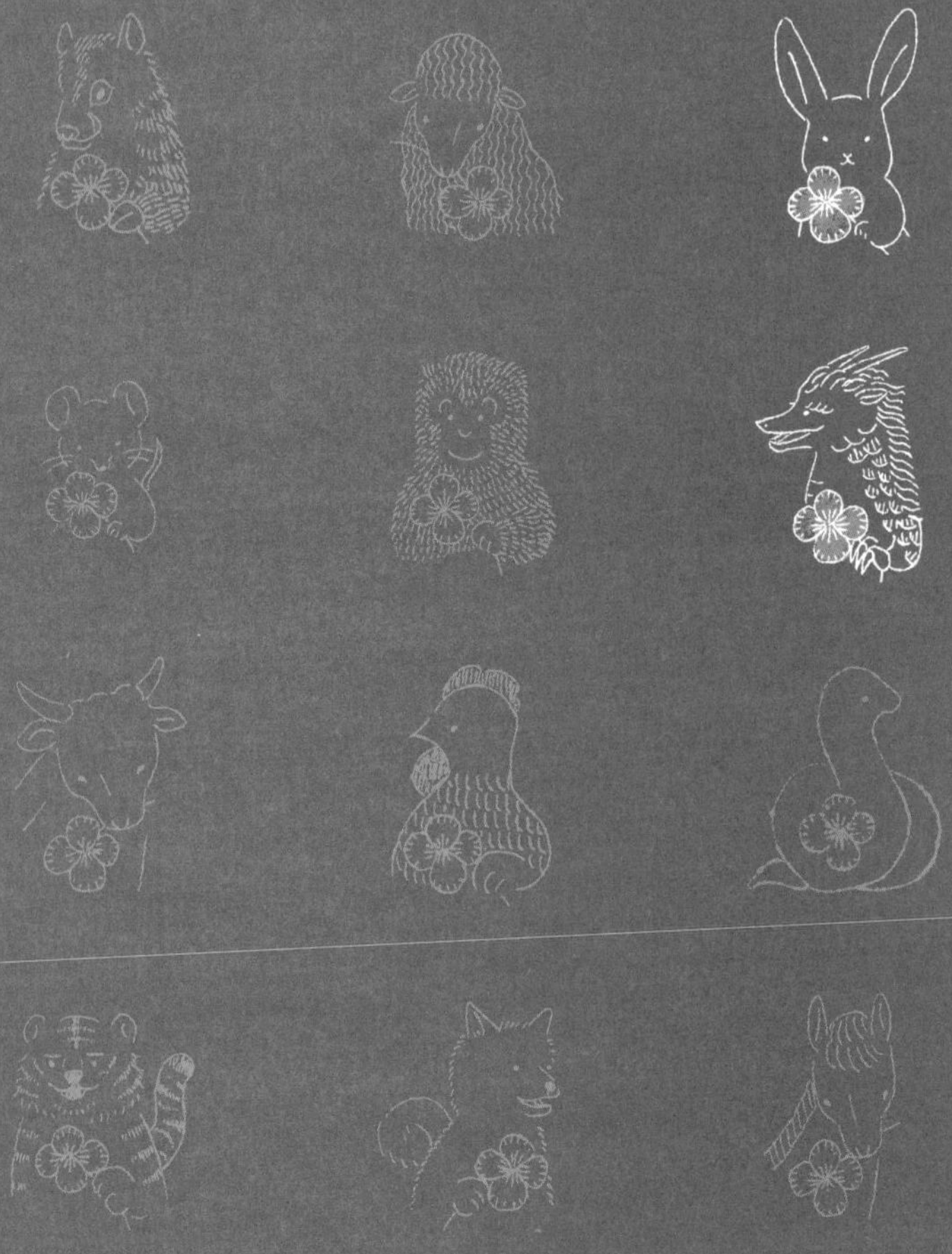

4月

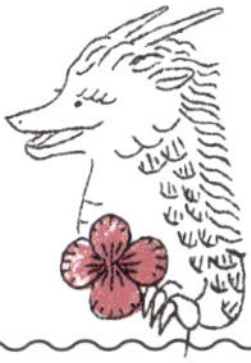

吉方位
北

十二支
辰

ラッキーデー
4と9
のつく日

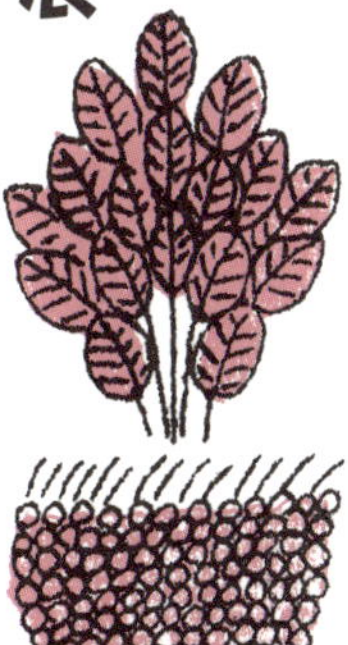

人体
肩

カラー
黒

形
水玉、
波型

五行
木と土

五臓
肝と脾

4月の開運キーワード

動く・震えるエネルギー

4月の十二支は、「辰《たつ》」。この「辰」という字に、あめかんむりを乗せると、地震の震、震えるといった意味合いの漢字になります。これは、良くも悪くも活発に振動し、動くためのエネルギーが強くなるというイメージ。ちょうど新年度、新学期にあたり、直感的に「何かやってみよう」と思い立つ人も多いかもしれません。

ところが、この動くエネルギーに翻弄されてしまうと、気もそぞろに。じっとしていられず気が休まらない、という人も少なくないでしょう。五行でいうと、4月前半は「木《もく》」のエネルギーを持ちますが、4月後半、春の土用に入ると「土《ど》」の五行に切り替わります。季節の変わり目で疲れやすい時期ですから、環境に流されず、頑張りすぎないよう意識してみてください。新生活とはいえ気張らず、地に足をつけた生活を心がけましょう。

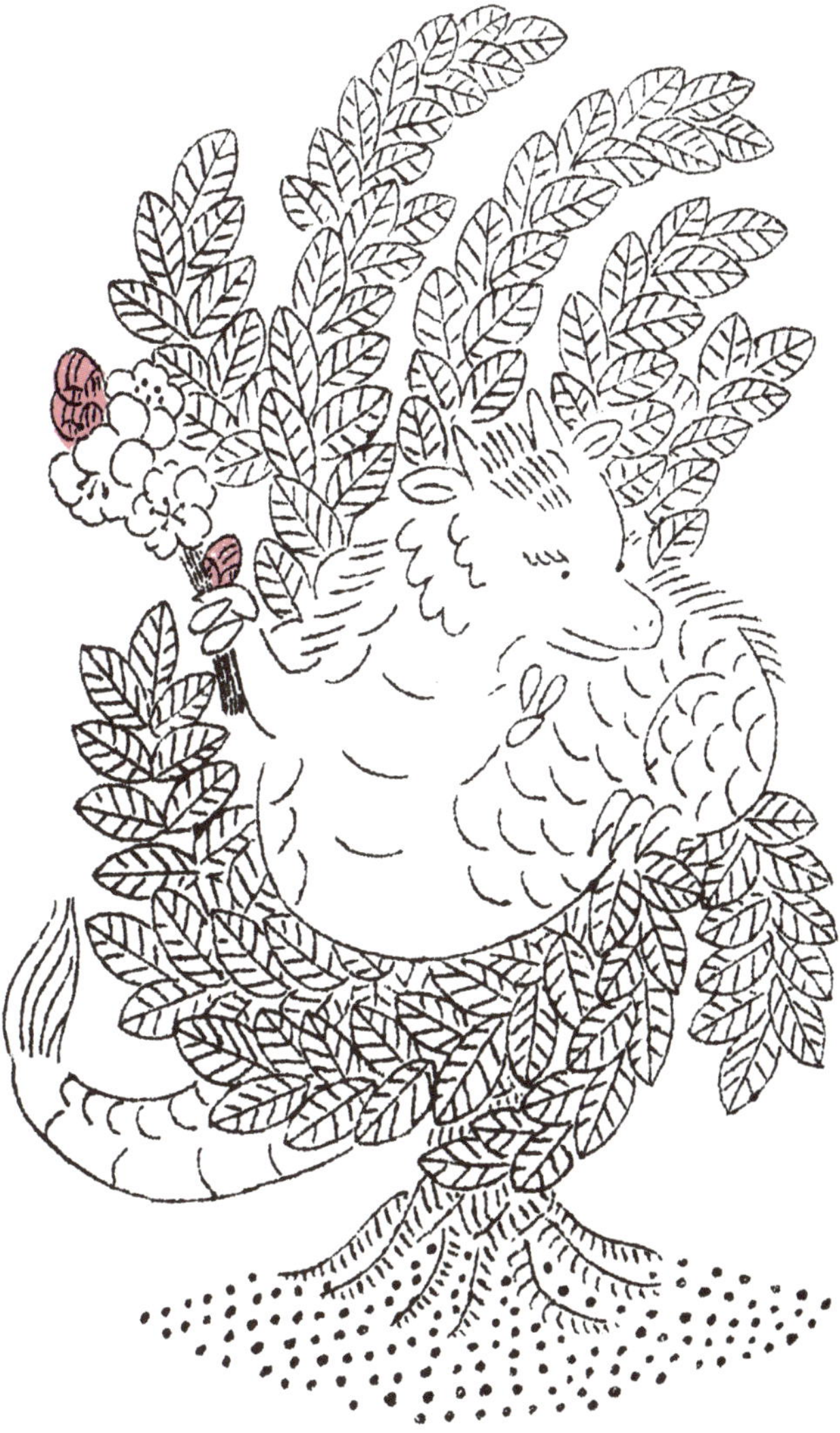

4月

4月

仕事・勉強の成果に十二支の法則

4月。なんとなく「新しいことにチャレンジしなければ」と心を揺さぶられ、必然、焦りを感じる瞬間が増えるかもしれません。桜が咲いて散り、風景すらも慌ただしく変化する季節。心が安定しているほうが難しいかもしれません。ただし、気持ちが乱れるままに生活していると、運も乱れてしまうもの。とくに、結果をすぐに求めてしまうタイプの焦りは、人生にはもっとも不要な感情だといえるでしょう。

仕事で成果を出している同僚と比べて「自分には才能がないのかも」と焦ったり、語学を勉強し始めたばかりにもかかわらず「難しい！」と諦めてしまっては、幸せを自ら遠ざけてしまいます。

先ほども少しお話ししましたが（40ページ）、占いで用いる「十二支の法則」に当てはめてみると、成果が出るにもタイミングが

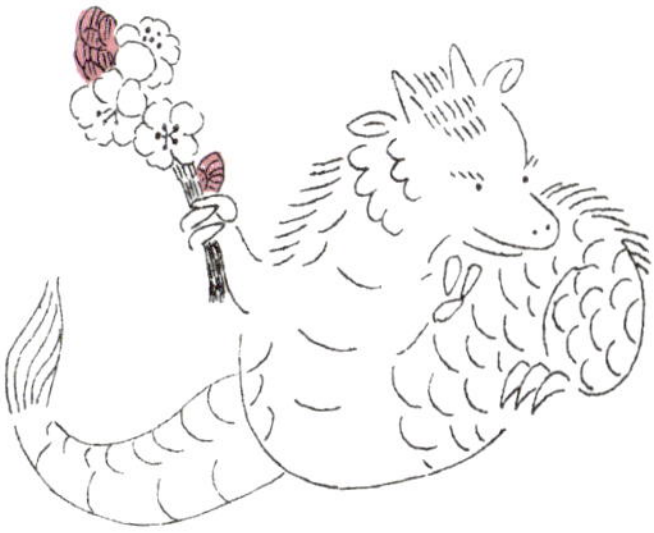

あるとされています。

少々、専門的な話になりますが、十二支をグループ分けする「三合《さんごう》」という考え方があり、それを暦に当てはめていくと、今日始めたことは、4日後、8日後、12日後に、今月動き出したことは4か月後、8か月後、12か月後に、それぞれターニングポイントを迎えるとされるのです。

そこで、もし焦りに負けそうになったときは、この法則を思い出して、まずは4日だけでも、目の前の仕事や勉強を、つづけてみてください。きっと何らかの目安がつくはずです。

あるいは、頑張ってつづけても違和感が強くなるようなら、選んだ道が合ってない可能性を疑ってみましょう。運を開くために必要なのは、やみくもな忍耐ではありません。合わないものからは距離をとるのも大事なことなのです。

4月の開運養生アクション

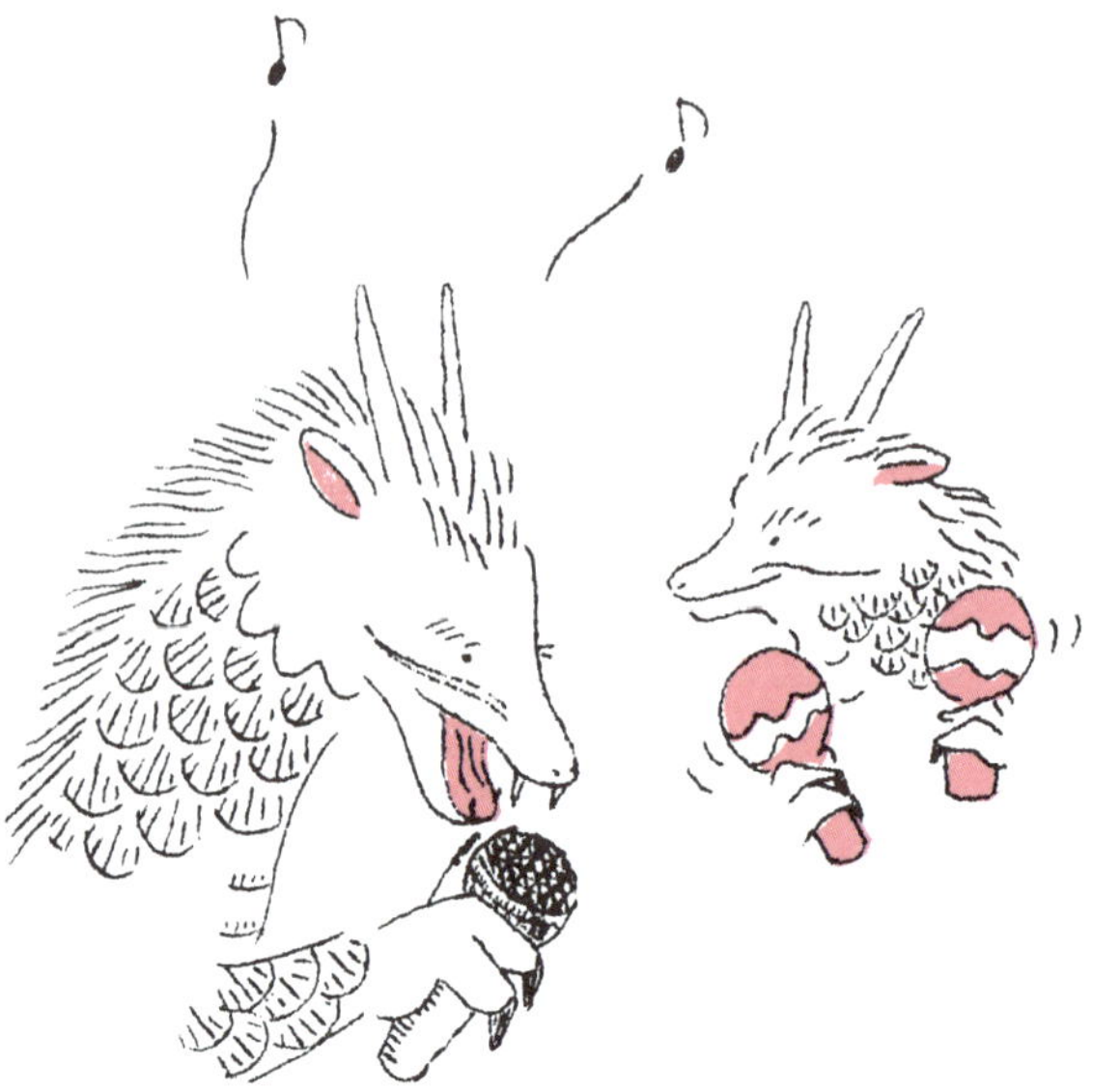

大きな声で歌うと、周囲の空気が声の振動で震えます。つまり、「震」の意味を持つこの時期に、カラオケこそうってつけの開運アクション。新しい環境を迎えるとき

開運 カラオケで歌う

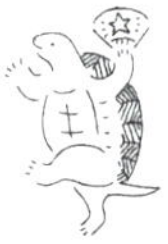

ですので、歓迎会などで仲間と一緒でも、また一人でも、ぜひカラオケに足を運んでみましょう。

この本で用いる「十二支」や「十干《じっかん》」といった中国の古い暦ですが、不思議なことに、西洋占星術とリンクすることも少なくありません。たとえば、4月は牡羊座にあたりますが、牡羊座が持つ猪突猛進《ちょとつもうしん》、

髪型を変える

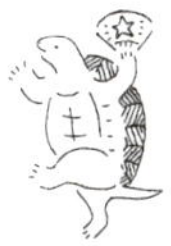

開運

戦いを挑んでいくといったイメージは「辰(震)」と重なります。そこで、牡羊座が象徴する頭・髪の毛を変えることも、開運アクションのひとつに。4月、気持ちも新たにヘアスタイルを変えるといいでしょう。

中医学では、五行の「木」のエネルギーが活発になる春は、「土」のエネルギーを抑制し、胃腸のトラブルなどにつながると考えます。したがって、土に触れ、大地のエネルギーをもらうといいでしょう。

ガーデニング

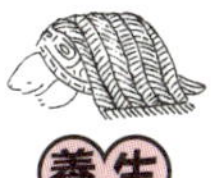

養生

とくに、ガーデニングはおすすめ。季節の花を寄せ植えするのも楽しいですし、薬膳効果のあるハーブを栽培すれば一石二鳥です。ただし、できれば春の土用に入る前、4月半ば頃までに行うといいでしょう。

4月の開運養生&行事カレンダー

新年度の始まり。春土用に入る後半からは、無理せず過ごしましょう。

5日
▲注意デー

6日

7日

12日

13日

14日
ラッキーデー

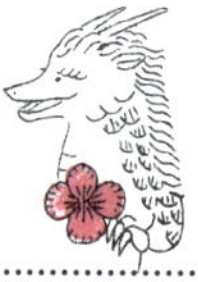

イースター
キリスト教のお祝いの日。イースター・エッグは日本でも広まりつつあります。

19日
ラッキーデー

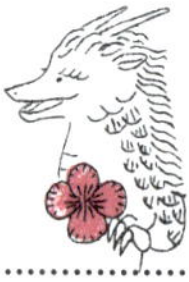

20日
二十四節気 穀雨《こくう》
春雨が田畑を潤し、恵みの雨が降る頃。

21日

26日

27日

28日

※二十四節気や十干十二支に基づく日付は、その年によって異なります。また、呼び方には諸説あります。

※「春分」と言うとき、春分当日のこと、および春分当日から次の節気「清明」までのこと、いずれの意味もあります。

4月のラッキーデー

4と9のつく日

五行の「木」と「土」が強まる4月は、それら両方を弱めてくれる「金」の数字である4と9のつく日がラッキーデーに。

4月

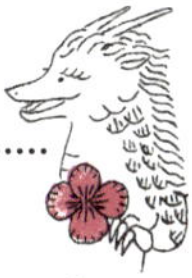

1日

2日

3日

4日

ラッキーデー

二十四節気 **清明《せいめい》**

万物が清々しく明るい様子をあらわし、草花がいっせいに芽吹く頃。

8日

花祭り

お釈迦様の誕生日。甘茶を飲む風習がある仏教の行事。

9日

ラッキーデー

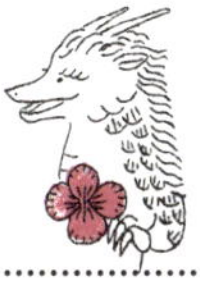

10日

11日

15日

16日

17日

春の土用

立夏（5月5日頃）の前日までの約18日間のこと。

18日

22日

23日

土用の戌の日

白い食べものを食べると良いと言われている。

24日

ラッキーデー

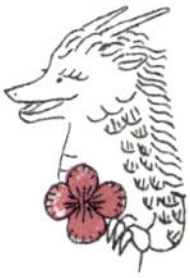

25日

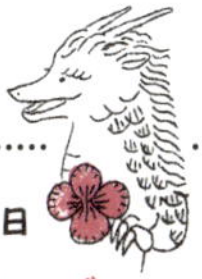

29日

ラッキーデー

昭和の日

ゴールデンウィークの旅行は吉方位の北へ！

30日

4月後半に春の土用に入ると、五行の「土」が強くなりすぎてしまうため、バランスをととのえてくれる「水《すい》」のエネルギーを持つ場所が開運スポットになります。おすすめは、水族館。また、五行の「水」には酒という意味もあるので、少しおしゃれなバーなどに行くのもいいでしょう。もっと手近な場所でいえば、川べりの散歩なども。

水族館

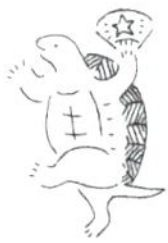

開運

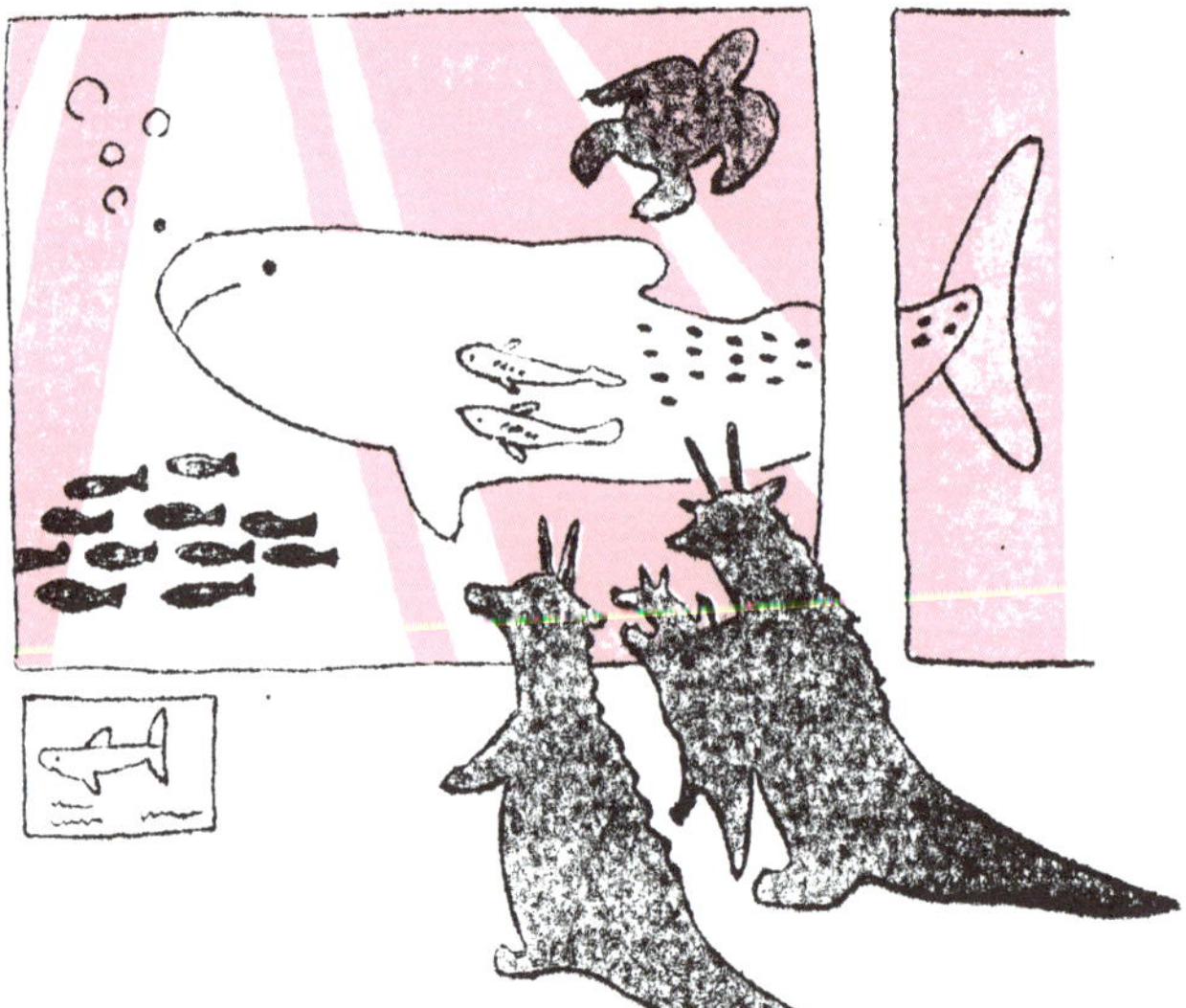

旅行は北へ

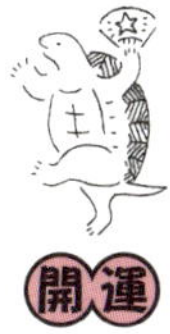

本書では、月ごとに巡る天道神《てんどうじん》のいる方角を吉方位とし、開運法をお伝えしています。4月、この天道神がいるのは、「北」。つまり、4月に旅行へ行くなら、北がおすすめです。方角は、自宅から45度ずつでざっくり割り出してみてください。

ちなみに子年《ねどし》なら、年ごとに巡る歳徳神《としとくじん》が北におり、ダブルで吉となります。子年の4月の旅行は、絶対に北へ行ってみてください。

憧れのお店

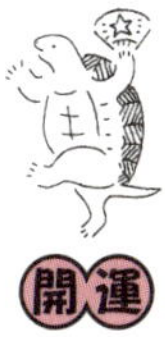

新学期、あるいは昇進などで、自分の成長を実感できる4月。五行ではそれぞれのエネルギーを人の年齢に当てはめることもできるのですが、五行の「木」の終わりにあたる4月は、ちょうど子ども・若さの終わりにあたります。そこで、大人の階段を一歩上るような場所が開運スポットに。たとえば、なかなか足を踏み入れることができずにいた、憧れのハイブランドの店に思い切って入ってみるのもいいでしょう。

3月から引き続き、春の臓である「肝《かん》」の働きを高める食材を食べましょう。気や血《けつ》をスムーズに巡らせて、「肝」の働きを高める食材をご紹介します。

気血を巡らせる食べもの

気を巡らせるのは、紫蘇《しそ》、玉ねぎ、ピーマン、らっきょう、ジャスミン茶、キャベツ、春菊、パクチー、マッシュルームなど。

血を巡らせるのは、紅麹、黒砂糖、小豆、納豆、ザーサイ、玉ねぎ、パセリ、ニラ、三つ葉、ひじき、鮭、まぐろ、紅花油、紅茶、甘酒、清酒、お酢、サフランなど。

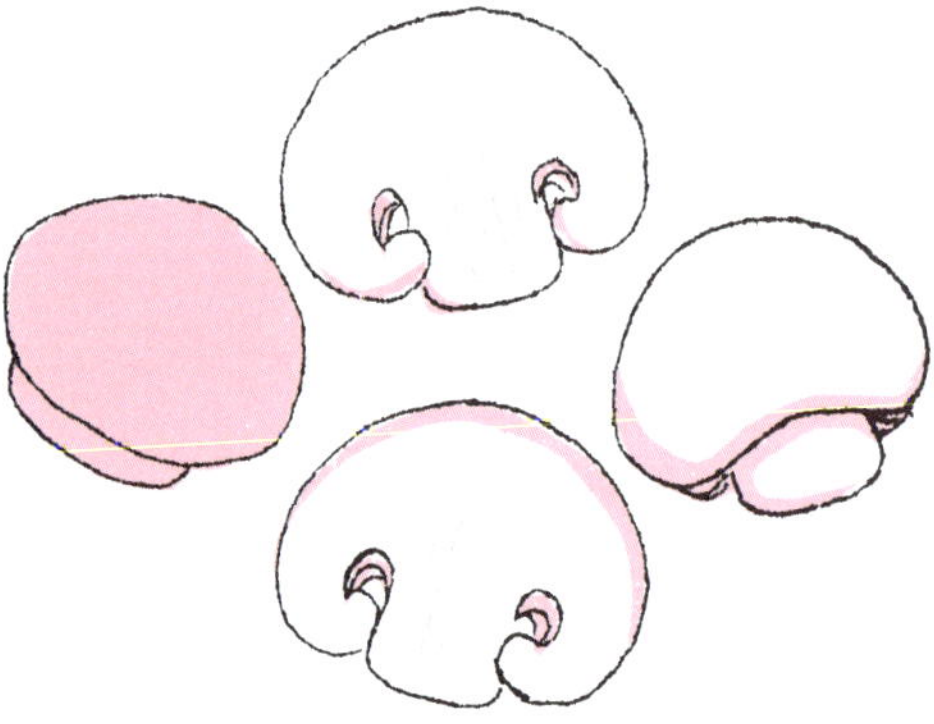

春には、柑橘系など酸味のある食材がおすすめです。グレープフルーツには「行気《こうき》」「和胃《わい》」といって、気の巡りを良くして胃の調子をととのえる作用があり、春にたかぶる「肝」を穏やかにしてくれます。

酸味のある食べもの

養生

文旦《ぶんたん》もストレスからくる胃腸トラブルを改善し、咳を鎮め、イライラや落ち込みやすさなどのメンタル面をカバー。ストレスを受けやすい春には、ぜひ酸味のある柑橘類を食べましょう。

春に「イライラが強い」「食欲がなく、元気がない」といった症状が見られたら、それは「肝」の働きが過剰になっているという証拠。つまり、逆に酸味を控え「肝」のバランスをとる必要があります。イライラ

肝を養う食べもの

養生

ラが強いときは苦味のあるゴーヤ、セロリ、レタス、三つ葉、せり、緑茶などを摂りましょう。食欲がないときは、いも類、米、豆類、キャベツ、鶏肉などを加熱して、少しずつ食べるようにしてみてください。

強くなりすぎた「土」のエネルギーのバランスをととのえる「水」は、五行の時間帯で夜にあたります。そこで、夜の眠りを豊かにするような行動が、4月の開運アクションに。4月の後半には、そろそろ冬用の毛布などを片づけ、夏用の布団を新調するのもいいでしょう。また、天然の綿は邪気を吸いとってくれるので、天然コットンのパジャマなどを使うのもおすすめ。洗濯時に天日干しをすれば、しっかり良い気を溜めてくれます。

寝具を新しくする

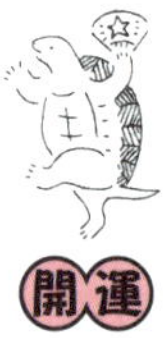

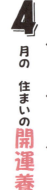

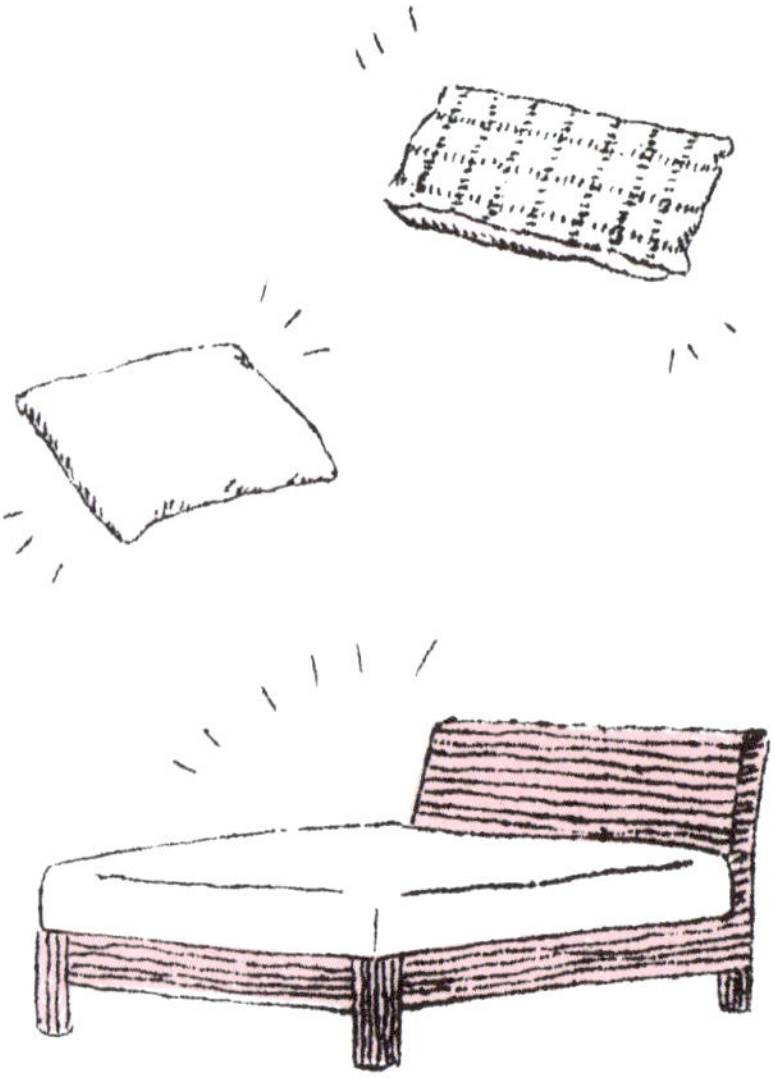

開運

音を出すものを置く

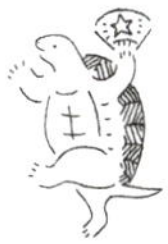

4月の「辰」には、活発に振動し、震えるといった意味合いがあるとお話ししました。そこで、部屋のなかでは音を出すものに注目してみましょう。スマートフォンでも、固定電話でもかまいません。あるいはスピーカー、楽器、テレビ、パソコンなどもいいでしょう。小物ならオルゴールや目覚まし時計など。

これらを意識的にリビングの北側に置いたり、きれいに掃除してみてください。

開運

黒い色を取り入れる

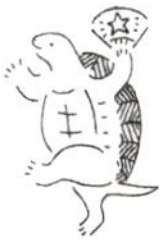

十二支は、それぞれ人体にも当てはめることができます。4月の辰は、肩。新生活で肩に力が入っている人は、なるべく意識して脱力するようにしてみてください。

また、「土」のエネルギーのバランスをととのえてくれる「水」が象徴する色、つまり「黒」がラッキーカラーになります。髪型を変える際にあえて黒髪に戻したり、黒い服やスーツを着用するのもいいでしょう。

4月の養生キーワード

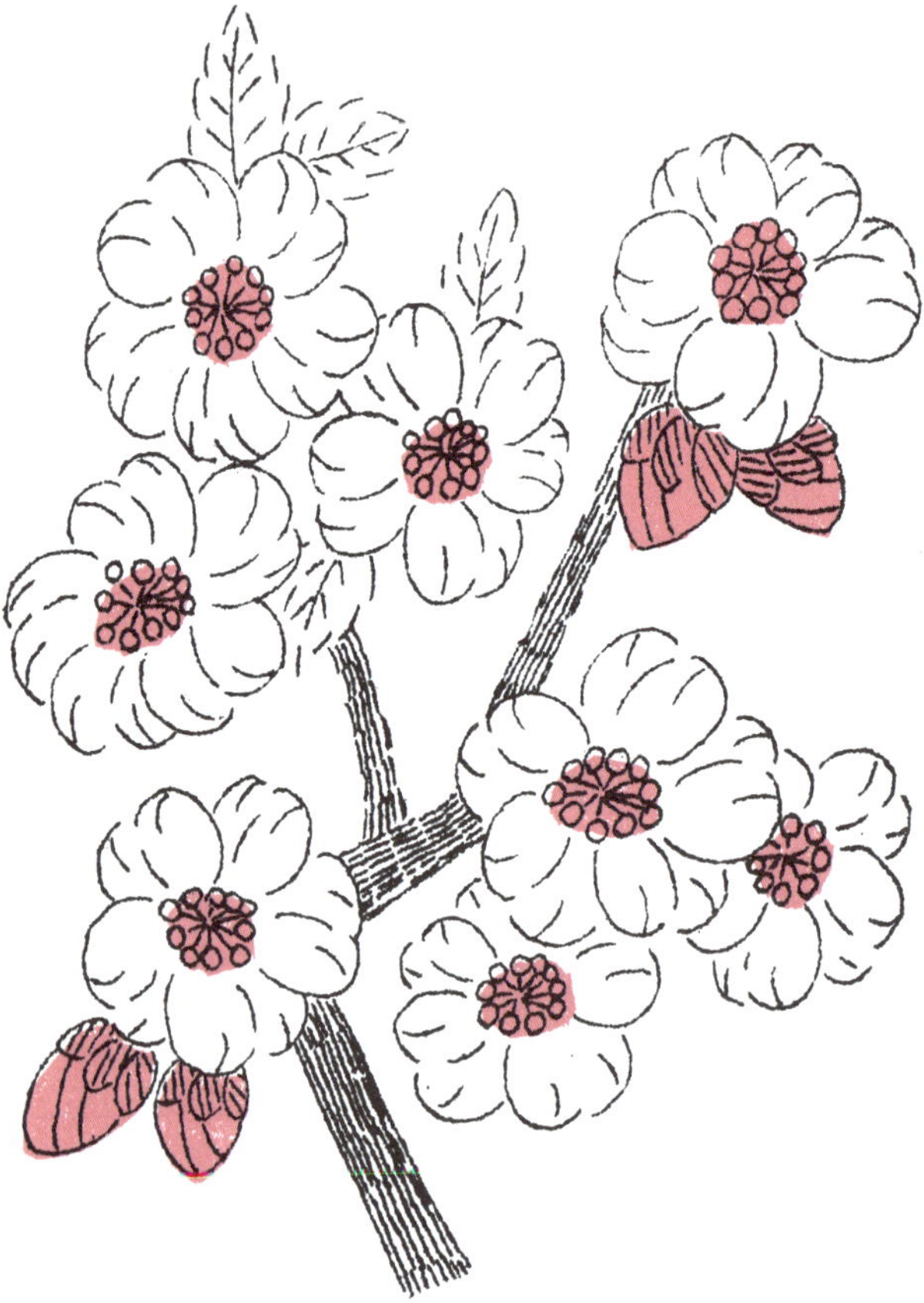

春の土用に入る

草花がいっせいに芽吹き、やわらかな春の風が吹く頃。気持ちも明るく、どこか晴れやかに感じられることでしょう。この時期は、3月から引き続きのびのびと過ごし、しっかりと気血を巡らせることが、春の五臓「肝」をいたわる養生のポイントとなります。

一方で、春の土用に入る4月後半は、「肝」の養生に加え、季節の変わり目に弱りがちな胃腸をととのえる、「脾《ひ》」の養生にも気を配り始めたいところ。春の終わりにあたるこの時期は、「肝」の疲れが溜まり、ストレスからくる不眠や胃腸トラブルなど、春の不調があらわれやすいときです。たとえば、イライラ・情緒不安定・身体のだるさなどに見舞われ、とにかく疲れる・ひたすら眠い、という人も少なくないでしょう。

土用の時期は、春に活発に働く「肝」と、胃腸の働きを司る「脾《ひ》」の働きをともに良くする「調和肝脾《ちょうわかんぴ》」

4月

「はぁ〜」と心身をゆるませる

が養生のポイント。不摂生は避けて胃腸をととのえ、リラックスして身体をゆるめるよう、心がけましょう。

また、新年度特有の環境の大きな変化から、落ち込みや無気力といった症状も見られる頃です。これらメンタル面でのアップダウンは、気がスムーズに巡らない「気滞《きたい》」と呼ばれる状態によって引き起こされるため、くり返しになりますが、とにかく心身ともにしっかりほぐしてあげる必要があります。

軽い運動やカラオケなども効果的ですし、まずはお風呂上がりのストレッチ、散歩、丁寧な深呼吸などから始めてみて。次第に、縮こまっていた心身がほぐれていくはずです。梅雨や猛暑も控えていますから、4月は〝充電期間〟と捉えて、とにかくしっかり寝て、食べ、疲れすぎないようゆっくり過ごすこと。

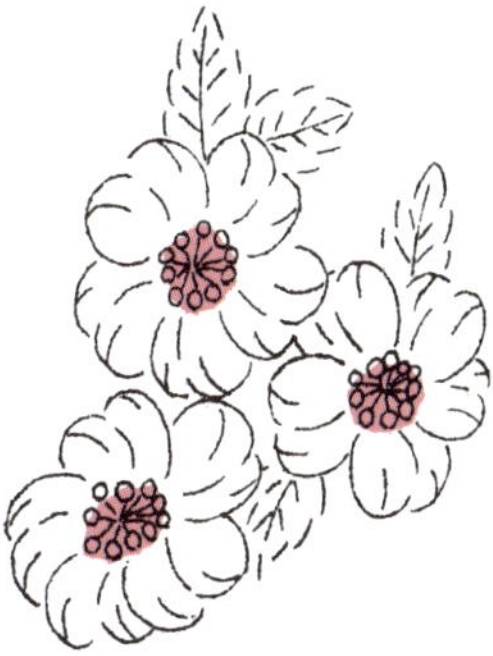

そんな春の終わりにおすすめの養生が、お風呂タイムの活用。中医学では、湯船に浸かって思わず「はあ〜」と声の出るあのタイミングにこそ、気と血《けつ》が身体のすみずみまで巡ると考えます。〝レンチン蒸しタオル〟も手軽でおすすめです。濡らして軽く絞ったタオルをレンジで適度に温め、目の上や首の後ろなど、気持ちの良いところに当てるだけ。思わず「はあ〜」と心身がゆるみ、自然とほぐされていくはずです。

気血を巡らせたいこの時期、この「はあ〜」を、しっかりリラックスできているという〝養生の目安〟にするとよいかもしれません。新緑の公園でランチを食べたり、ティータイムを設けたり。手軽にできるリラックス法はたくさんありますから、ぜひ、いろいろと試してほしいと思います。

新年度は
どうでしたか?
ゴールデンウィークで
ひと息つこう

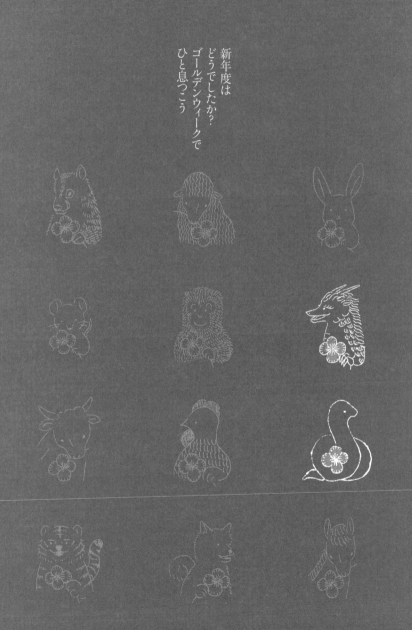

5月

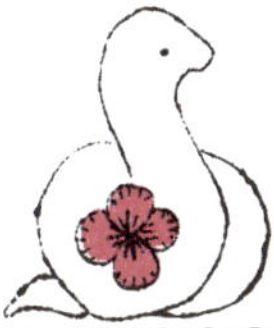

吉方位
西

十二支
巳

ラッキーデー
1と6
のつく日

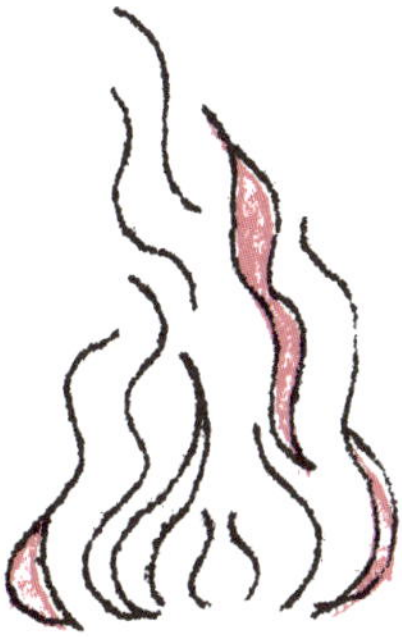

人体
顔面

カラー
白、
シルバー、
ゴールド

形
水玉、
丸

五行
火

五臓
心

5月の開運キーワード

脱皮とリスタートのとき

5月の十二支は、「巳《み》」。「巳」とは蛇のことですが、まさに蛇が脱皮をするがごとく、これまでの古いものを脱ぎ捨て、リスタートを切るのに良い時期です。

五行の「金《ごん／きん》」のエネルギーが生まれ始めるタイミングにあたるので、お金にまつわることを新しく始めるアクションが吉となります。また、腐れ縁などを切るのにも良い時期なので、人間関係の整理や、ダイエットなどを始めるのもいいでしょう。

一方で、「巳」自体の五行は「火《か》」。クリエイティブなことやファッション、あるいは名誉運など、華やかなエネルギーが強まる月となります。クリエイティブな職業に就く人なら創造性が高まるでしょうし、また、どんな職業であっても、出世したい人にとっては5月こそ勝負に出たいタイミング。おしゃれを楽しめば、運気アップにつながります。

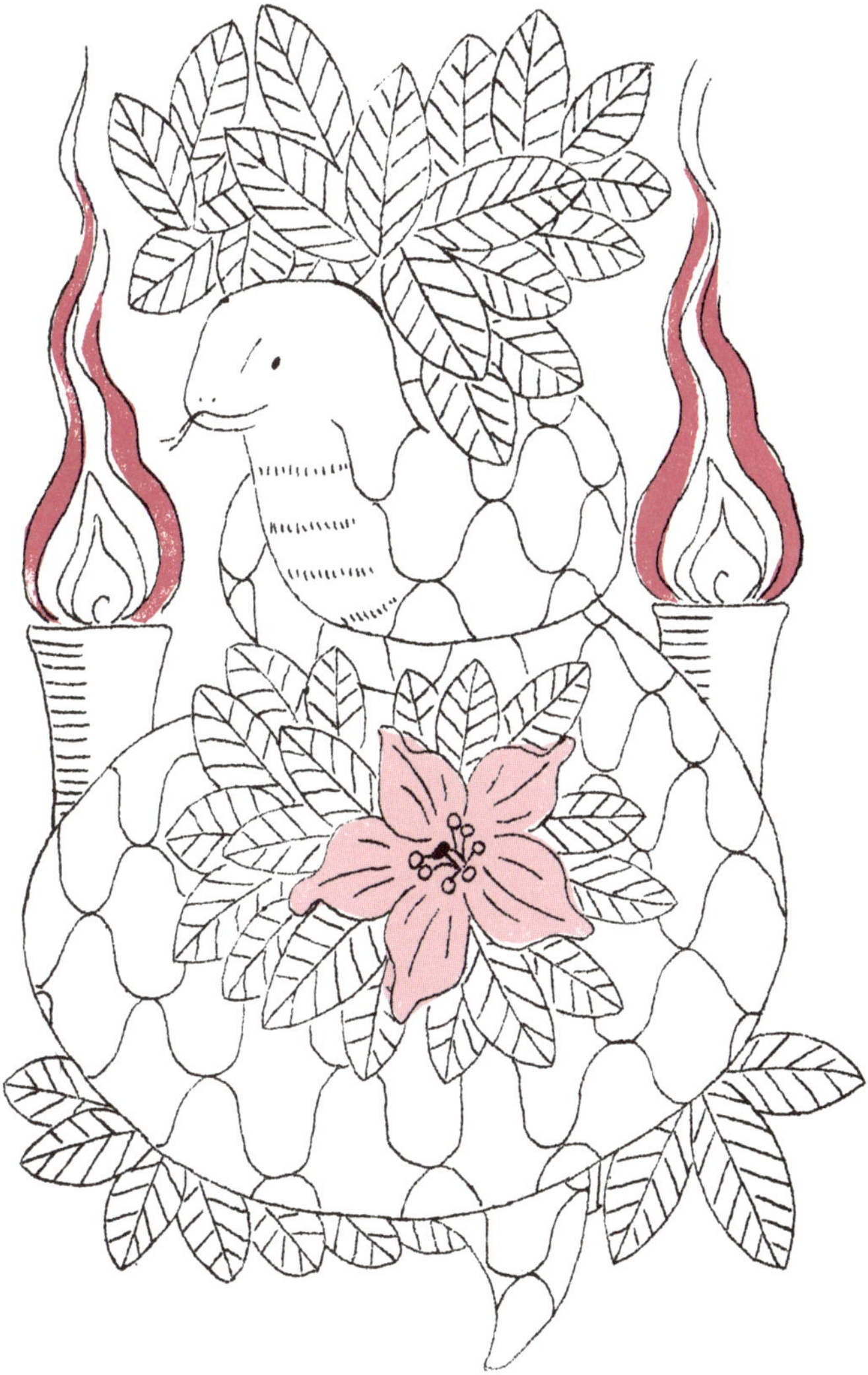

5月

五月病は陰陽バランスが鍵

5月といえば大型連休などの楽しみがある一方で、メンタル面での不調、五月病などにも気をつけたい時期。

陰陽論によると、この世界は「陰」(休息)と「陽」(活動)という、相反する2つの気が支え合って成り立っており、人間は、この「陰」と「陽」のあいだでバランスをとりながら生きていると考えます。もし、休息ばかりして怠惰に過ごせば「陰」にかたより、やみくもに動いてばかりで地に足がついていなければ「陽」にかたよります。そのかたよりが大きくなればなるほど、メンタル面でも不調をきたすことになってしまうのです。

5月は「陽」の気が盛んになるので、「自分はもっとできるはずなのに」と現実の自分にダメ出しするような考え方をしたり、他人と比べて優劣が気になってしまう人が多くなりがちです。

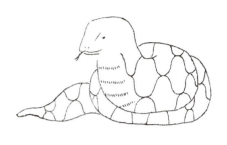

なぜなら、盛んな「陽」のエネルギーに影響されて、無意識のうちに高みを目指すモードになってしまうため。もちろん、自覚して上を目指すことは悪いことではありませんが、巡る季節の気に振り回されてはいけません。

そこで、「陽」にかたよりがちな5月には、「陰」の要素を取り入れて身を守るといいでしょう。そうすることで「陽」の影響も心地良く利用でき、結果として自己肯定感が育まれ、心身ともに健康を保つことが叶うはずです。

簡単に「陰」の要素を取り入れる方法は、寝具を新調したり寝室を掃除し、睡眠の質をあげること。寝る前だけでもデジタルデトックスをすれば、気が充実するのを感じられるはずですよ。また、日頃から瞑想の習慣を取り入れるのも吉でしょう。

5月

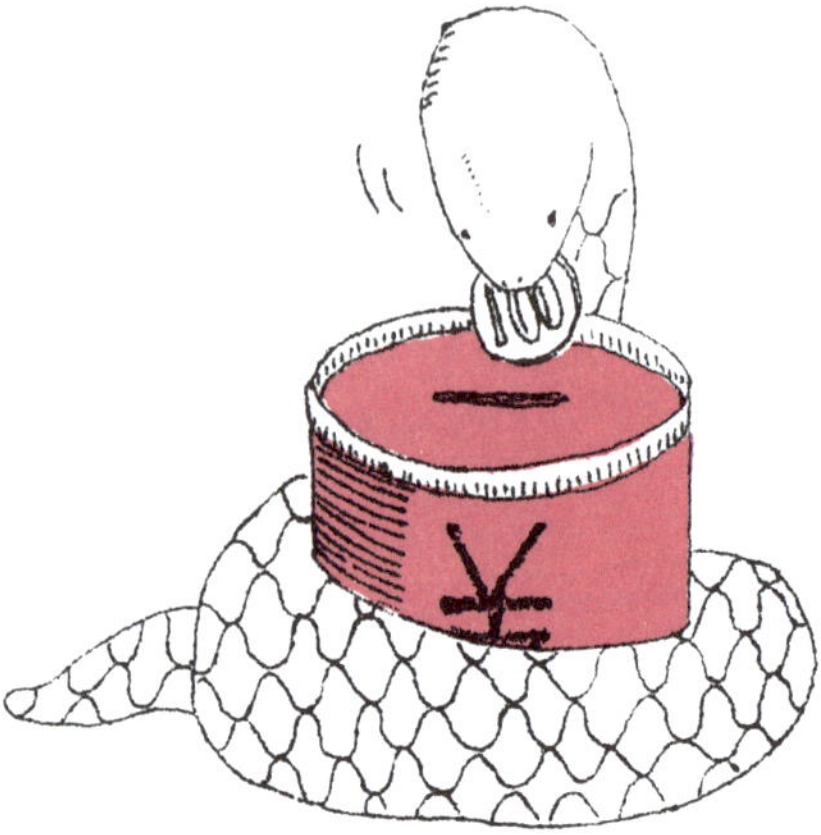

貯金を始める

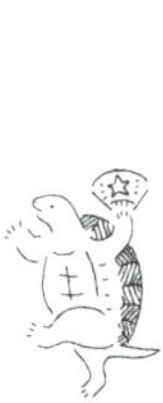

先述（76ページ）した通り、5月はお金にまつわることをスタートさせる絶好のタイミングです。貯金を始めるのもいいですし、新しい口座を作ったり、投資を始めたり。手近なことでいえば、新しいポイントカードを作る、電子マネーの決済サービスアプリを新しくダウンロードして使い始める、なども開運につながります。

菖蒲湯に浸かる

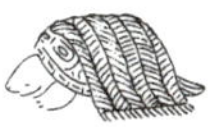

養生

5月5日の端午の節句には、香りで邪気を祓い、無病息災を祈る菖蒲湯《しょうぶゆ》に浸かりましょう。中医学の古典『名医別録』には、感染症などで発熱した子どもを菖蒲湯で治すといった記述があります。菖蒲の香りには、気を巡らせてメンタル面を安定させ、身体を元気にさせる効果があるのです。かならずしも5月5日でなくてかまいませんので、季節感を楽しみながら、疲れた身体を菖蒲湯で癒やしてあげましょう。

写真を撮る

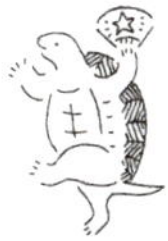

開運

「火」の五行は美やアートをあらわすので、日常的に美しいものにフォーカスし、アーティスティックな写真を撮ってSNSにアップするのもおすすめ。美しいものを感知するスキルが養われるばかりか、「何に気づくか、感じ取るか」という面においても、これまでの自分のマインドや行動から脱皮できるはずです。スマホのカメラでも問題ありませんので、ぜひ、日常的に写真を撮る習慣をつけてみて。

5月の開運養生&行事カレンダー

暦の上で夏の始まり。
徐々に高まる陽のエネルギーに合わせてアクティブに！

5日

二十四節気 **立夏《りっか》**

夏の始まりの節気。

端午の節句
(こどもの日)

男の子の健やかな成長を願う行事。菖蒲湯の香りで邪気を祓い、無病息災を祈る。

6日

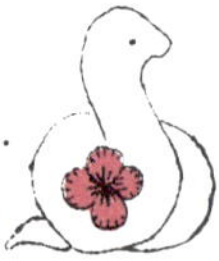

ラッキーデー

7日

12日

13日

田植えシーズン

水を張り、田植えが終わった初夏の田んぼは日本の原風景。

14日

19日

20日

21日

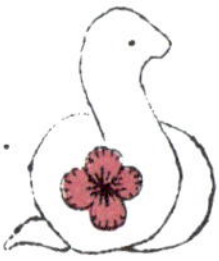

ラッキーデー

二十四節気 **小満《しょうまん》**

草木が茂り、あたり が満ち始める頃。

26日

ラッキーデー

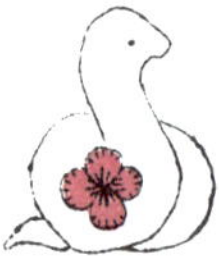

27日

▲注意デー

28日

※二十四節気や十干十二支に基づく日付は、その年によって異なります。また、呼び方には諸説あります。

※「春分」と言うとき、春分当日のこと、および春分当日から次の節気「清明」までのこと、いずれの意味もあります。

5月のラッキーデー

1と6のつく日

五行の「火」が強まる5月は、
「火」を抑える「水」の数字である
1と6のつく日がラッキーデーに。

5月

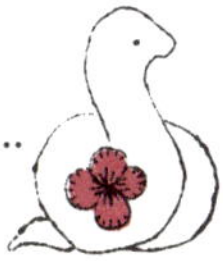

1日

ラッキーデー

八十八夜

立春から88日目。新茶シーズンの訪れを告げる、雑節のひとつ。

2日

3日

憲法記念日

日本国憲法の施行（1947年5月3日）を記念する国民の祝日。

4日

みどりの日

自然に親しむとともにその恩恵に感謝し、豊かな心を育むための国民の祝日。

8日

神田明神の神田祭

東京・神田神社で行われる、日本三大祭りのひとつ。2年に一度、5月上旬に開かれる。

9日

10日

11日

ラッキーデー

母の日

5月の第2日曜。カーネーションを贈り、感謝の気持ちを伝えましょう。

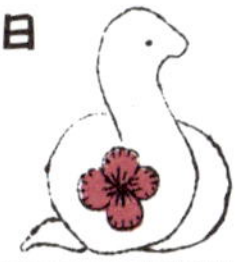

15日

16日

ラッキーデー

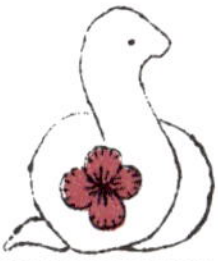

17日

18日

22日

23日

24日

走り梅雨

5月中～下旬に梅雨の前触れのようにぐずついた天気が数日間つづく。

25日

29日

30日

31日

ラッキーデー

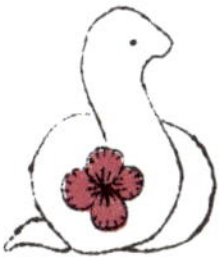

5月

5月の開運養生スポット

5月の強まりすぎた「火」のエネルギーを補ってくれるのが、五行の「金」。五行の「金」が象徴する形は丸なので、ボールを扱う野球やサッカーなど、球技全般の

球技スポーツの観戦

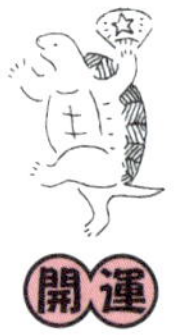

観戦に行くことが開運につながります。

あるいは、ご自分がプレイを楽しんでもいいでしょう。野球やサッカーなどはハードルが高いという人は、過ごしやすいこの季節に、新緑を見ながらのゴルフに興じても。室内スポーツなら、バッティングセンターやボウリングを楽しむのも吉です。

旅行は西へ

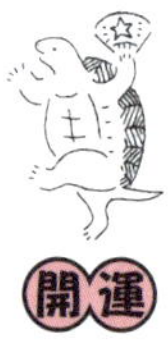

5月、月ごとに巡る天道神《てんどうじん》は「西」にいます。ゴールデンウィークの旅行は、ぜひ西へ。方角は、自宅から、ざっくり45度ずつで割り出してみましょう。

美しさや華やかさを司る五行の「火」のエネルギーが強まる今こそ、美術館や写真展など、アートに触れることができる場所へ足を運びましょう。ちょうどゴールデンウィークがありますので、日本各地で

美術館

開運

さまざまな展覧会が催されているはず。ぜひ、アートや美に触れる機会を意識的に作ってみてください。

また、着飾ることが運気アップにつながる時期ですので、出かける際は、目一杯ファッションを楽しむと、一石二鳥に。美にまつわる場所ということから、美容院やエステサロンもラッキースポットになります。

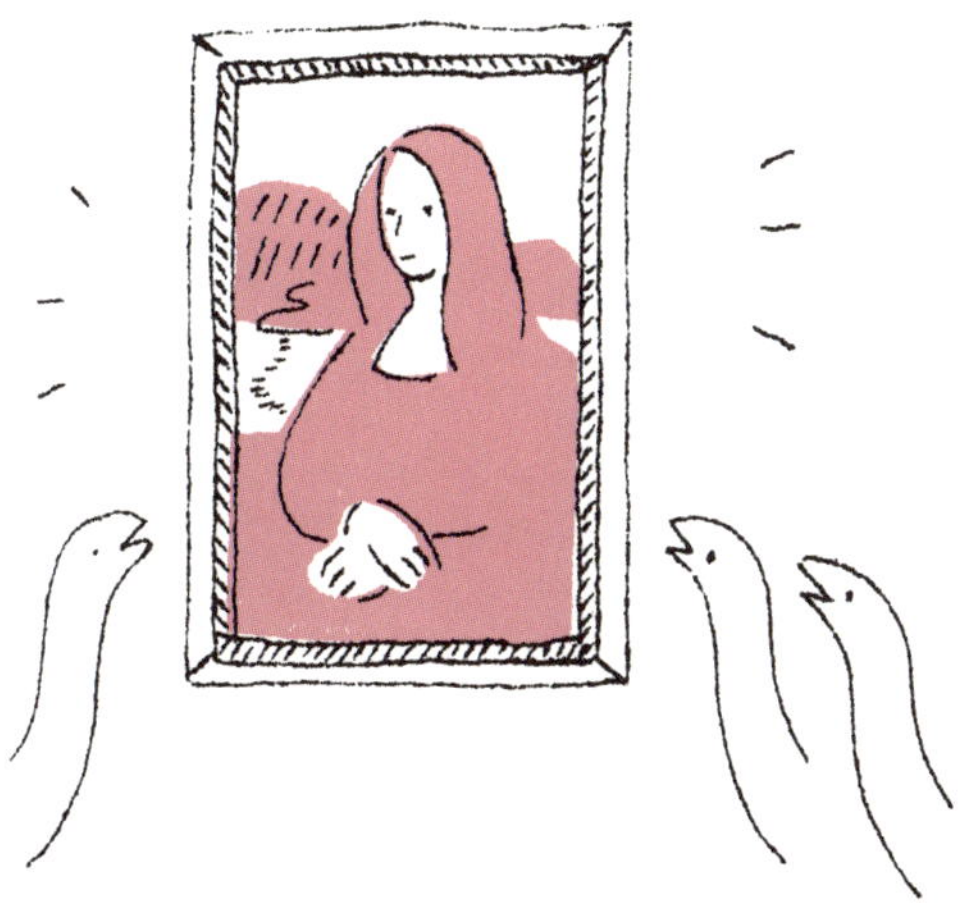

5月

立夏を迎え、暦の上で5月はすでに夏。そこで、夏の五臓である「心《しん》」をいたわり、養う食べものを少しずつ意識していきましょう。

心を養う食べもの

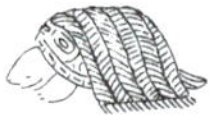

養生

陽気の塊である「心」の養生は、「心」に熱をこもらせないことがポイントです。おすすめしたいのは、「清熱《せいねつ》」といって、余分な熱を冷ます働きのある食材で、その代表はイチゴや緑茶。5月から、その後、暑さが増してくる夏のシーズンを通してぴったりの食材です。

ほかに清熱の働きを持つ食べものには、タピオカ、緑豆、ニガウリ、フジマメ、緑豆もやし、ココナッツ、バナナ、メロン、レモン、ハイビスカス茶、カルダモン、ハスの葉茶などがあります。

また、「心」を補う「養心《ようしん》・補心《ほしん》・強心《きょうしん》」という効能を持つ食べものには、黄ニラ、れんこん、コーヒー、カカオがあります。

ストレスに良い食べもの

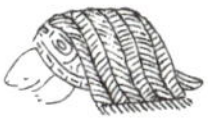

養生

いわゆる5月病に悩まされる人も多い時期ですので、メンタル面を安定させる食べものをご紹介します。

まずは、小麦。たとえば、にゅう麺はいかがでしょうか。素麺の原材料である小麦は涼性で「心」に良く、「安神《あんじん》」の働きがあり、動悸・不眠・情緒不安定にも良いので、この時期にうってつけの食材です。夏こそ案外、身体が冷えているので、温かいにゅう麺にしていただきましょう。

5月

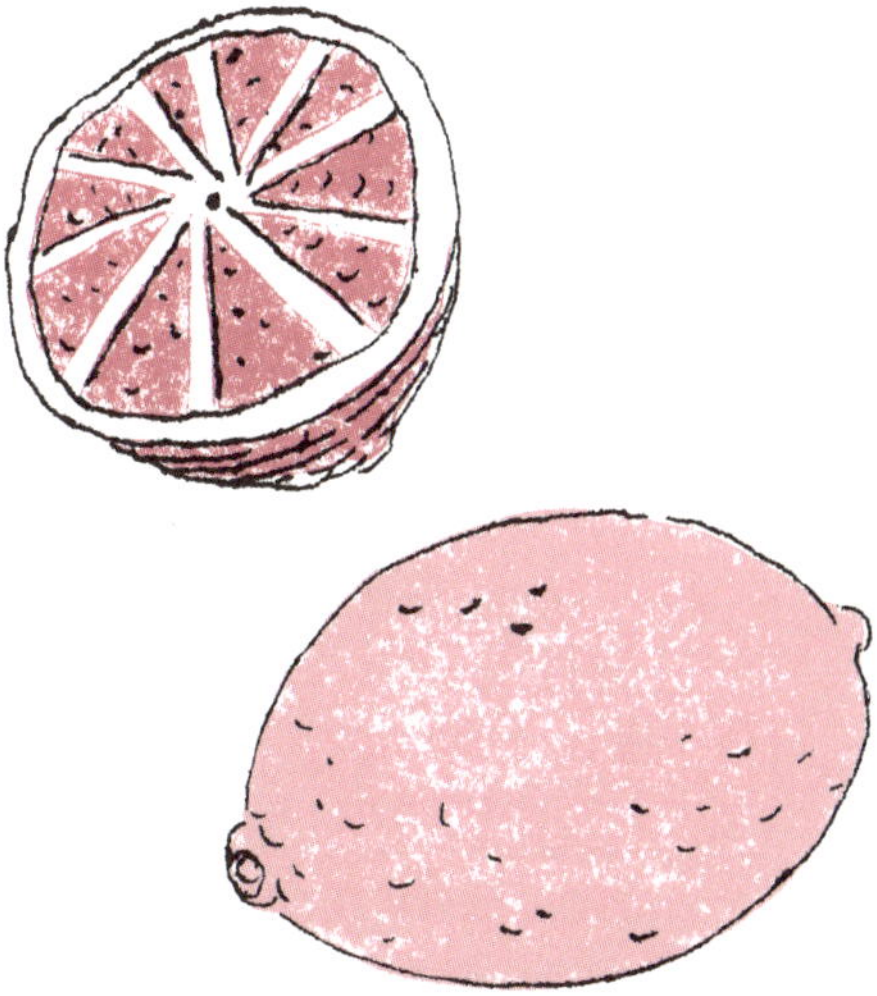

同じく「安神」の食材としては、やまいも、黒砂糖、はちみつ、ハスの実、ゆり根、なつめ、龍眼《りゅうがん》、豚ハツ、鶏卵、うずらの卵、ごま油、赤ワイン、オレガノ、金針菜《きんしんさい》など。

この時期ラッキーな形は、水玉模様（ドット柄）や丸。これらのモチーフをファッションやインテリアに取り入れてみましょう。水玉模様のネクタイやハンカチもいいですし、丸いメガネを着用しても。ドット柄の服、あるいは丸い形の石がついたアクセサリーなどもおすすめです。

ドット柄を取り入れる

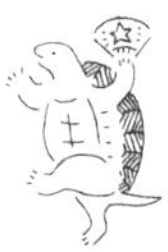

開運

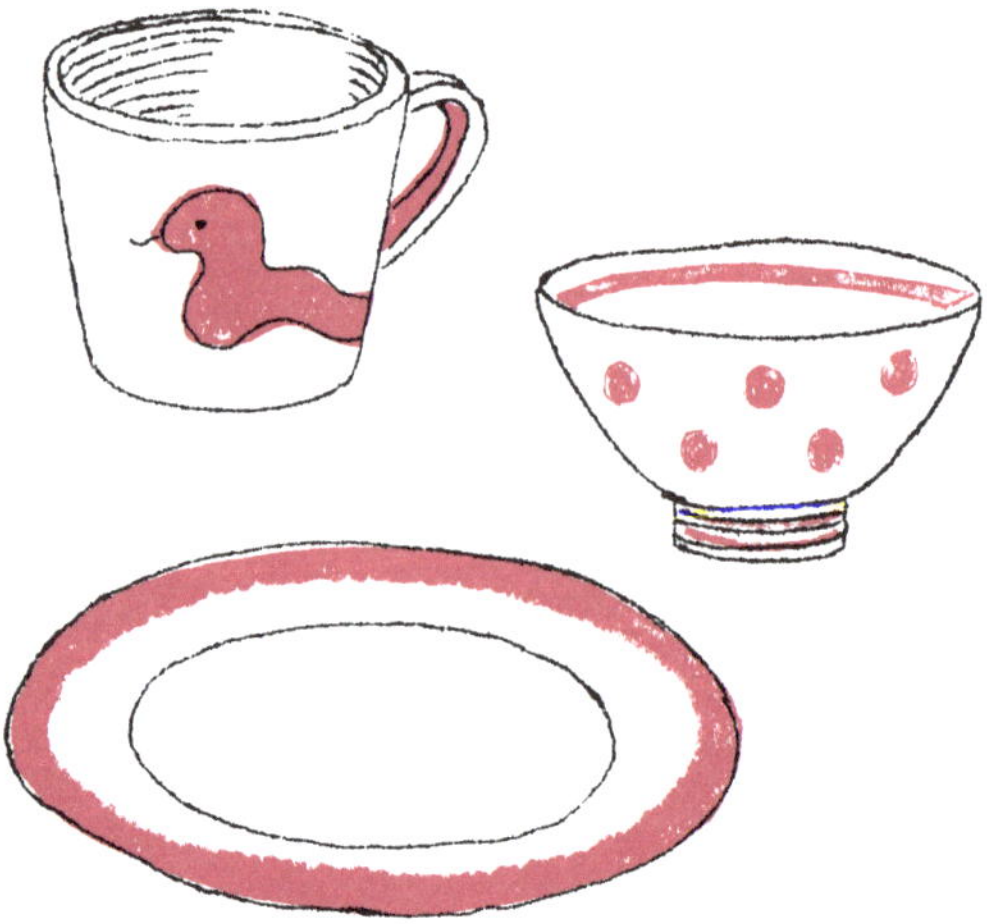

開運 ファッションを楽しむ

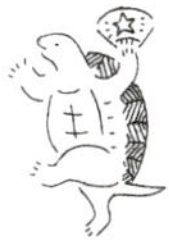

クリエイティビティやファッションなど、華やかなエネルギーが高まるときなので、目一杯ファッションを楽しみ、着飾ってみましょう。蛇が脱皮をするような時期ですので、ファッションもヘアスタイルもいつもと同じではなく、思い切ったチャレンジをしてみてください。その際、「どうせ私には似合わない」は禁句。うっかり言ってしまうかもしれませんが、「どうせ」という言葉は、その人の運気を落としてしまいます。

開運 白、シルバー、ゴールド

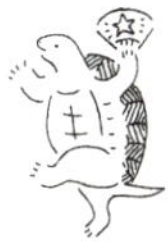

五行の「金」が象徴するのは、色でいうと白。補足で銀、金などのメタリックカラーとなります。つまり、5月のラッキーカラーは白、シルバー、ゴールド。これらの色を、インテリアやファッションに、ぜひ取り入れてみてください。

家にある丸くて白いお皿などを意識的に使うことなども、開運につながります。5月に弱ってしまう「金」を補うために、金属製の食器もおすすめです。

5月の養生キーワード

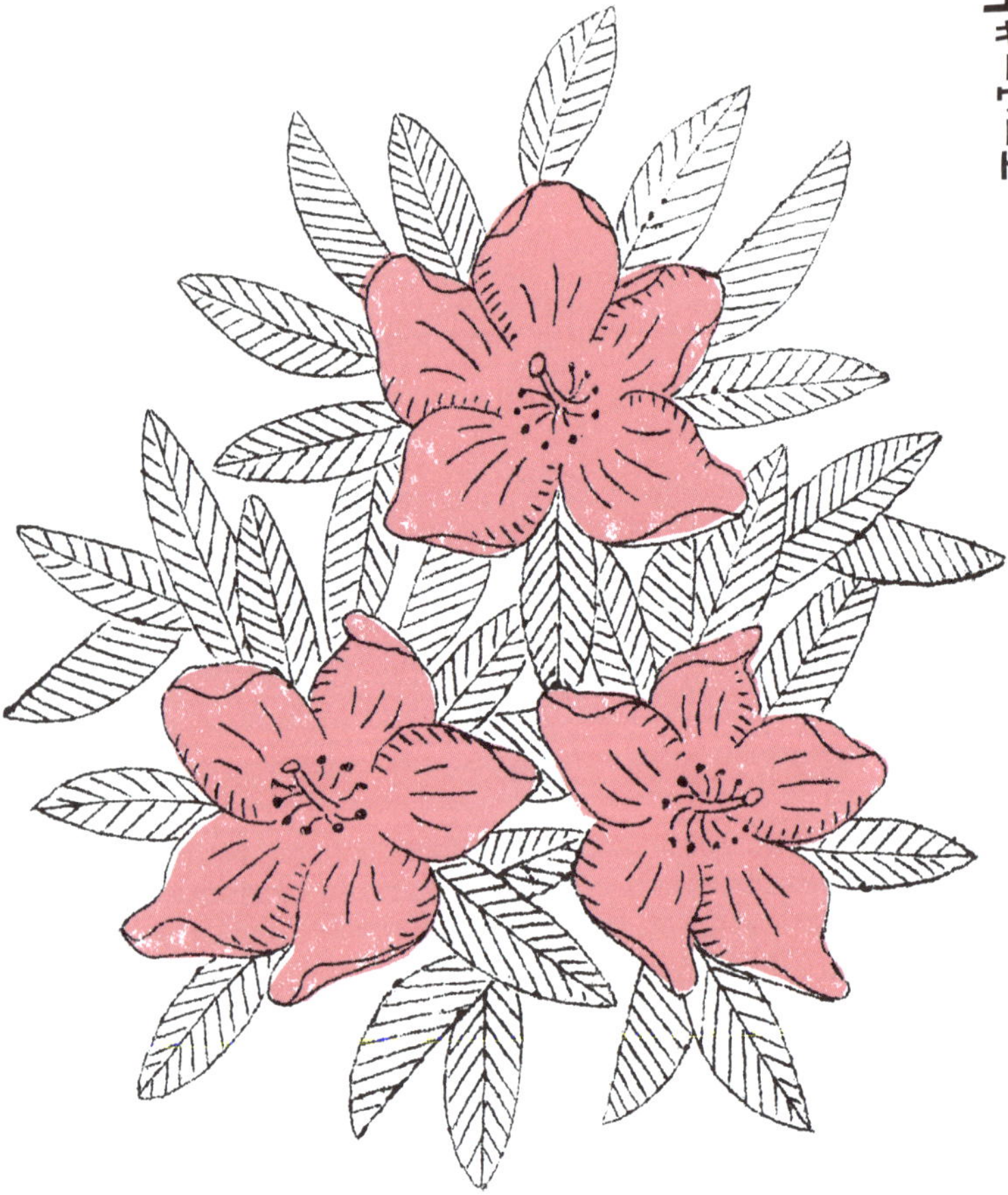

夏は「心」の季節

いよいよ、季節は夏の始まり。夏は、五臓の「心」の働きが活発になりますが、活発に働くということは、すなわち「心」に負担がかかり、疲弊しやすい時期ということでもあります。

「心」は、陽気（エネルギー）の塊ですから、ここに夏の暑さが加わることで、身体に熱がこもりがちに。こもった熱はやがて過剰な火となるため、心臓のドキドキ、浅い呼吸、イライラ、不眠などが起こりやすい時期といえるでしょう。

夏の養生のポイントは、適度に汗をかくこと。日差しを過剰に嫌わず、適度に汗をかくことで、こもった熱を発散することができます。誤解している人も多いように感じますが、適度に汗をかくと、バテずに夏を過ごせるのです。

逆に、暑いからと冷たいものばかりを食べていると

よく汗をかき、よく笑う

内臓が冷えて消化吸収能力が低下し、一気に夏バテに。これは秋に空咳がひどくなる「秋バテ」にもつながりますから、秋、冬の健康のためにも、しっかりと「心」の養生を心がけてください。

「心」の養生のポイントとしては、仮に遅く寝てもできるだけ早起きをすること、そして、なるべくよく笑って過ごすことが挙げられます。

ちょうど、五臓でいうと春の「肝」から「心」へと移る移行時期ですから、メンタル面の安定にはとくに気をつけたいとき。連休によって睡眠のリズムが乱れ、不眠・不安感・憂うつ感・倦怠感などが起こり、休み明けには「5月病」に見舞われる人もいるかもしれません。

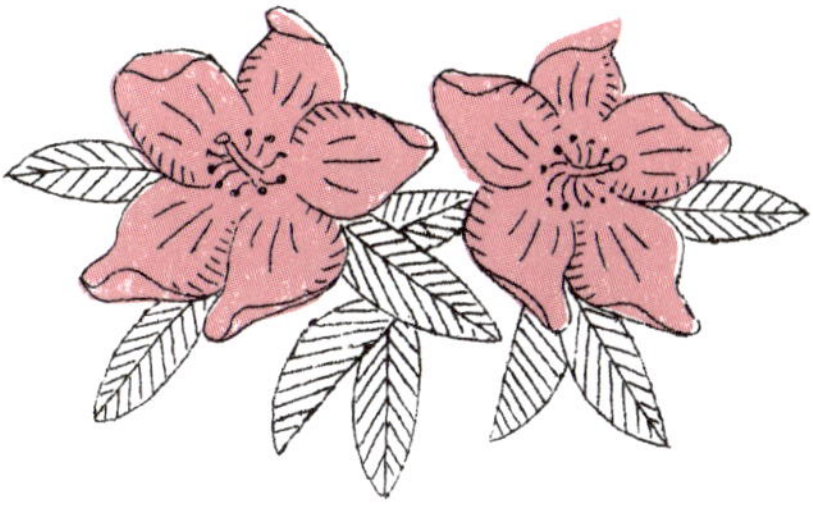

そこで、この時期の養生キーワードは「補血」「養心」「安神」。つまり、食事などでしっかり血を補い、しっかりと休むことで心を補い、メンタル面を安定させるということです。

「5月病かも？」と感じたら、心身ともにゆっくり休むこと。なぜなら、大型連休のあるこの時期は、「あれをしよう、これもしなきゃ」と、自分の心身の状態を無視して予定を詰め込む人が多いためです。休みを楽しもうとするあまり、逆に疲弊している人が多いという事実は、見逃せません。

この時期、みなさんにおすすめしたいのが、「TO DOリスト（やることリスト）」ならぬ、「NOT TO DOリスト（やらないことリスト）」を作ること。余計なことで疲れることがなくなり、逆に〝本当にやるべきこと〟が見えてくるでしょう。

5月

コラム❶　開運×養生

占いと中医学の共通点

占いも中医学も、大本となる理論は「陰陽論」「五行説」「天・地・人」と、同じ。人間という存在が大いなる自然の一部であり、自然の流れに沿っていかに過ごすかということが、占いであれば幸せに、中医学でいえば健康に通ずると考えます。人の心（魂）を診るのが占いなら、人の身体を診るのが中医学、というところでしょうか。

たとえば、出生日時から五行のバ

ランスを割り出し、アドバイスをするのが占いなら、季節の五行を踏まえつつ、患者さんの身体の状態や体質を診ること（望診《ぼうしん》）で、五行や陰陽のバランスを導き出してアドバイスをするのが中医学。つまりは〝アプローチの違い〟ということです。

　面白いところでは、占いで水のエネルギーが強すぎる方に「お住まいが海や川、沼などの近くにあるようなら、住環境を変えませんか」というアドバイスをすることがありますが、中医学でも、下痢やむくみといった症状が改善されない患者さんが、じつは川と海に挟まれた場所に住んでおり、住環境（地）に関して同じアドバイスをすることも。

　あるいは、しっかり養生することで、人相が良くなる。人相が良くなれば運も良くなる。このことからも、占いと中医学が密接な関係にあることが、おわかりいただけるはずです。

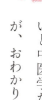

コラム❷ 開運×養生

ちょうど〝良い塩梅〟を知る

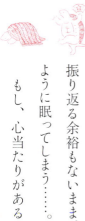

眠りにつくとき、その日にやり残したことばかりを頭に浮かべ、焦りや不安といった気持ちを抱えたまま、ベッドのなかで悶々《もんもん》とする、あるいは、振り返る余裕もないまま、気絶したように眠ってしまう……。

もし、心当たりがあるようなら、それはあなたの抱える「やらなければいけないこと」、気を配るべき「持ち物」が多すぎて、自分をコントロールできていないという証拠。そして、

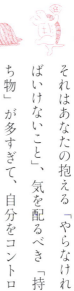

自分をコントロールできていないということは、自分の人生を大切にできていないことと同義です。

私たちは、自分の身体、時間、人生を大切にできていると感じたとき、初めて喜びに満たされます。つまり、抱える物事を〝良い塩梅〟に調整することで、「自分をコントロールできている」という安心感、充実感を得ることができるのです。

そこで、まずは不要なタスクや持ち物を減らすことから始めましょう。ポイントは、仕事や人付き合い、服といった見えるモノだけでなく、感情、執着、こだわりといった内面にも目を向けること。

中医学では、いくら身体に良い食材であろうと「過ぎたるは及ばざるが如し」で、食べすぎれば毒になると考えます。なにごとも中庸であること、〝良い塩梅〟を保つことが大切なのです。

5月はすっかり
暑かったですね。
6月は
梅仕事はどう?

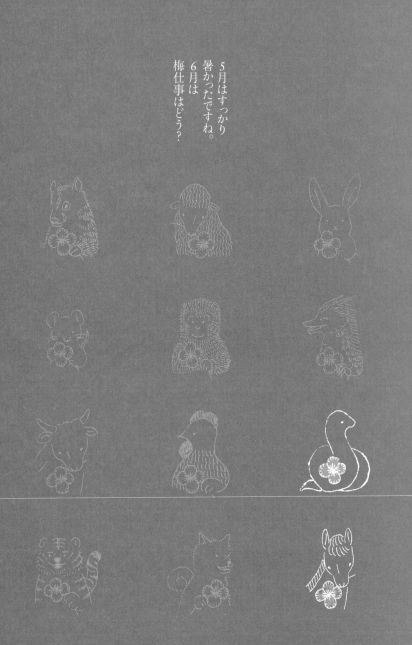

6 月

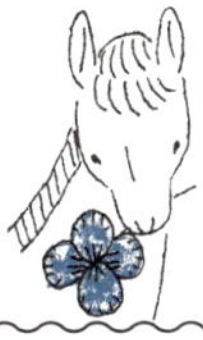

吉方位

北西

十二支

午

ラッキーデー

1と6

のつく日

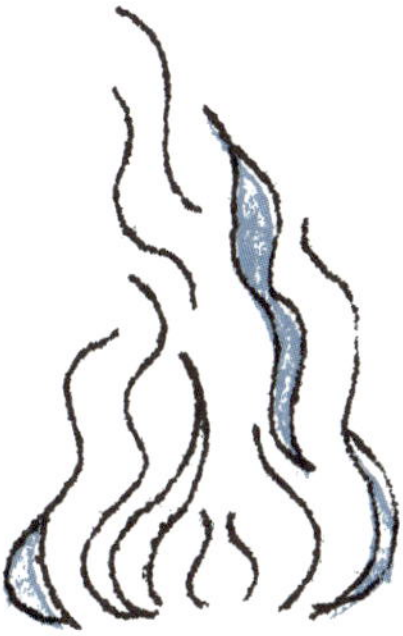

人体

目

カラー

シルバー、ゴールド、白

形

丸い形、球体

五行

火

五臓

心

6月の開運キーワード

闇がもっとも小さく、光がもっとも強くなる

6月の十二支は、「午（うま）」。「午」という漢字にはさまざまな解釈がありますが、〝逆らう〟という意味合いを大切にしてみましょう。そこで、昼が一番長くなる夏至が象徴するように、もっとも闇が小さくなるこの6月こそ、自分の内にあるダークサイドに逆らい、乗り越える時期だと捉えてみてはいかがでしょう。つまり、思い出したくない黒歴史や、怖いと思っていることに打ち克つには、絶好のタイミングです。

とはいえ、日本は梅雨にあたることから、五行の「火《か》」、つまり陽のエネルギーがもっとも高まるというイメージとは、異なる印象を持つ人も多いかもしれません。じつは、その矛盾にこそ、注目したいとき。自分のなかにある矛盾に気づき、「ここがダメだ」と思う部分があっても、あえて伸びしろだと認識することで、開運へとつながります。

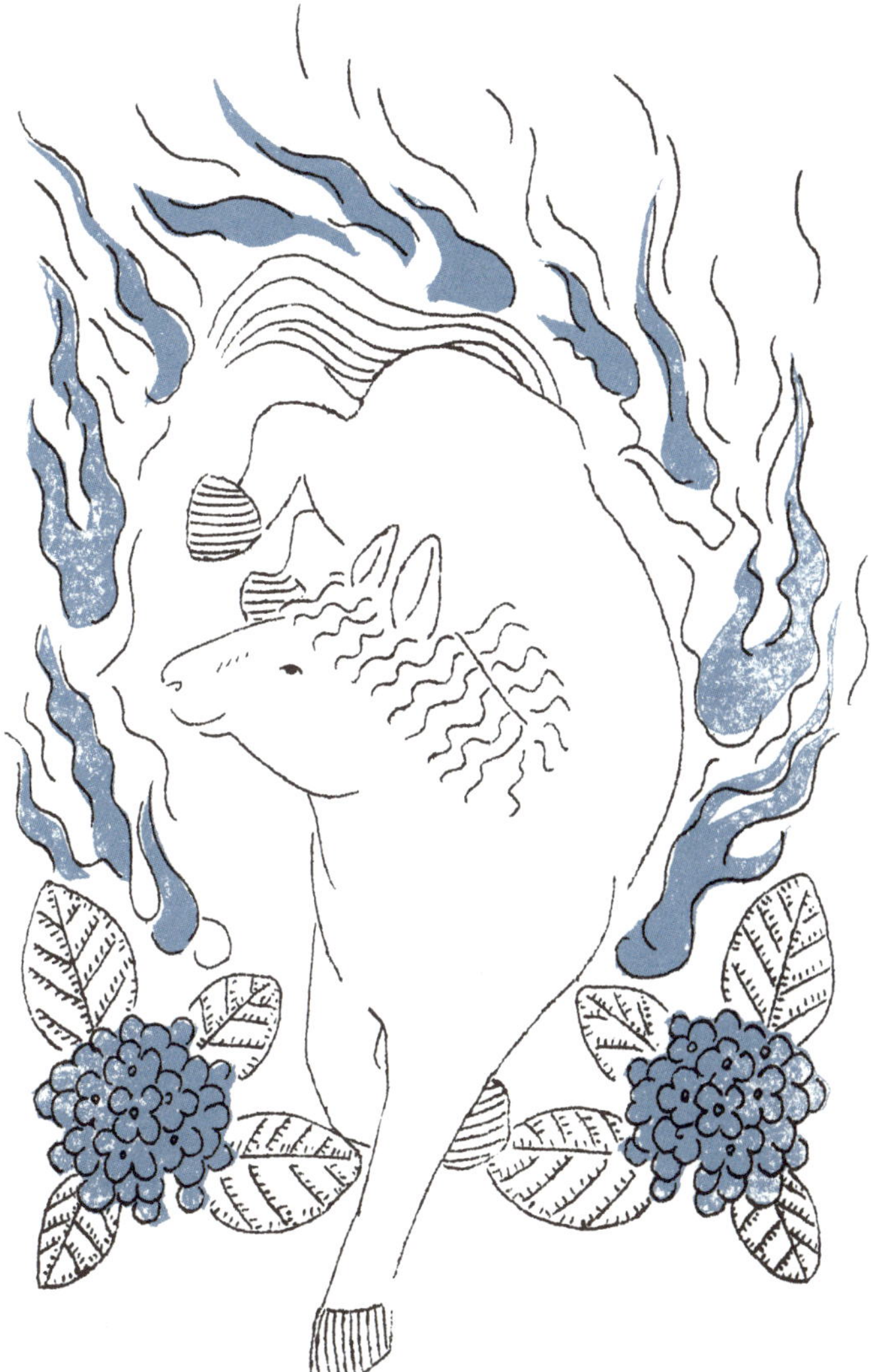

6月

自宅に〝四神相応〟を取り入れる

6月といえば、洋服の衣替えとともに、お部屋も衣替えしてインテリアに気を配ってみるのはいかがでしょうか。

みなさんは、「四神相応《ししんそうおう》」という言葉を聞いたことはありますか。風水的に素晴らしい条件が備わった、運勢の良い土地を表す言葉です。古代中国では東西南北の方角を、それぞれ青龍《せいりゅう》（東）、白虎《びゃっこ》（西）、朱雀《すざく》（南）、玄武《げんぶ》（北）という神秘的な霊獣が守っていると信じられ、目には見えない彼らのパワーを現実に引き下ろすのにふさわしい土地を「四神相応の地」と呼びました。

とはいえ、現代において、そのような土地を見つけるのは至難の業なので、ここでは、みなさんの家自体を〝開運の拠点〟にすべく、自宅でできる「四神相応」のヒントをお伝えします。

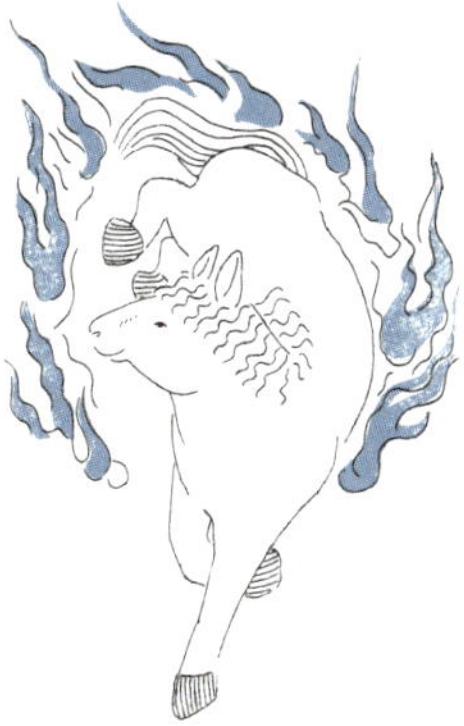

まず大事なことは、「玄関」をととのえること。玄関には朱雀のパワーが宿るとされ、ポプリやルームフレグランスなどで良い香りを満たせば、社会で活躍する力が湧いてきます。
そして、部屋のなかから玄関扉に向かって左側には、福をもたらす青龍が宿ります。靴を置くなら玄関のたたきの左側にすることで、金運アップを期待できるでしょう。逆に玄関扉に向かって右側は、危険を表す白虎のエリア。こちら側にはなるべく物を置かず、スッキリさせておくと白虎（トラブル）を眠らせることが可能です。
最後に、玄関から一番離れた部屋には、長寿と健康を守る玄武が宿ります。家のなかで玄関から一番遠い部屋には、テレビやラジオなど音の出るものは置かずに静かに保つことで、住人の健康を守ってくれることでしょう。

6月の開運養生アクション

負の思い出を捨てる

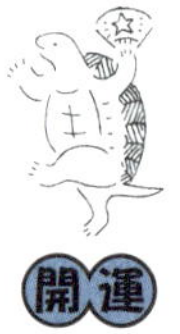

五行の「火」には、物事を浄化させる、分離させるといった意味があります。衣替えで断捨離するかのごとく、「もう見たくない」「要らない」と感じる心のダークサイドに向き合い、それらを手放し、忘れるようにしましょう。苦手な人や過去の失恋相手などの連絡先やメッセージを消去したり、写真などを捨てるのもおすすめ。

目と唇のケア

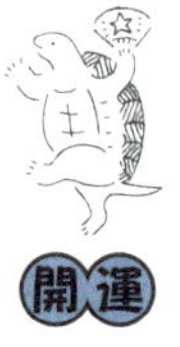

6月の十二支の「午」は、人体に当てはめると、目。紫外線の強い時期にあたりますから、サングラスをかけて目を保護したり、寝る前にホットアイマスクなどでケアしましょう。また、ピークとなる五行の「火」が象徴するのは、口まわり。新しい口紅を購入するのもいいですし、リップクリームで口元のケアを心がけてみて。

梅雨時期の養生としては、とにかく水分代謝に気をつけること。つまり、なるべく身体のなかに湿気を溜め込まない、身体の水はけを良くする「除湿・発汗・利水」がポイントとなります。そこで、意識して

軽い運動・半身浴

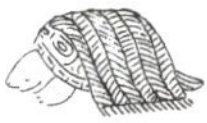

養生

発汗するようにしてみてください。軽い運動もいいですし、体質によって向き不向きはありますが、サウナで汗を流したり。また、入浴時に半身浴をすることで、心も身体もさっぱりとするはずです。

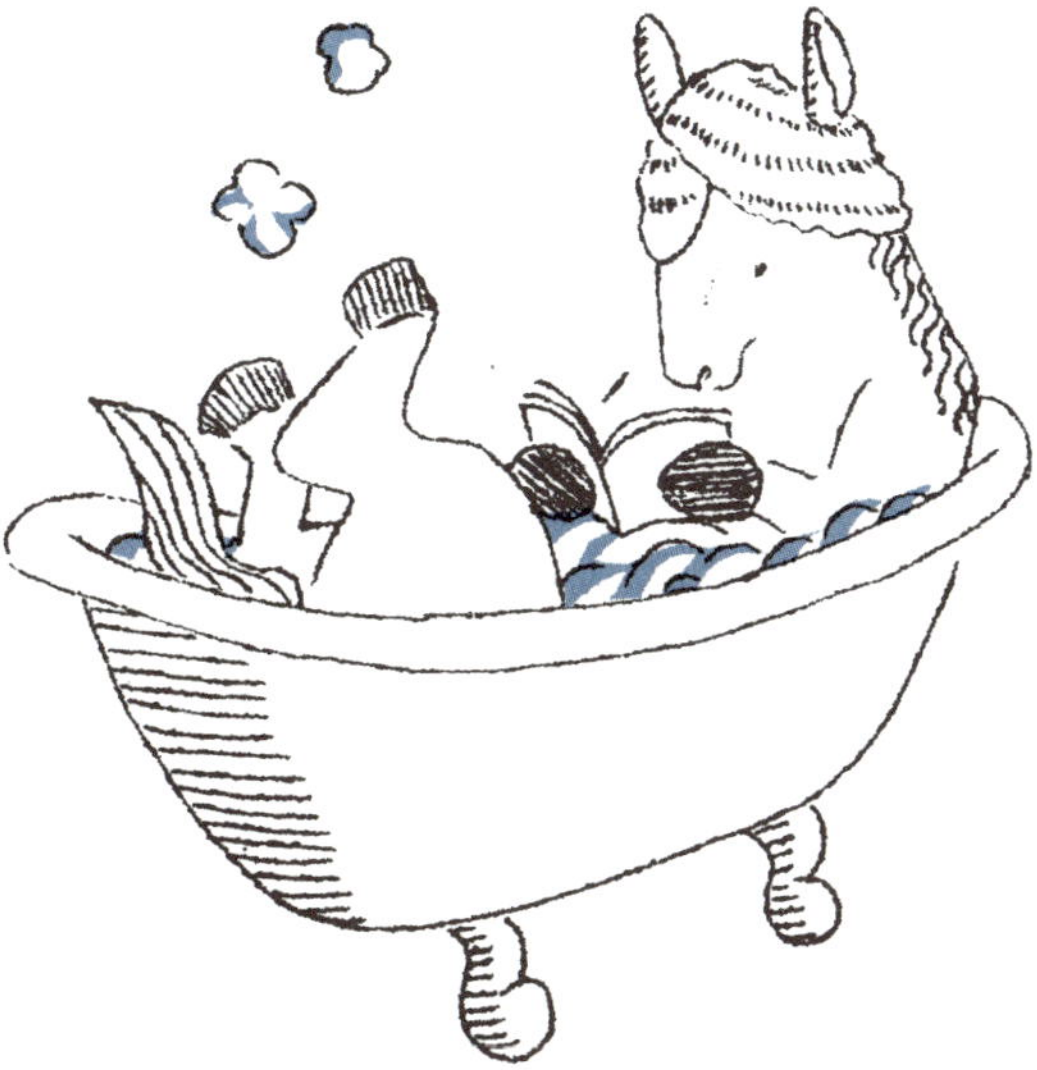

ちなみに汗は五行の「火」に関連しますが、開運の観点からも、汗を流して浄化することはおすすめのアクションです。

6月の開運養生&行事カレンダー

冬から夏の装いへ衣替え。
梅雨入り前に、クローゼットをきれいに掃除しましょう。

5日

二十四節気 **芒種《ぼうしゅ》**

昔の田植えの時期。稲や麦など「芒《のぎ》」を持つ穀類の「種」をまいた。

6日

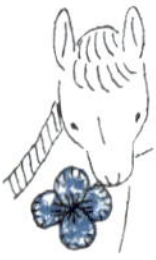

ラッキーデー

稽古始めの日

6歳の6月6日に習い事を始めると上達すると言われている。

7日

梅雨入り

関東の梅雨入りは平年6月上旬だが、近年は大きくずれることも。

12日

13日

梅仕事

5月下旬〜6月中旬が旬の青梅は梅酒や梅シロップに。6月中旬から出回る完熟梅は梅干しに。

14日

19日

20日

21日

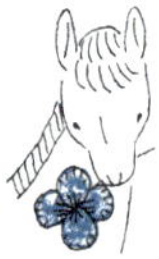

ラッキーデー

二十四節気 **夏至《げし》**

昼がもっとも長く、夜がもっとも短い、陽気がピークに達する日。

26日

ラッキーデー

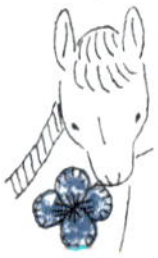

27日

28日

※二十四節気や十干十二支に基づく日付は、その年によって異なります。また、呼び方には諸説あります。

※「春分」と言うとき、春分当日のこと、および春分当日から次の節気「清明」までのこと、いずれの意味もあります。

6月のラッキーデー

1と6のつく日

五行の「火」が強まる6月は、「火」を抑える「水」の数字である1と6のつく日がラッキーデーに。

6月

6月

1日

ラッキーデー

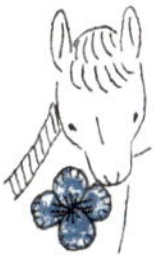

2日

3日

4日

8日

9日

山開き

6月～7月にかけて各地で山開きが行われ、夏山シーズンがスタート。

10日

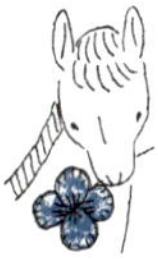

11日

ラッキーデー

入梅

雑節のひとつ。暦の上で梅雨に入る頃。

15日

父の日

6月の第3日曜。ギフトには黄色いバラの花が人気。

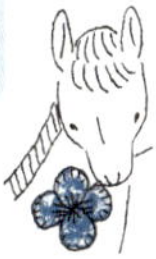

16日

ラッキーデー

和菓子の日

嘉祥の日とも呼ばれ、6が重なる日に厄払いと健康を祈願して和菓子をいただく。

17日

18日

22日

23日

24日

25日

29日

30日

夏越《なごし》の大祓《おおはらえ》

1年の折り返しの日に、半年間の穢れを落とし、残り半年の無病息災を祈る。茅《ち》の輪をくぐって厄を落とす。

空港

開運

五行の「火」には、高いところ、見晴らしの良い場所といった意味合いがあります。最近では、飛行機に乗らずとも空港でグルメを楽しんだり、屋上の展望デッキから飛行機を眺めるといった目的で、空港に足を運ぶ人が多いようです。見晴らしの良い空港でゆっくりと過ごしながら、旅立ちの象徴ともなる空港でこれまでの自分と向き合えば、まさに一石二鳥。飛行機が離発着する様子を眺めながら、過去の嫌なことも流してしまいましょう。

旅行は北西へ

開運

6月、月ごとに巡る天道神《てんどうじん》は「北西」にいます。6月に旅行へ行くなら、ぜひ北西へ。方角は、自宅から、ざっくり45度ずつで割り出してみましょう。

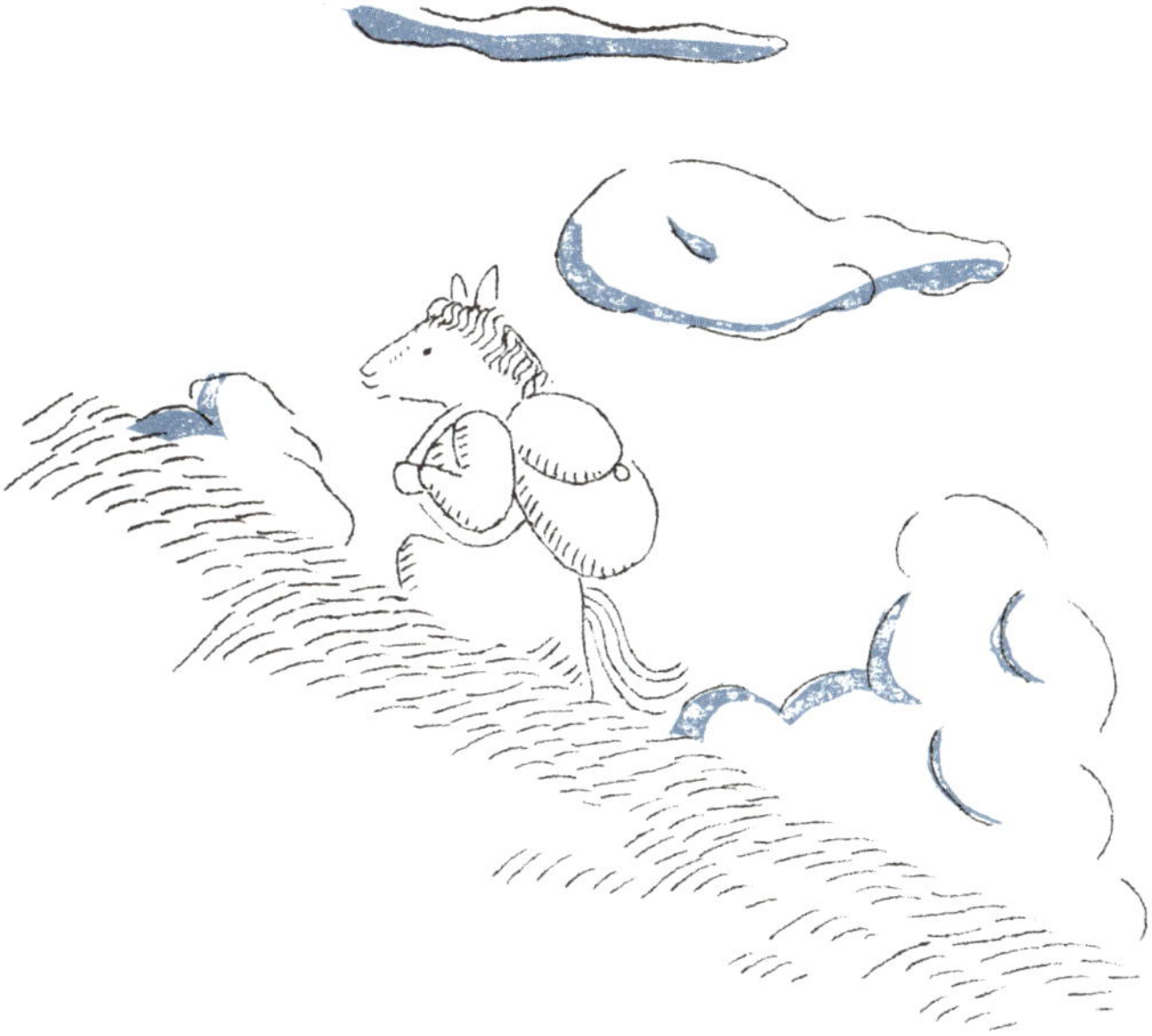

「火」のエネルギーの高まるこの時期は、山登りに適しています。しかし、梅雨時期でもあるので、屋内で高くて見晴らしの良い場所、つまり、ビルやホテルの高層階にあるレストランがラッキースポット

開運 高層階のレストラン

に。天候を気にせず足を運べる場所ですので、お店選びに迷ったら、ぜひ高層階のレストランをセレクトしてみてください。もちろん、天候が良ければ、山登りもいいでしょう。

湿度が高くなる梅雨から夏、あるいは台風の季節などに身体が重くなったり、だるさやめまいを覚える人も多いことでしょう。暑くて水分を摂りすぎてしまう人が多く、総じてむくみに悩まされる人が多い時期です。そこで、利水作用にすぐれ、身体の湿を追い出してくれる食べものをご紹介します。

梅雨時期に良い食べもの

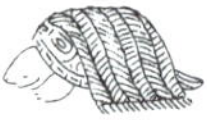

養生

ハトムギ、小豆、緑豆、そら豆、きゅうり、セロリ、玉ねぎ、冬瓜、ねぎ、キウイ、まいたけ、あおさ、わかめ、あさり、プーアル茶、緑茶などです。

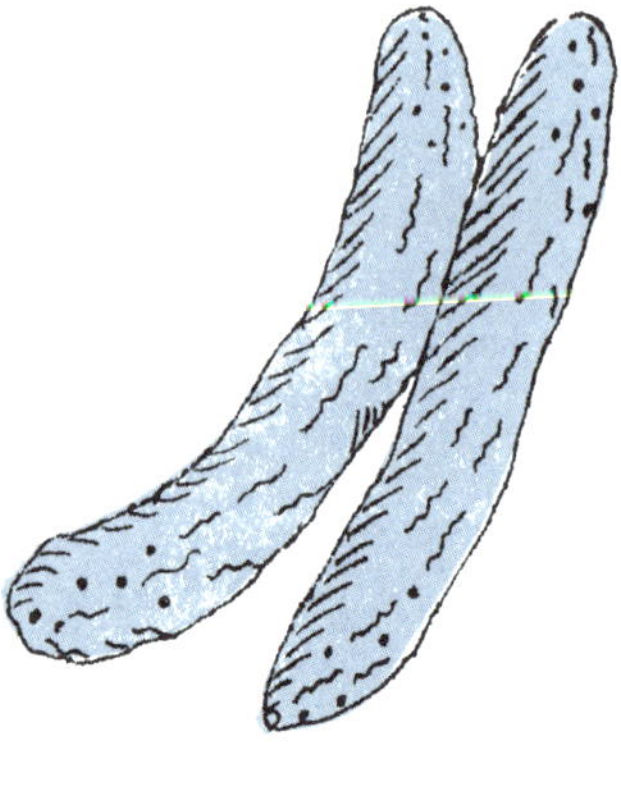

暑気あたりに良い食べもの

水分の摂りすぎにはなるべく注意したいですが、暑気あたりからのどの渇きを覚える人も少なくありません。そこで、暑気あたりに良い食べものをご紹介します。

まずは、青梗菜《チンゲンサイ》。青梗菜は暑気あたりに良いだけでなく、身体にこもった熱をとってくれ、興奮や疲労を鎮めて胃腸の働きを良くしてくれます。さらに、血《けつ》の巡りを良くしてコリや痛みを軽減してくれる、たのもしい食材です。

旬の夏野菜

夏野菜が旬を迎える頃です。たとえば、ズッキーニは「清熱生津《せいねつしょうしん》」といって、熱を冷まし潤いを生むので、暑気あたりやのどの渇きにうってつけ。身体の余分な湿を排出する利尿効果もあります。

同じくウリ科の夏野菜であるきゅうりも、身体にこもった熱を鎮め、やはり利尿作用があります。旬の食材を食べることは食養生の基本のひとつであることを、ぜひ覚えておいてください。

キラキラしたもの

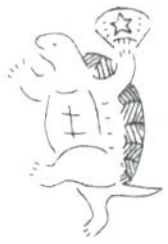

開運

メタリックな色や白がラッキーカラーとなります。6月に弱まる「金《ごん／きん》」のエネルギーを補うためにも、ラメの入ったスマホケースや小物入れポーチ、または、輝くパールのアクセサリーなど、ぜひ、キラキラとしたものをポイントで取り入れてみてください。インテリアに、白く丸いランプシェードの照明を取り入れるのもいいでしょう。

キャンドルナイト

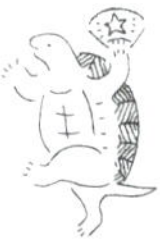

開運

昨今、夏至のイベントとして、節電にもつながるキャンドルナイトが各地で開催されています。夏至の夜をキャンドルで過ごすといったものですが、これを自宅で行ってみても。キャンドルを灯すのは夜ですから、五行では「水《すい》」のエネルギーが強まる時間。6月の強すぎる「火」のエネルギーを抑えるといった効果もあります。

新しい傘を買う

雨に濡れることから守ってくれる傘は、自分を守ってくれるものの象徴です。梅雨の沈みがちな気分をあげるためにも、お気に入りのデザインやラッキーカラーの傘を見つけて、新調してみましょう。これは、親や上司など、自分を守ってくれる人物との関係を見直し、相手の運気をあげることにもつながります。

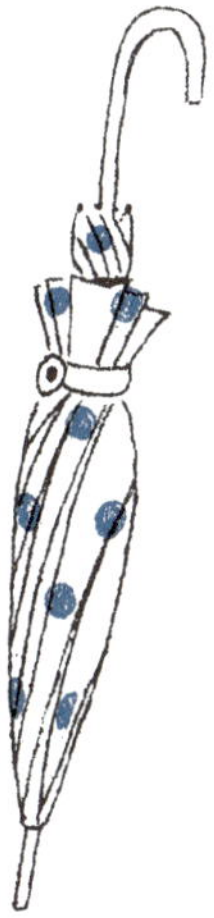

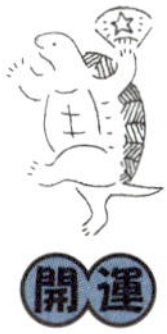

照明を掃除する

家のなかでの光、つまり照明は「火」のエネルギーにあたります。天井から照らす灯りには、自分のゴールや目標といった意味合いがありますが、そんな大切な場所に虫が入り込んでいたり、ホコリが積もっていれば、一気に運をさげてしまうことに。そこで、陽のエネルギーがピークとなる6月こそ、照明の掃除をしましょう。照明のある天井も同様に「火」のエネルギーをあらわすので、天井の掃除も忘れずに。

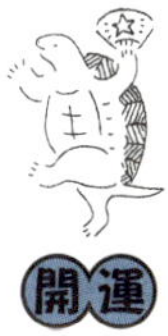

6月の養生キーワード

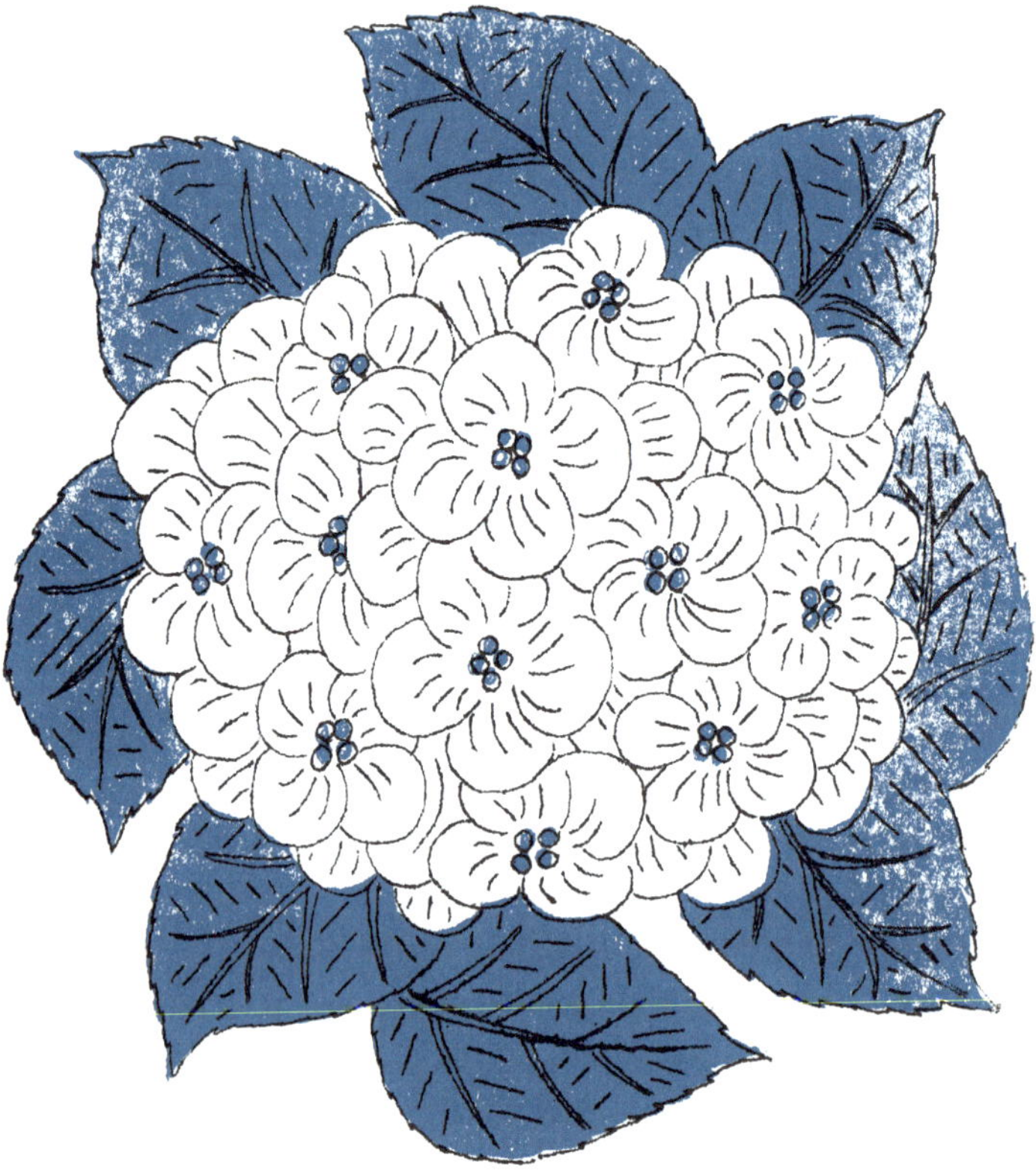

梅雨は五臓の脾をいたわる

梅雨に入り、ジメジメと蒸し暑い日が増えてくる頃です。中医学では、梅雨時期には五臓の「脾《ひ》」に負担がかかり、身体のなかに湿気が溜まりやすくなると考えるため、この時期の養生のポイントは、いかに身体の水はけ（＝除湿）を良くするか、ということに尽きます。

ジメジメとした暑さは胃腸（脾）の働きに影響を及ぼすため、いわゆる「痰湿《たんしつ》」という状態に陥る人が少なくありません。これは、外からの湿度「湿邪《しつじゃ》」に侵されて身体の水分代謝が悪くなり、いわば、身体が水を吸って重くなっているような状態のことを指します。

この「痰湿」という状態に陥ってしまうと、身体がだる重く感じられる、頭が重いといった症状に見舞われます。雨の日に不調が強くなるようなら、危険信号です。

6月

身体のなかも外も湿を避ける

また、ふだんから甘くて冷たいドリンクやお酒を多く摂る習慣のある人は、湿邪の影響を受けやすい傾向があります。身体がだるくなる、便がベタベタとする、吹き出物が増える、やる気の低下、めまい、頭痛などの症状があらわれたら、とにかく身体の水はけを良くする養生を心がけてください。

具体的には、過剰な水分摂取に気をつけることはもちろん、なるべく乳製品を避けるようにして。そして、なるべく湿気を払い、「清暑《せいしょ》」といって、身体の熱を取り除いてくれる食材を意識して摂るようにしましょう。ウリ類は、その代表と言えます。甘くて冷たい飲みものをはじめ、「生冷食《せいれいしょく》」（生のものや冷たいもの）は、なるべく控えるようにしてみてください。

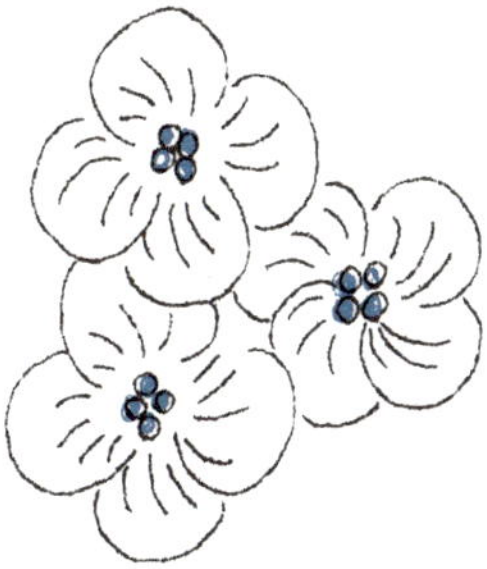

また、食事の際に薬味に注目して、意識的に摂るようにしてください。除湿しながら冷えを散らし、胃腸をととのえる紫蘇《しそ》、解毒作用にすぐれ胃腸を冷やさないようにする生姜など、梅雨の養生にはうってつけの食材ばかりですよ。

そして、見逃しがちですが、海の近くに住んでいるといった環境も、「湿邪」の影響を受けやすい要因のひとつ。家の近くに海だけでなく川や池があるという人もこれにあたりますので、できるだけ除湿器や除湿剤を使うなどし、水はけの良い身体を保つことができるようにしましょう。

加えて、湿を払うアクションとしてサウナや半身浴、適度な運動を、とにかく〝ジメジメしてきたら発汗〟と覚えておいておくといいでしょう。

気づけば1年の
折り返し地点。
梅雨明けが
待ち遠しいですね

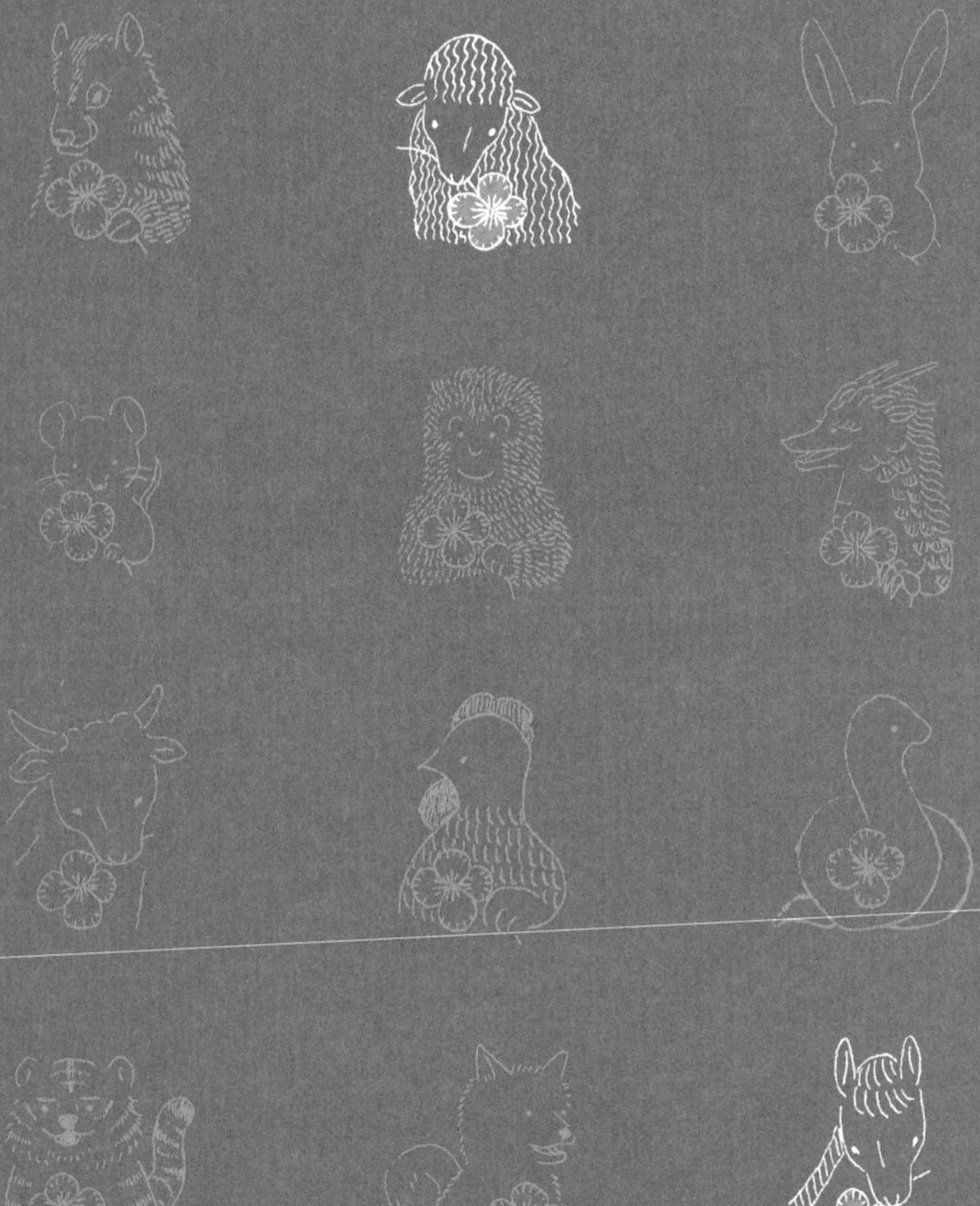

7月

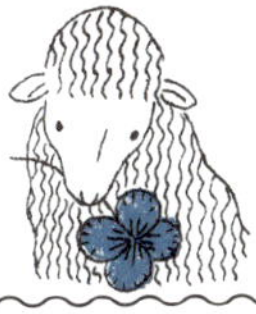

吉方位
東

十二支
未

ラッキーデー
4と9
のつく日

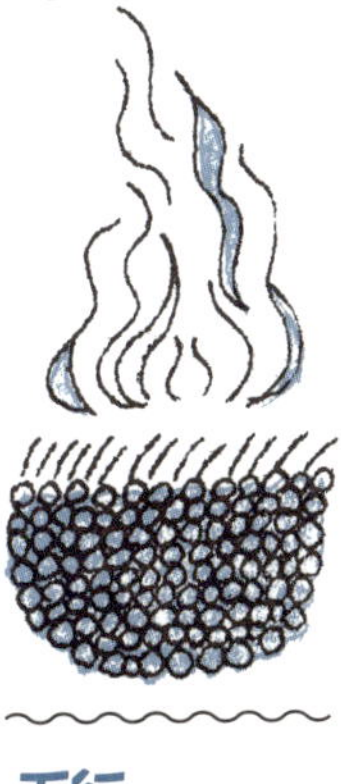

人体
腕

カラー
黒

形
流線形

五行
火と土

五臓
心と脾

7月の開運キーワード

立ち止まって疲れを癒やす

7月の十二支は、「未《ひつじ》」。未来の「未」と書きますが、日をプラスした「昧」という漢字ともつながり、意外にも〝暗い〟という意味があります。7月前半は五行の「火《か》」のエネルギーが強く、燦々《さんさん》と太陽が降り注ぐときには似つかわしくないように感じますが、徐々に夜が長くなり、夏の土用に入ると五行も「土《ど》」に変わります。五行の「土」には凝り固まる、止める、活発に動けないといった意味もあるので、いったん歩みを止め、過去を見つめ直すには、最適なタイミングです。

一方で、「土」には自分の居場所を構築するパワーがあるため、家族や仲間との時間を持つと、運気アップにつながります。ぜひ、家族と思い出話をするなどし、ゆったりとした時間を過ごしましょう。最近の酷暑、土用も重なり疲れやすいときなので、心身ともに癒やすことを心がけたい時期です。

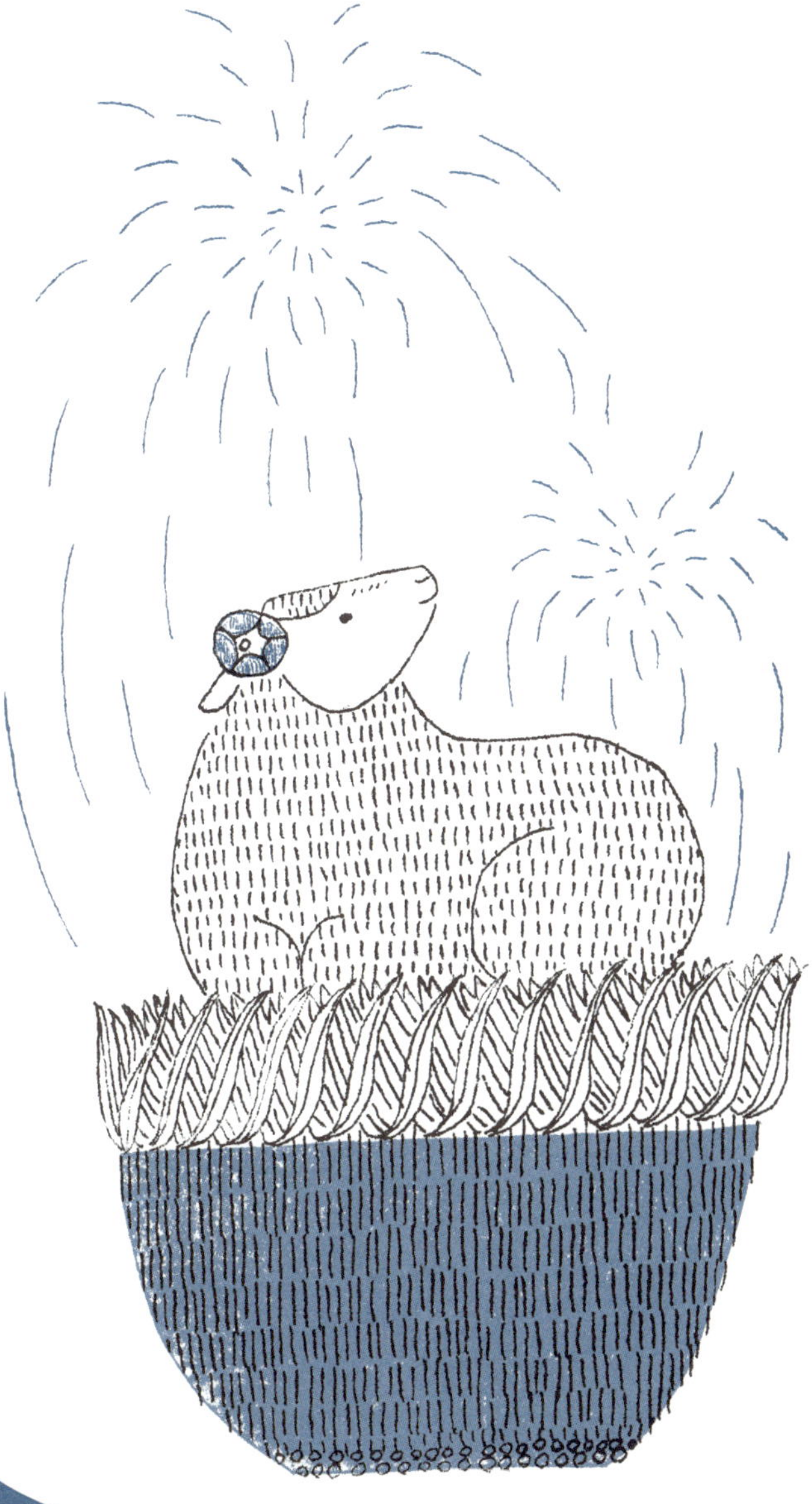

7月

7月

恋愛運の育て方

1年にたった一度、織姫と彦星が出会える七夕の日。ロマンティックな一夜に、恋愛成就の思いを託したい人も多いのではないでしょうか。

「ひと夏の恋」といった言葉を目にすることもありますが、気温が高くなり肌の露出が増えることで、心まで開放的になるからでしょうか。占いの世界でも、「孤独な人生を送りたくない」と頑張って恋活をする人のご相談は、夏に急増する印象があります。

さて、この世界のすべてのものが相反する2つの要素が互いを支え合って成立しているという「陰陽論」の通りであるならば、世界に存在するすべてのものには、ペアを組む何かがあることになります。

つまり、もしあなたがたった今孤独だとしても、生きている以

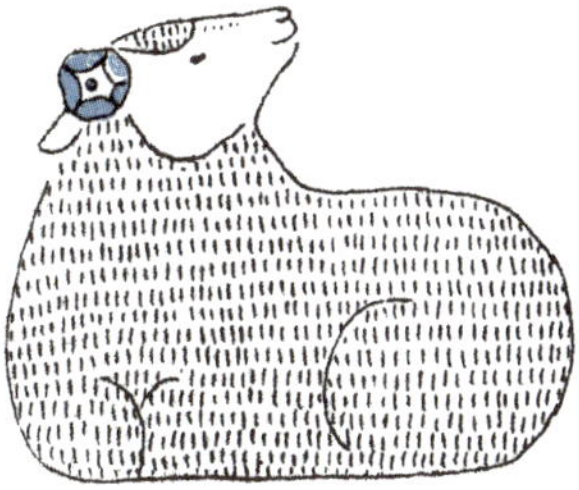

上は間違いなく、あなたとペアを組む存在が、世界のどこかで待っているというわけです。恋愛とは、自分を全きもの（＝完全な存在）へと変えるためのペア探し、と言えるかもしれません。

そう、みなさんにお気づきいただきたいのは、恋愛とは寂しさを埋めるためのものではなく、相手と自分とが、互いに完全な存在を目指して手を取ることである、ということ。人は完全ではないからこそ、ペアを求めるのですね。

つまり、理想の王子様はいなくて当然なのです。なぜなら、あなたというパーツが入ることで、完成する人こそが理想の人なのですから。最初から完成されていたら、あなたの入る余地なんてありません。これに気づいたなら「ひと夏の恋」は卒業！人生の本当の伴侶を見つけることができるでしょう。

7月

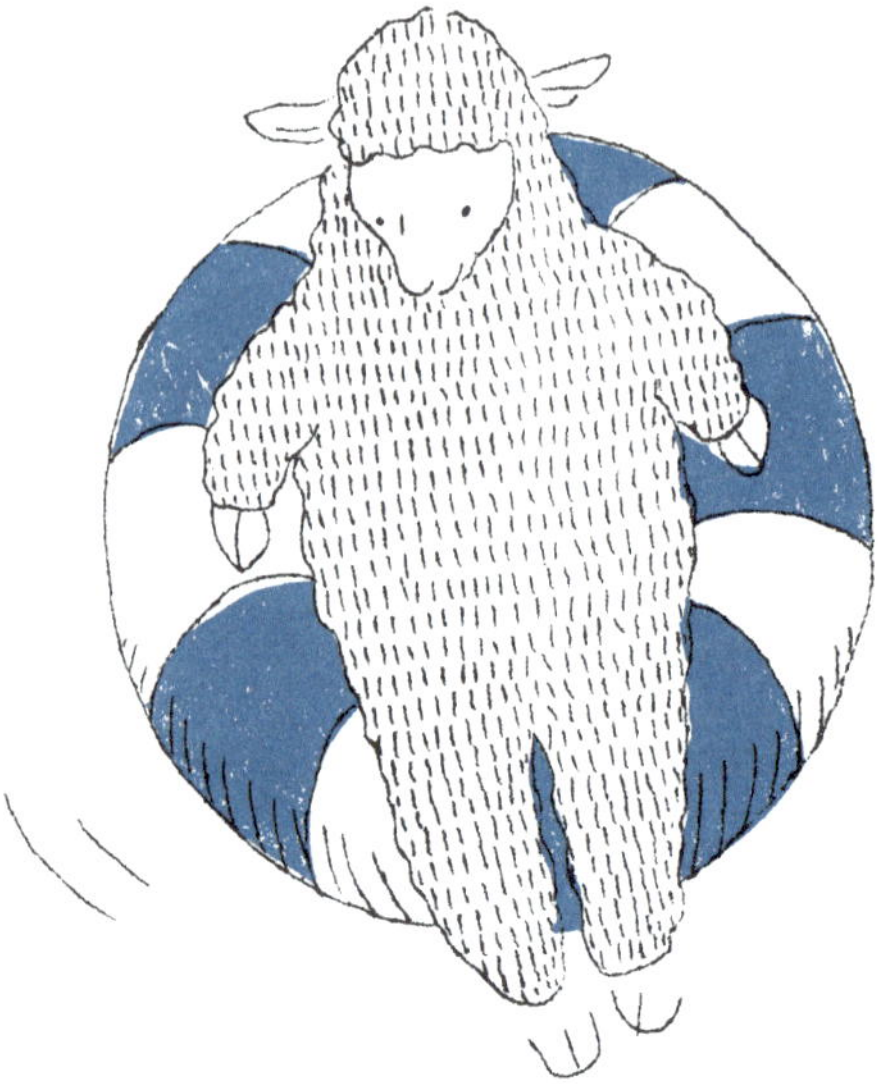

五行の「土」が強まると、「水《すい》」のエネルギーが抑えられてしまうので、ゆっくり入浴することで、水に触れる時間を長くとるようにしましょう。同じ意味合いでは、

水に触れる

この時期プールもおすすめです。

また、意外なところでは、ゆったりお茶の時間を設けることで、そのまま水のエネルギーを吸収することにもつながります。

養生

十二支の「未」は、中心となる自分の居場所やルーツのほかにも、優しさ、やわらかさ、思いやりなども象徴します。そこで、ボランティア活動がラッキーアクションに。その際、自分が過去に困っていたことや心残りのあることをお手伝いするなど、自らの経験ありきでボランティア先を決めてみてください。結果的に現在の自分を癒やすことになり、さらなる開運へとつながることでしょう。

ボランティアに参加する

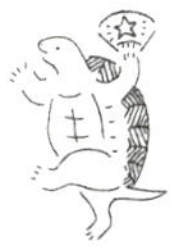

開運

季節の変わり目となる夏の土用には、昨今の異常な暑さに息切れし始める人もいることでしょう。土用の丑の日の昔からの夏バテ対策・ウナギはエネルギーを補給し、血を補ってくれるパワーフードです。

丑の日のウナギ

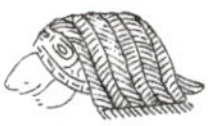

養生

体力回復のみならず、血流改善、めまい、関節痛に良く、足を強くする効能も。ただし、胃腸が弱っている場合には「かば焼き」ではなく「白焼き」にしたり、薬味の山椒と一緒に食べるといいでしょう。

7月の開運養生&行事カレンダー

梅雨は中医学で長夏（ちょうか）といって胃腸が弱りやすい時期。冷たいものの取りすぎに注意。

梅雨が明け、日増しに暑くなっていく。本格的な夏の到来。

5日

海開き

7月上旬から各地で海開きが開催される。

6日

朝顔市

東京・入谷の朝顔まつりは下町の風物詩。

7日

二十四節気 小暑《しょうしょ》

七夕《しちせき》の節句

5色の短冊は、五行説の5色に由来するそう。

12日

13日

旧暦の盆入り

14日

ラッキーデー

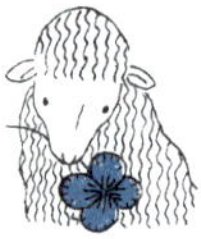

立秋の前日までの約18日間のこと。丑の日には「う」のつくものを食べて。

19日

ラッキーデー

夏の土用

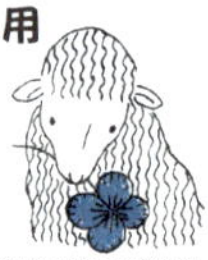

20日

晴れの日には、梅雨で湿気が溜まった衣類や本に風を通す、土用の虫干しを。

21日

海の日

7月の第3月曜。海の恩恵に感謝するとともに、海洋国日本の繁栄を願う国民の祝日。

26日

27日

28日

※二十四節気や十干十二支に基づく日付は、その年によって異なります。また、呼び方には諸説あります。

※「春分」と言うとき、春分当日のこと、および春分当日から次の節気「清明」までのこと、いずれの意味もあります。

7月のラッキーデー

4と9のつく日

五行の「火」と「土」が強まる7月は、それら両方を弱めてくれる「金」の数字である4と9のつく日がラッキーデーに。

7月

1日
半夏生
夏至から11日目の雑節。田に半夏生というドクダミ科の花が咲く。

2日
祇園祭
7月の1か月間にわたって行われる京都・八坂神社の祭礼。日本三大祭り。

3日
お中元は7月上旬～8月15日までのあいだに贈るのが一般的なマナー。

4日
ラッキーデー

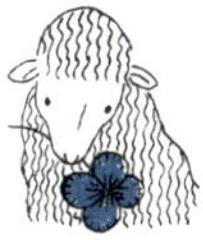

8日
暑中見舞いは小暑から立秋までのあいだに送る。

9日
ラッキーデー

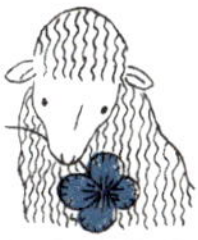

10日
ほおずき市
東京・浅草のほおずき市は国内外の観光客で賑わう。

11日

15日

16日

17日

18日

22日
二十四節気 **大暑《たいしょ》**
字の通り、1年で暑さのピーク。夏の風物も目白押し。

23日

24日
ラッキーデー

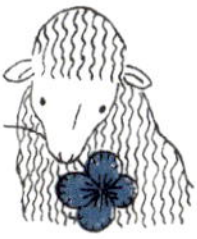

25日
天神祭
大阪天満宮の天神祭は日本三大祭りのひとつ。6月下旬から1か月にわたりつづき、7月24日宵宮、25日本宮。

29日
ラッキーデー

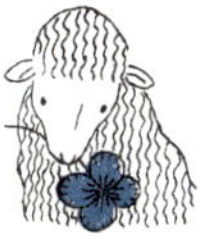

30日

31日

7月の開運養生スポット

7月、月ごとに巡る天道神《てんどうじん》は「東」にいます。夏季休暇の旅行は、ぜひ東の方角にある場所をリストアップしてみましょう。方角は、自宅から、ざっくり45度ずつ

旅行は東へ

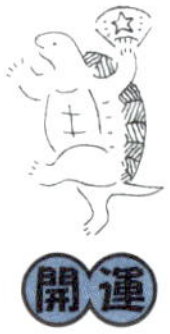

で割り出してください。また、十二支の「未」には原風景といった意味合いもあるので、のどかな田んぼが広がる場所や、いわゆる里山のような場所を選んでみてください。

「土」のエネルギーでルーツを振り返るばかりでは、頭が固くなってしまうので、柔軟な「水」のエネルギーを使って、頭をほぐしてあげましょう。

温泉・スパ

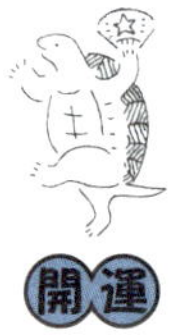

そこで、吉方位への旅行・帰省先では、なるべく現地の温泉やスパを探して、ゆったり浸かってみてください。もちろん、プールでもかまいません。

開運 お墓参り

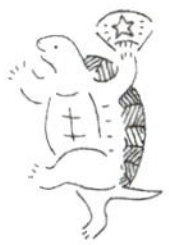

五行の「土」には自分のルーツといった意味合いがあるので、自らのルーツを振り返る行動がラッキーアクションになります。その最たるものが、お墓参り。実家に帰省してお墓参りをし、命をつないできてくれたご先祖様に、じっくりと想いを馳せてみましょう。東京など一部の地域ではお盆にあたりますから、タイミングもぴったりです。また、帰省した際には、思い出の場所を巡るのも吉となります。懐かしい友人に連絡をとってみて、思い出話に花を咲かせることができたら、クリアに自分のルーツを思い出すことができるでしょう。さらに、家族や大切な仲間と過ごす時間を大切にすることも、運気アップにつながります。

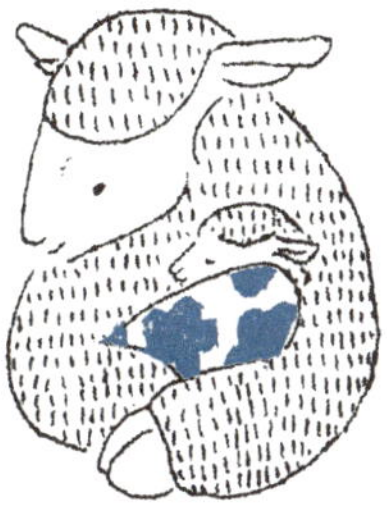

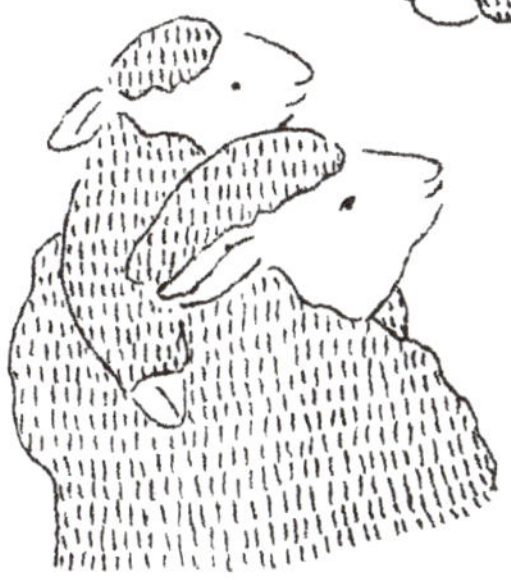

7月の開運養生フード

梅雨が7月半ばまで長引くことも多いので、身体の水はけを良くしてくれる食材を意識して摂りましょう。利水作用にすぐれた食べものをご紹介します。

利水作用のある食べもの

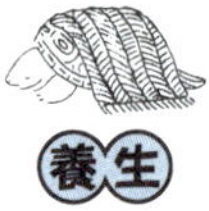

この時期なら、ハトムギ、小豆、緑豆、スイカ、きゅうり、キウイ、わかめ、あさり、緑茶などがあります。

暦の上では夏の終わりとなりますが、まだ夏の五臓「心《しん》」をいたわる食べものを意識して摂っていきたい時期。もともと陽気の塊である「心」に負担がかかりすぎることで、熱がこもり、動悸がして、不眠につながるので、「心」を鎮める「寧心《ねいしん》」「清心《せいしん》」の食材がおすすめ。ゆり根、豚ハツ、オレガノ、とうもろこし、ライム、

心を養う食べもの

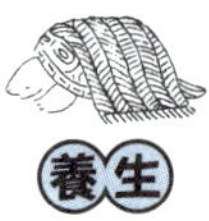

ジャスミン茶などがあります。

これらに加えて、「鎮静」「除煩《じょはん》（そわそわ・イライラを鎮める）」「解鬱《げうつ》（情緒の不安定を改善し、お腹の張りを軽減する）」の作用を持つ、次の食材も取り入れたいところです。小麦、青梗《チンゲン》菜《サイ》、メンマ、スイカ、マクワウリ、緑茶、カモミール、レモンバームなど。

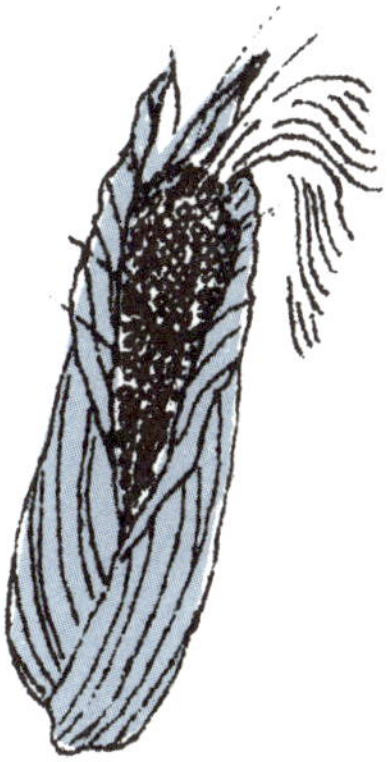

養生

夏バテに良い飲みもの

昨今は〝飲む点滴〟とも言われ、人気の甘酒。江戸時代には夏バテを防ぐために飲まれていました。中医学では「益気《えっき》（エネルギーを補って疲労を回復する）」、「生津《せいしん》（潤いを補って脱水を防ぐ）」、「活血《かっけつ》（血のドロドロを改善する）」の力があると考えられ、まさに、夏バテで食欲のない人にぴったりです。ただし、飲みすぎは禁物。あくまで〝適量〟を、また、できるだけ砂糖が添加されていないものを選ぶようにしましょう。

十二支の「未」は、食べものとも関連します。そこで、家のなかで食べものと関連する場所、冷蔵庫の掃除にはうってつけのタイミング。食器棚やパントリーの掃除もいいでしょう。ふだんはなかなか手の行き届かない場所ですが、ぜひ、開運につながるチャンスを逃さず、しっかりと冷蔵庫の掃除をしてみてください。

冷蔵庫を掃除する

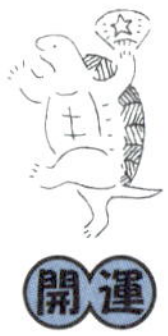

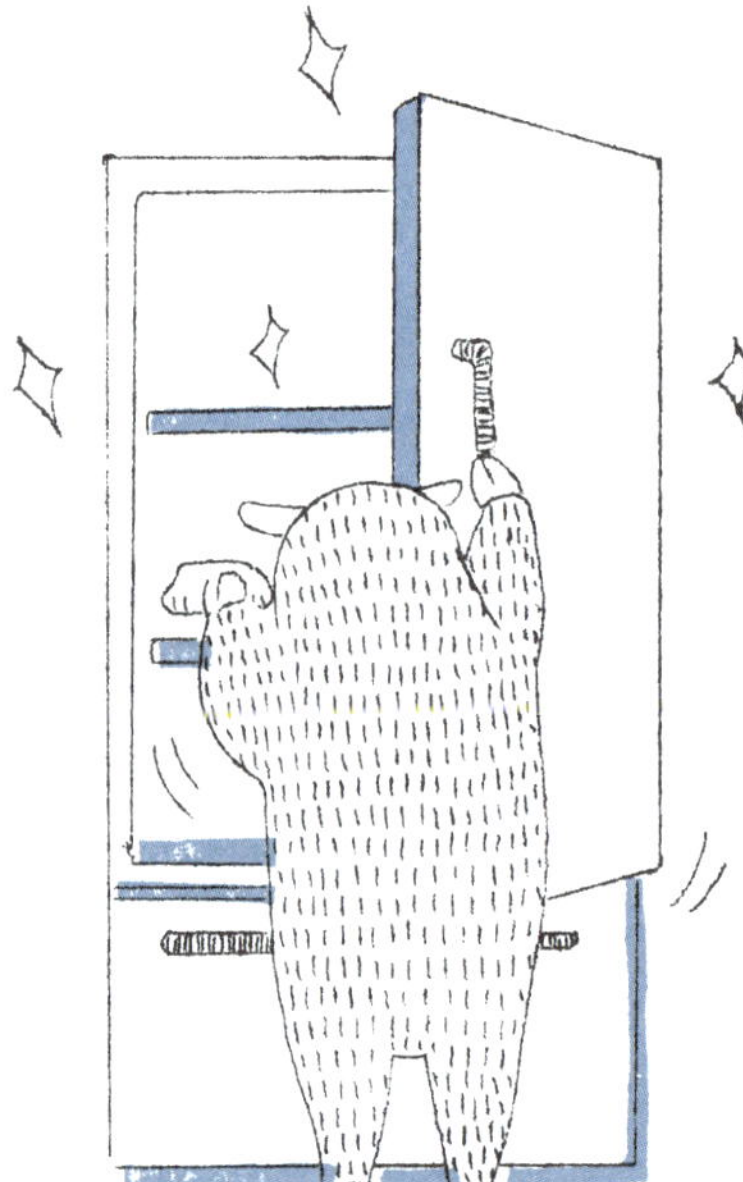

「未」は布も司るので、7月は麻やコットンなど、風通しのよい天然素材の布でできた家着を新調するといいでしょう。ポイントは、サラッとした肌心地で伸縮性のある、リラックスできる素材のもの。

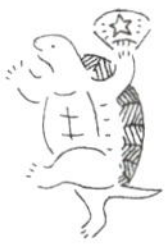

開運 天然素材の家着

完全な自然素材だと難しい場合は、新しくできた、機能性の高い新素材でもかまいません。心身ともに自らを癒やしてあげたい時期なので、できるだけ、自分が心地良いと思う家着を探してみましょう。

「土」のエネルギーが強まる時期、抑えられがちな「水」のエネルギーを補う意味で、インテリアやファッションにも、なるべく黒い色を取り入れるようにしてみてください。また、五行の「水」が象徴する形は、流線形。服、日傘、アクセサリーなど、楽しみながら、できる範囲で取り入れてみましょう。この時期、黒い服装は重く感じるかもしれませんが、シアー素材など、涼やかなアイテムを探してみて。

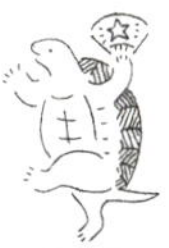

開運 黒くて流線形のアイテム

7月の 養生キーワード

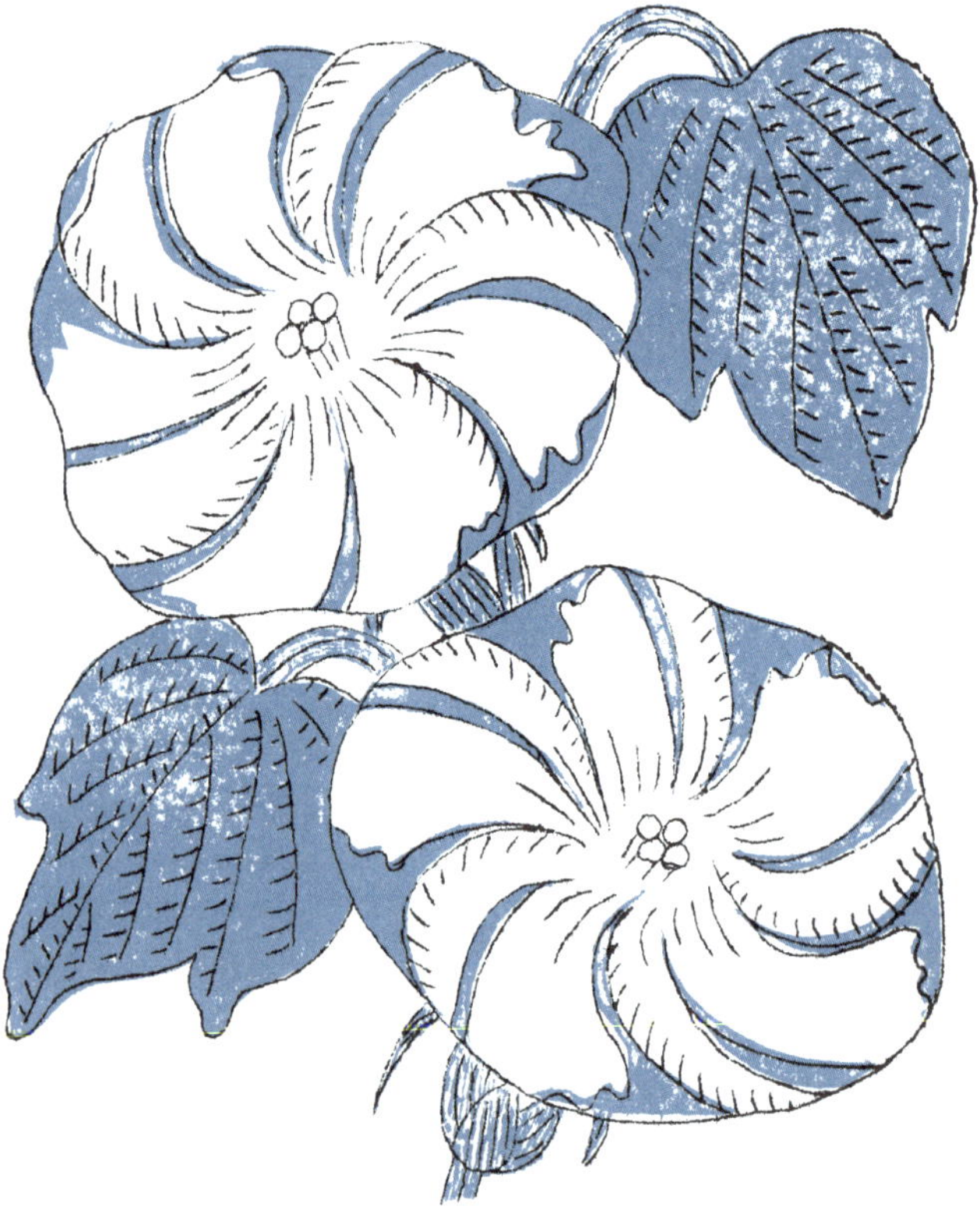

心身の負担が増す暑さ本番

梅雨明けを迎えたとたん、突き抜けるような青空が広がり、本格的な夏の到来を感じます。陽気があふれて活動的な気分になるでしょう。一方で、暑さはピークへと近づき、身体への負担も増して、季節の変わり目となる夏の土用にも差し掛かってくるので、1年を通じて、もっとも胃腸が弱りやすい時期。

高温多湿で身体に湿気が溜まりやすく、食欲不振、消化不良、あるいは肌の不調やむくみ、イライラといった症状に見舞われる人も多くなります。加えて、この時期に身体に熱がこもっていると、いわゆる〝秋バテ〟につながることも多く、秋に呼吸器系のトラブルや、熱が出やすくなるなどの症状があらわれる人もいるでしょう。

そこで、この時期の養生ポイントは「養心《ようしん》」と「清熱《せいねつ》」「解暑《げしょ》」。5月、6月から引き続き、夏の五臓である「心」

夏の土用は少食で胃腸のケア

を養って気を補充し、暑さを取り除くことが大切になります。

夏の始まりとなる5月の養生キーワードでもお話ししましたが、仮に遅く寝てもできるだけ早起きをすること、よく笑い、おおらかにかまえること、そして、適度な発汗で熱を逃すこと、「心」を養うための食材（130ページ）を意識的に摂ることなどを、今一度、再確認したいタイミングです。

そして、夏の土用に突入する7月後半には、とにかく胃腸に負担をかけないよう留意したいところ。夏といえば「元気を出すためにたくさん食べないと」と考える方が多いと思いますが、中医学的な養生の考え方は、じつは逆。夏は、食事を抑え気味にすることをおすすめします。

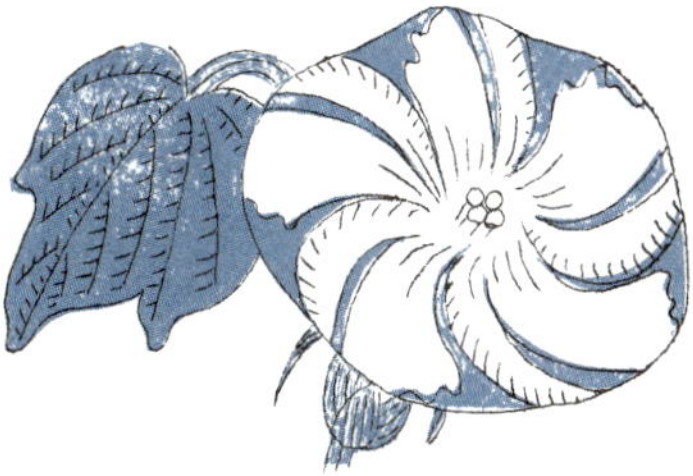

脂っこくて味の濃いものを避けて、あっさりとした薄味を腹八分目に。あまりお腹が空いていないときは思い切って一食抜いてみたり、あるいは味噌汁やスープだけにするなど、控えめな食事を心がけましょう。胃腸の負担を軽減させるために、しっかり噛むことも意識してみてください。

また、のどごしを良くするために、冷たい飲みものや食べものを摂りすぎるのは避けましょう。エアコンが効いた涼しい室内にいるにもかかわらず、氷の入った冷たい飲みものを摂ったり、生ものや冷たい麺類ばかり食べていたりすると、胃腸が疲弊して消化吸収力が落ち、逆に夏バテを起こしてしまいます。

いくら暑くても、エアコンの効いた室内ではできるだけ温かいもの、少なくとも常温より温かいものを摂るよう、心がけてみてください。

7月

夏休みの計画は
立てましたか？
猛暑による
熱中症に
気をつけて

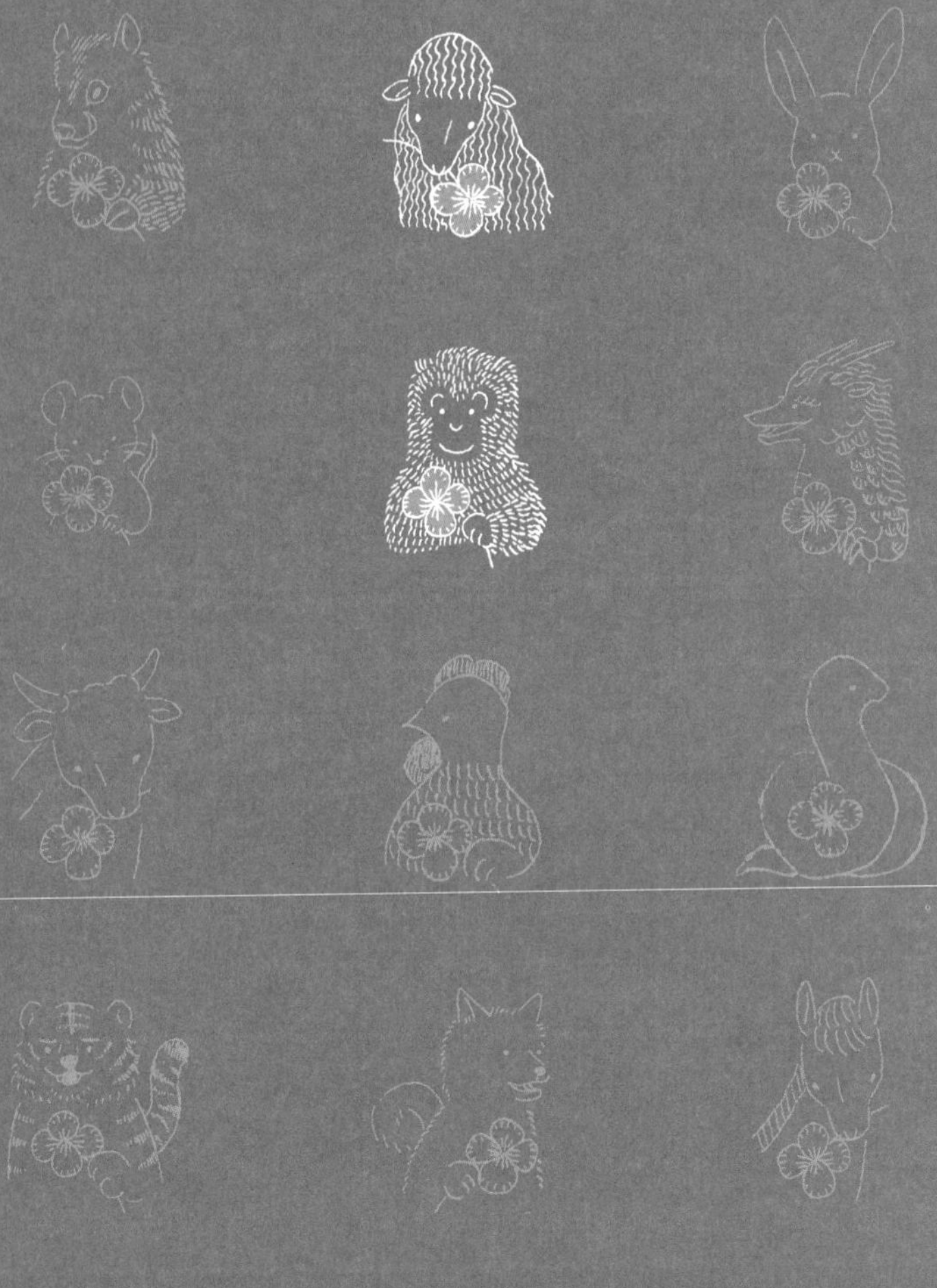

8月

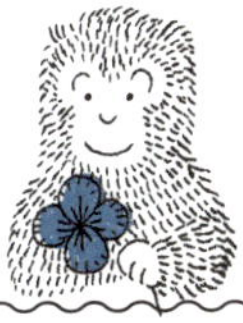

吉方位
北

十二支
申

ラッキーデー
2と7
のつく日

人体
腹（呼吸）

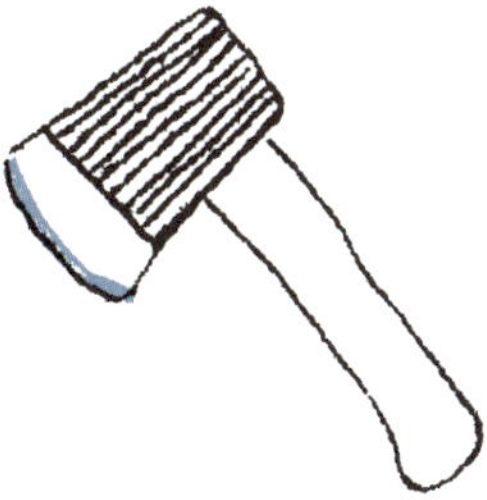

カラー
グリーン、赤、紫

形
三角形

五行
金

五臓
肺

8月の開運キーワード

暦の上で秋が始まる

8月の十二支は、「申《さる》」。「申」という漢字は、天から地へと雷が届く様子をあらわし、まさに光のように、伸びる、あるいは騒がしい、といった意味合いがあります。

五行でいうと「金《ごん／きん》」のエネルギーが強まるときなので、刃物のようにシビアにズバッと物事を切り捨てたり、合理的に考えることで、何かを取捨選択するのに絶好のタイミング。運勢的には、次なる物事の準備や年末年始の予定を立てたり、準備をするのに良い時期でしょう。

また、夏でテンションがあがるかと思いきや、五行の「金」には寂しさや悲しさといった意味合いもあり、「陽極まれば陰に転ず」の言葉通り、暦の上でも立秋を迎え、どこか物悲しい気持ちになる人も。お盆が明ける頃から、メンタル面での変化にも気を配ってみてください。

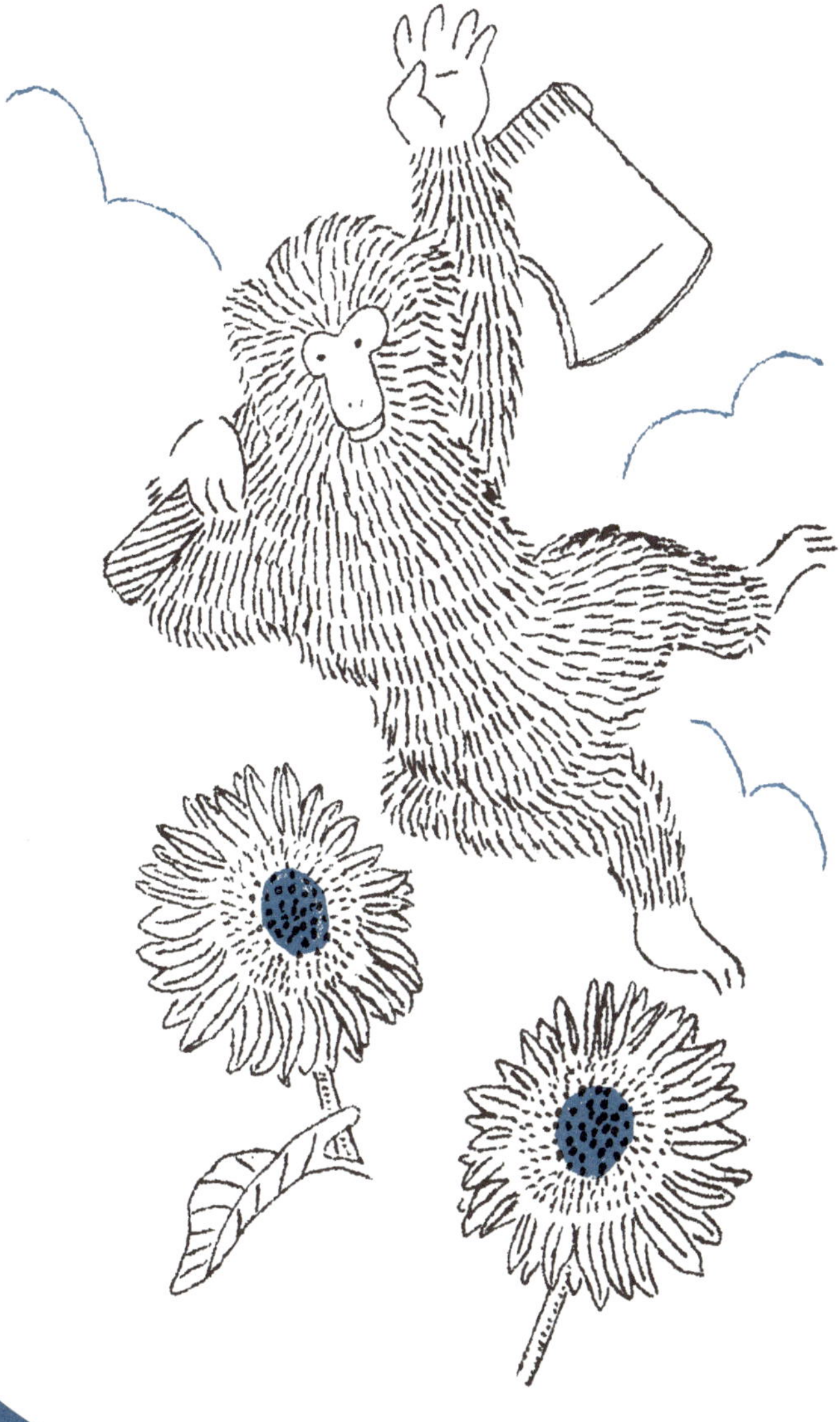

8
月

8月

旅行で土地のエネルギーを得る

8月は、夏休みに旅行の計画を立てる人も多いことでしょう。

占いの世界では、考えが煮詰まって悶々とするようなとき、旅行は最高の開運アクションになると考えます。必要以上に考え事をしてしまうのは、身体のエネルギーがうまく循環していないというサイン。そこで、日帰りであっても、旅行という非日常を味わうことで、滞っていたエネルギーが、うまく回り出すのを感じられるはずです。

その際、ぜひ取り入れてほしいのが、自分の味方をしてくれる「吉方位」。本書では月ごとの吉方位をご紹介していますが、この方角へ旅行をすることで、見えない運のパワーを手に入れることができます。

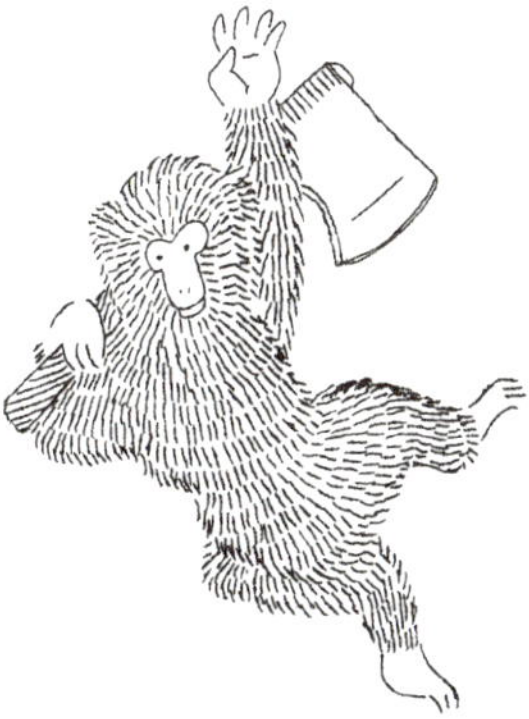

歴史のある寺社仏閣、あるいは旬の食材が集まる市場など、古くから人々の心のよりどころになってきたような場所だと、効果は倍増。その土地の水を飲む、特産品を食べる、温泉に入るなどすれば、余すことなく、その土地のエネルギーを得ることができるでしょう。

また、市場にならぶ旬の食材には、その土地と季節の生命力がみなぎっています。これは食材にかぎらず、旅行先の木々や花などの自然も同じ。日常が停滞している人は、できる範囲で、こうした生命力に触れることをおすすめします。

そして、その場のエネルギーを得るためには、少なくとも1時間は滞在するようにしてください。天赦日などの吉日・開運日（286ページ～）を狙って旅行の計画を立て、パワーあふれるスポットをゆっくり散歩してみましょう。

目標や課題を書き出す

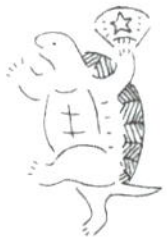

開運

五行の「金」が強まる8月は、何かを合理的に考え取捨選択するのに適したタイミングです。そこで、上半期を振り返って、良かったと思う点、もう少し頑張れば良かったという点などを言語化してみましょう。ポイントは、できればしゃべるだけでなく、しっかりと文字に書き出すこと。それらを、友人や家族とシェアすれば、さらなる開運へとつながります。

また、8月にまいた種の結果が出るのが12月とされています。つまり、年末年始への準備期間にあたりますから、予定を立てたり、「年末までには○○を達成したい」という目標や課題も、併せて書き出してみるといいでしょう。

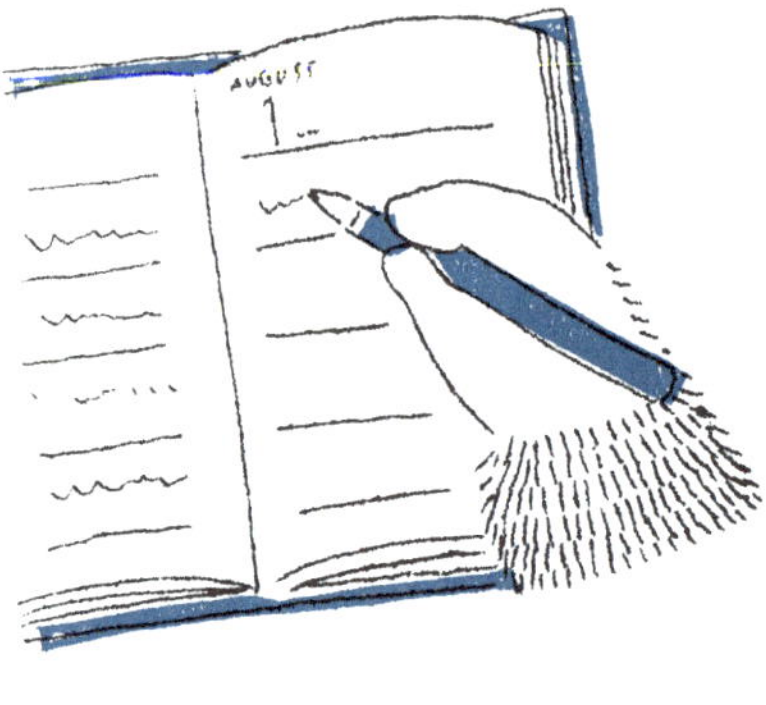

花火大会

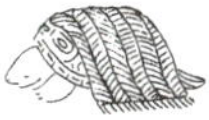

養生

各地で花火大会やお祭りが開催される時期。中医学では、大きな音の刺激は、身体の緊張をゆるめるひとつのきっかけになると考えます。つまり、花火を見上げながら身体全体で感じる爆発音で、逆に身体がほぐれてリラックスできるというわけです。

そして、見上げるという行為自体が、自然と肩や首をゆるませるといったメリットも。さらに「たまや〜」と大きな声を出せば、身体中に気が巡ります。

腐れ縁を断ち切る

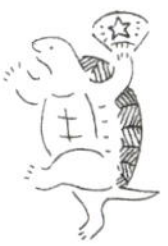

開運

五行の「金」には、物事を集約する、収縮させる、といった意味合いもあるので、恋愛やプライベートな人間関係など、あらゆる腐れ縁を断ち切ることが、開運アクションとなります。

8月は五行の「木《もく》」のエネルギーが弱まるので、その木が司る感情の機微も弱まります。ですから、腐れ縁や不要な情などを断ち切るには、ちょうどいい時期です。

8月の開運養生&行事カレンダー

夏休みの旅行の計画は、吉方位の「北」を意識して。

5日

6日

仙台七夕まつり

8月6〜8日開催。豪華な吹き流しやくす玉が街を彩る。

7日

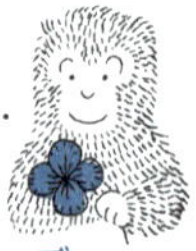

ラッキーデー

二十四節気 **立秋《りっしゅう》**

暦の上で秋の始まり。

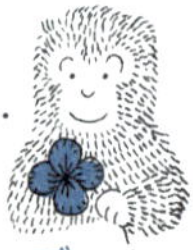

12日

ラッキーデー

阿波おどり

日本三大盆踊り。8月12〜15日開催。徳島市内を踊り手たちがお囃子とともに練り歩く。

13日

盆入り

ご先祖様が迷わず帰ってくるための目印として、お盆の迎え火を焚く。

14日

19日

20日

21日

台風シーズン。昨今ではゲリラ豪雨にも気をつけて。

26日

27日

ラッキーデー

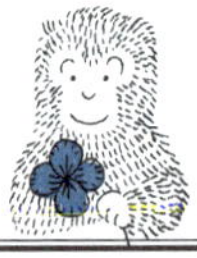

28日

※二十四節気や十干十二支に基づく日付は、その年によって異なります。また、呼び方には諸説あります。

※「春分」と言うとき、春分当日のこと、および春分当日から次の節気「清明」までのこと、いずれの意味もあります。

8月のラッキーデー

2と7のつく日

五行の「金」が強まる8月は、「金」を抑える「火」の数字である2と7のつく日がラッキーデーに。

8月

1日

迫力満点のねぶたは東北を代表する夏祭り。8月2〜7日開催。

2日

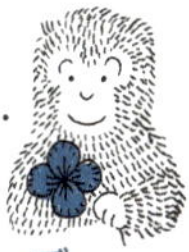

ラッキーデー

青森ねぶた祭

3日

長岡まつり大花火大会

新潟県・長岡空襲の犠牲者への慰霊と平和への祈りを込めて打ち上げられる。

4日

8日

9日

10日

11日

山の日

山に親しむ機会を得て、山の恩恵に感謝する国民の祝日。

15日

ご先祖様をお見送りする送り火を焚く。お盆の時期は地域によって異なる。

16日

盆明け

五山の送り火

街を囲む5つの山にかがり火が焚かれる、京の夏の風物詩。

17日

ラッキーデー

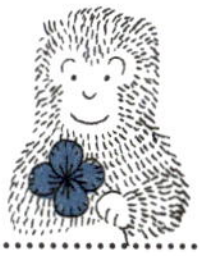

18日

22日

ラッキーデー

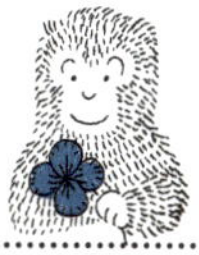

23日

二十四節気 **処暑《しょしょ》**

厳しい暑さがおさまってくるとされる頃。食事にも秋の実りを取り入れ始めて。

24日

25日

29日

花火師たちが技と技術を競い合う。8月最終土曜に秋田県大仙市で開催される。

30日

大曲の花火

31日

二百十日《にひゃくとおか》

立春から210日目の雑節。

8月の開運養生スポット

電飾で彩られた街並み

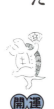

8月の十二支は「申」。「申」という漢字は、天から地へと雷や稲妻が届く様子をあらわしますが、雷は電気にもつながります。そこで、じわじわ高まりつつある「金」のエネルギーを抑えるには、五行の「火」をあらわす、キラキラとした電飾が有効です。遊園地の夜のパレードなども良いですし、あるいは、電飾（ネオン）で彩られた都会の街並みなども、キラキラとしていて、眺めるだけでも開運へとつながります。

旅行は北へ

8月、月ごとに巡る天道神《てんどうじん》は「北」にいます。夏季休暇の旅行は、ぜひ北の方角にある場所へ。方角は、自宅から、ざっくり45度ずつで割り出してください。

弱

まっている「木」のエネルギーを回復させるためにも、8月は、森林浴がおすすめ。木々のエネルギーを吸収できるだけでなく、立秋を迎え、少しずつ乾燥しつつある身体にとっても、自然の湿度に満ちた森はぴったり。昨今の猛暑を避けるためにも、木立のある場所へ避暑地巡りはいかがでしょうか。運勢的にも養生的にも、ラッキースポットです。また、適度に湿度を身体に取り込むという意味では、7月から引き続き、「水《すい》」のエネルギーに満ちたプールなどをうまく活用するといいでしょう。

森林浴

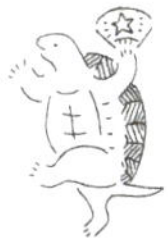

開運

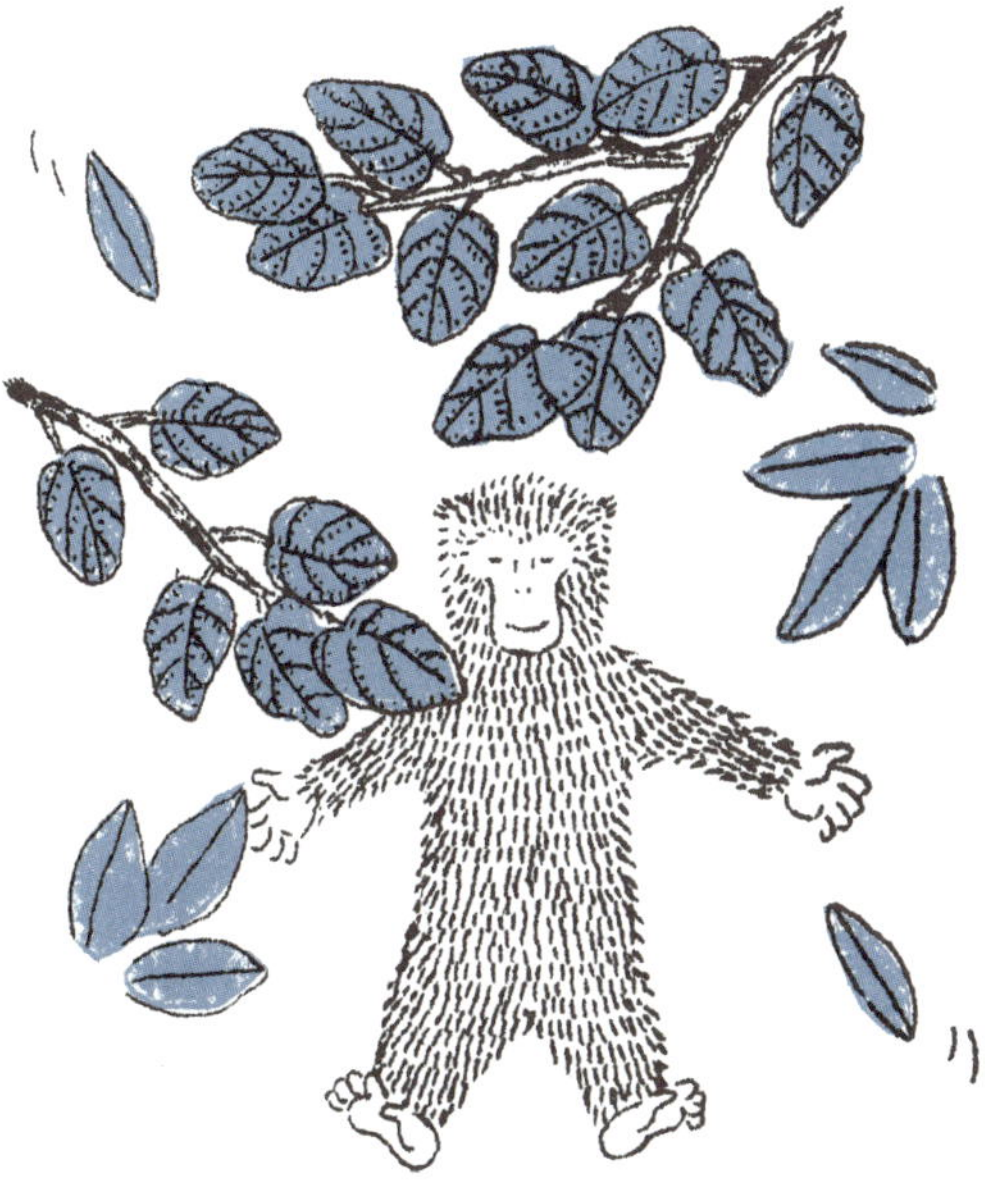

8月

立秋を迎えたら、食養生としても、少しずつ秋を意識していきましょう。秋の臓は「肺」。「肺」はとにかく乾燥に弱いため、ここから3か月ほど、なるべく潤いを補う

身体の潤いを補う食べもの

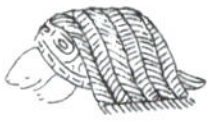

養生

食べものを意識的に摂るように。ちなみに、秋の潤いは経口での水分補給だけでなく、あくまで〝食べて補う〟ことが本来の乾燥対策となります。そこで、身体の潤い（陰）を補う補陰《ほいん》食材をご紹介します。

8月の旬のものなら、オクラ、トマト、ぶどう、ハモなど。また、黒砂糖、はちみつ、黒豆、クコの実、龍眼《りゅうがん》、黒きくらげ、ひじき、いか、えのき、すっぽん、ツバメの巣、羊肉、豚肉、鶏卵、ヨーグルトも補陰の力があります。

さらに、やまいも、豆乳、松の実、ゆり根、白きくらげなど白い食べものは、肺を養うとされているので、とくにおすすめです。

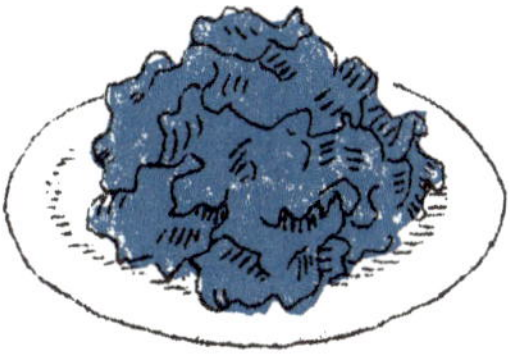

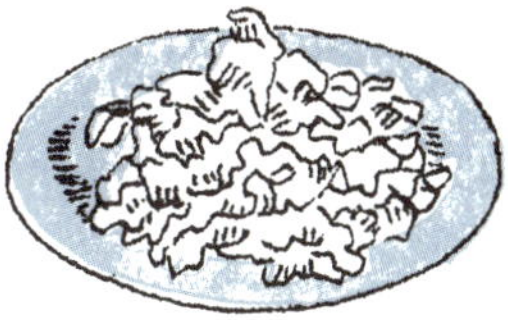

肺の潤いを補う食べもの

養生

秋の臓「肺」を養うために、とくに「肺」の潤いを補う潤肺《じゅんぱい》の食材をご紹介します。氷砂糖、水飴、はちみつ、アーモンド、この時期なら、ズッキーニ、大豆もやし、ゆり根、白魚、豚足、卵白、羅漢果《らかんか》など。

夏バテに良い食べもの

養生

暦の上で秋に入るとはいえ、ひどい暑さがつづく8月は、食欲が低下したり、胃腸の調子を崩すなど、まだまだ夏バテのような症状に悩まされる人も多いはず。そこでおすすめなのが、燕麦《えんばく》（オートミール）。

燕麦の効能には、「養心益腎《ようしんえきじん》」、「健脾和血《けんぴわけつ》」、「清熱調中《せいねつちょうちゅう》」があります。つまり、心を落ち着け、腸内環境をととのえ、こもった熱を冷まし、血の巡りを良くしてくれる、この時期にぴったりの食べものです。

開運 三角形のもの

五行の「火」は、形にすると三角形です。そこで、ふだんの暮らしのなかでも、なるべく三角形を意識してみて。おにぎりやちまきなど三角形の食べものや、花や植物を飾るときに、生花でいう三種生け（三種類の草花で構成）にしてみたり、それこそ生花の基本形となる、全体を三角形に見立てた飾り方をしてみるのもいいでしょう。

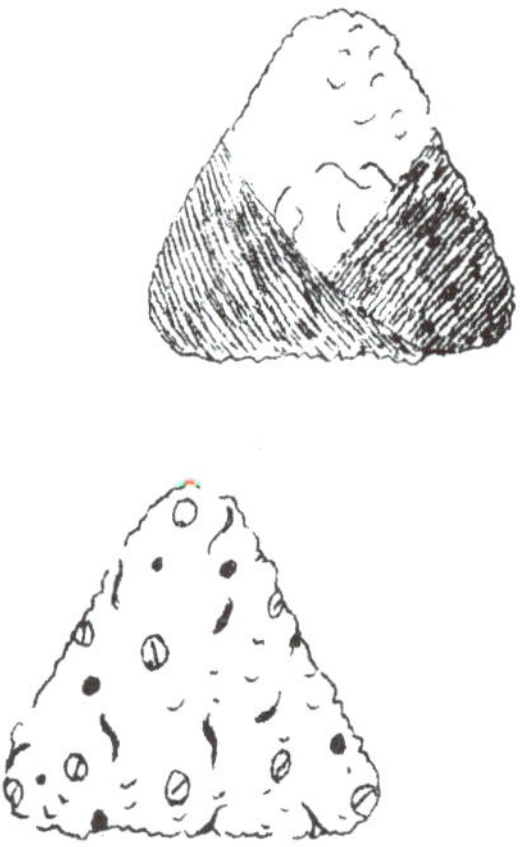

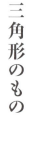

開運 節約、禁酒

五行の「金」は「禁」にも通じ、何かを禁止することで運の流れを味方にできそう。無理のない範囲で節約したり、健康のために禁酒や禁煙にチャレンジしてみて。

観葉植物や花を飾る

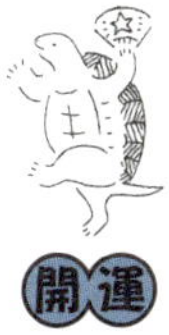

8月のラッキーカラーはグリーンなので、インテリアとして観葉植物を飾るといいでしょう。暑い時期は切花もあまり持ちませんから、グリーンを飾ることは一石二鳥かもしれません。もし花を飾るなら、赤系の暖色がおすすめ。白い花は「金」のエネルギーを強めてしまうので、なるべく避けたほうがいいでしょう。8月の吉方位は北ですので、観葉植物や花を飾るならリビングの北の方角がおすすめです。

伸縮性のある服

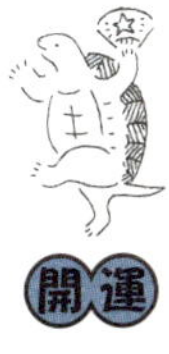

8月の十二支「申」という漢字には、伸びるという意味があります。そこで、今月はファッションに、伸縮性のある素材を取り入れてみてください。ストレッチの効いたスウェット素材やウエストゴムの服はもちろん、ゆるっとしたワイドシルエットを意識するとよいでしょう。そもそも暑い時期ですし、かっちりと締めるような服装ではなく、ゆったりとリラックスできるような服装を意識してみて。

8月の 養生キーワード

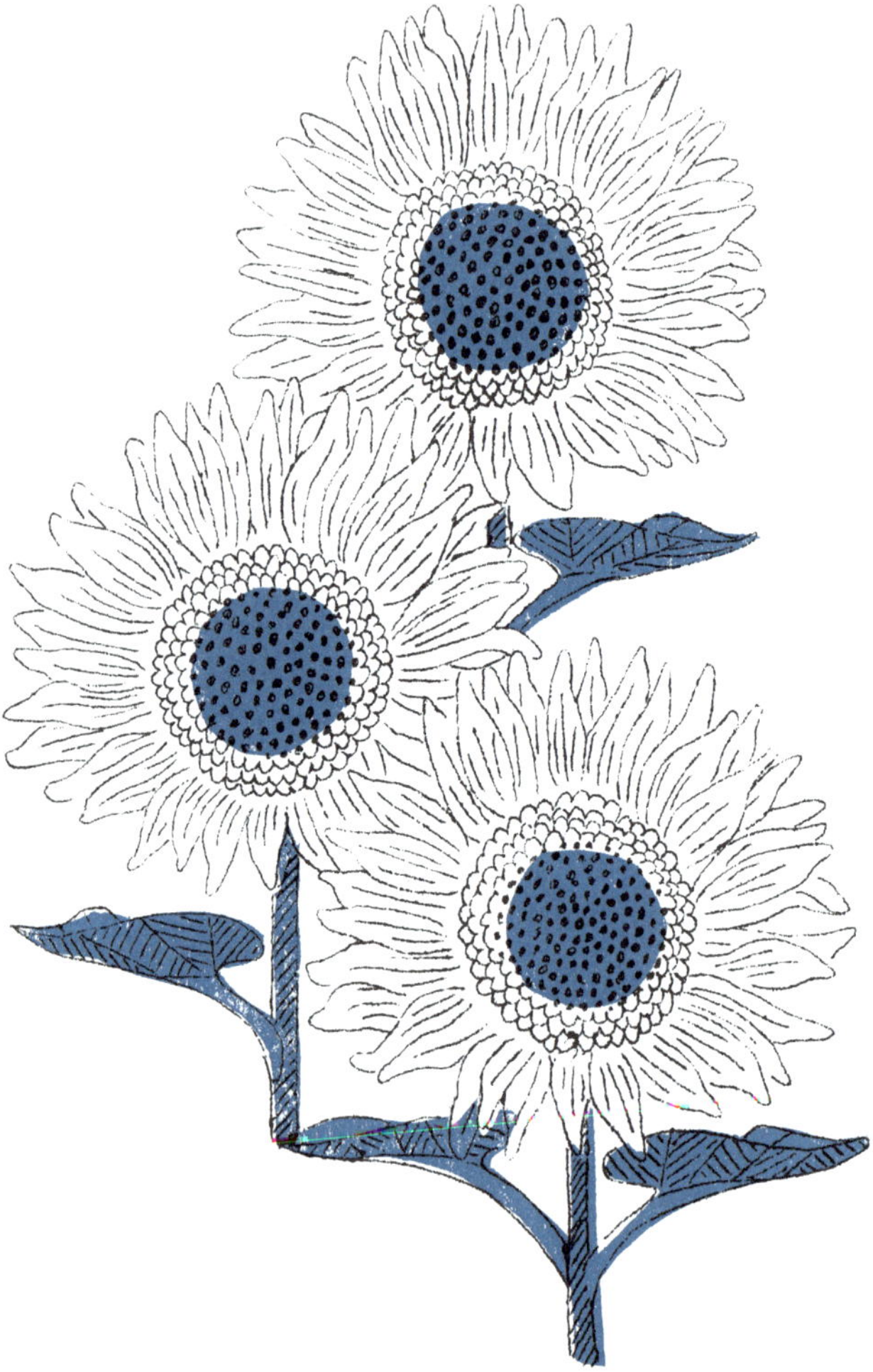

秋は「乾燥」に注意

昨今、酷暑のため、猛暑日が何週間もつづくこともめずらしくありません。早くも暦の上では秋の始まりとなりますが、まさに夏真っ盛りといった頃でしょう。

まだまだ暑いため、ピンとくる人も少ないかもしれませんが、秋の臓となる「肺」を守るためにも、食べものからの潤い補給、早寝早起きといった、秋の養生を心がけていきたい時期です。

「肺」は、身体のあらゆる臓器のなかで、唯一、外気に接している場所。したがって、秋に加速する乾燥や冷えといった空気の変化をダイレクトに受け、その変化に弱いといった特性を持ちます。つまり、秋の養生の基本は、なんといっても〝潤い〟と言えるでしょう。乾燥を助長するような、サウナ、ホットヨガ、岩盤浴などによる過度な発汗には注意しましょう。

8月

8月

秋の味覚を楽しむことも養生

乾燥から肺が弱ってしまうと、咳や呼吸困難だけでなく、疲れがとれない、元気がない、やる気が起きないといった症状に見舞われてしまいます。加えて、「肺」は五行に基づくと「悲しみ」の感情とつながる臓なので、この頃から、もの悲しさの感情が強くなってくる人も。

過度な悲しみは身体の気の巡りを滞らせて、これらの症状を生み出す原因となります。メンタル面での不調を感じたら、「秋だから」と自分を納得させることも、ひとつの手でしょう。

また、8月の後半は疲れが出やすい季節の変わり目となりますので、養生のキーワードは「清《せい》熱《ねつ》潤《じゅん》燥《そう》」と「滋《じ》陰《いん》補《ほ》肺《はい》」。残暑を取り去り、夏で疲れた身体に潤いと元気を与えて、肺を補うことが必要です。具体的には、辛いものや脂っこいものを避けて、

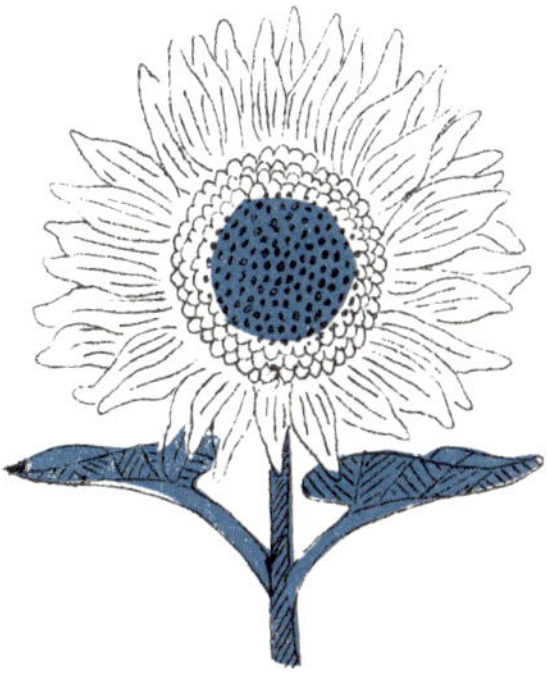

早く寝ること。梨、柿、サンマなど、そろそろ出回り始める秋の食材を適度に口にすることも、この時期の養生となります。そして、しっかりと休息を取り、胃腸の調子をととのえ、食欲を落とさないようにしてください。

そうすることで、「扶《ふ》正《せい》祛《きょ》邪《じゃ》」といって、エネルギー（正気）がしっかり補充・充満でき、寒暖差などで発生する病気（邪）を遠ざけることができるのです。

最後に、夏のあいだは〝眠る時間が遅くなっても、早く起きる〟ことが養生のひとつとされていますが、秋は逆。少しずつ夜が長くなっていくこれからの時期は、しっかりと眠ることが大切になります。秋の夜長に、読書や映画鑑賞などの趣味にふけるのは楽しいものですが、くれぐれも夜更かししないよう、気をつけてくださいね。

コラム❸　開運×養生

空を見上げよう

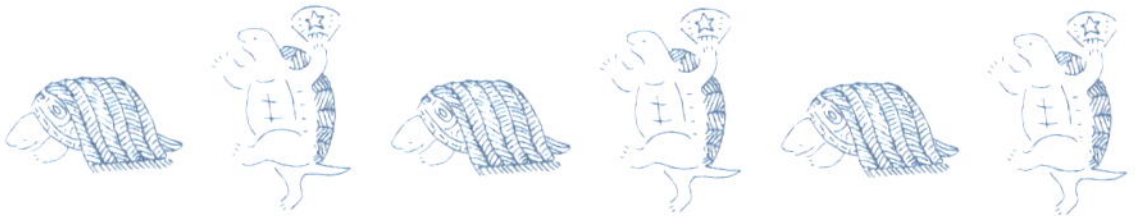

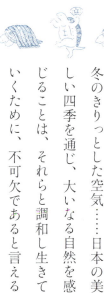

私たち人間は、大いなる宇宙・自然のなかで生きています。春のうららかな風、夏の力強い太陽、秋の実り、冬のきりっとした空気……日本の美しい四季を通じ、大いなる自然を感じることは、それらと調和し生きていくために、不可欠であると言えるでしょう。

ところが、ふだんの生活のなかで、どれだけの人が目線をあげて、季節の移り変わりを感じているでしょうか。ほとんどの方は、手元のスマホや足元など、目線をさげて生活している時間の方が多いように思います。

じつは、下を向いていると、運気はさがります。危険であるという物理的な事情もさることながら、自分の目線より下を見ることは、運気もさげると考えるのです。

夏から秋へと移り変わる季節。入道雲と鱗雲《うろこぐも》が同時に見られる、ふたつの季節が入り混じるように〝行き

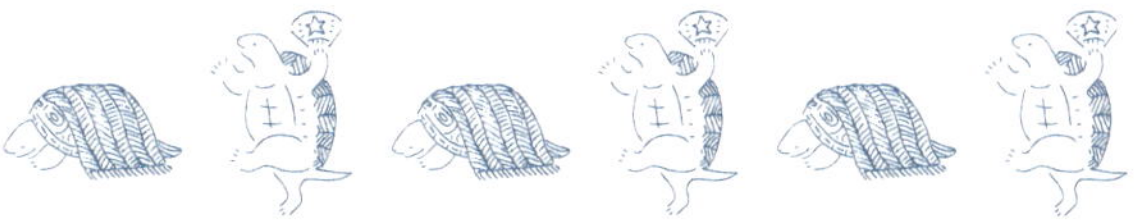

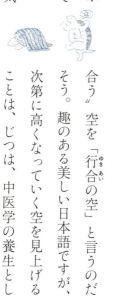

合う〟空を「行《ゆき》合《あい》の空」と言うのだそう。趣のある美しい日本語ですが、次第に高くなっていく空を見上げることは、じつは、中医学の養生としても、おすすめ。なぜなら、空を見上げることで背筋が伸びて胸が広がるため、呼吸が深くなり身体全体がゆるまりやすくなるからです。

季節を全身で感じて運気アップ。身体の養生にもなりますから、なるべく目線をあげていきましょう。

コラム❹　開運

「ありがとう」が運を運ぶ

運気が良くない、幸せそうに見えない人ほど「ありがとう」という言葉を使っていません。おそらく、何もかも自分一人の力でやってきた、やっていこう、というスタンスなのでしょう。

しかし、幸運とはあなたの人生に吹いてくれる追い風のようなもの。そして、あなたを幸せで心地良い世界へといざなってくれる追い風とは、ほかならぬ、「人」なのです。

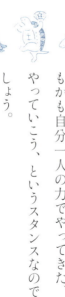

お礼ひとつ言えない人からは、人が遠ざかっていきます。つまり、幸運が逃げていく、ということです。逆に、どんな成功も自分の力だけではなし得ないという、感謝の気持ちを持ち続けている人、当たり前のことなどひとつもないと謙虚に考えている人ほど、心から「ありがとう」という言葉を使っています。どれだけ「ありがとう」という言葉を言えるかどうかは、ある意味、幸運のバロメーターと言っても、過言ではありません。

そこで、もし運が良くないと感じているのであれば、ご飯が食べられること、眠る布団があること、すべては当たり前ではなく〝有り難い〟のだということを思い出し、意識的に「ありがとう」という言葉を使うようにしてみてください。そう、「ありがとう」こそが、最高の開運術なのです。

立秋を過ぎたのに
暑いですね。
早く秋モードに
切り替えたい……

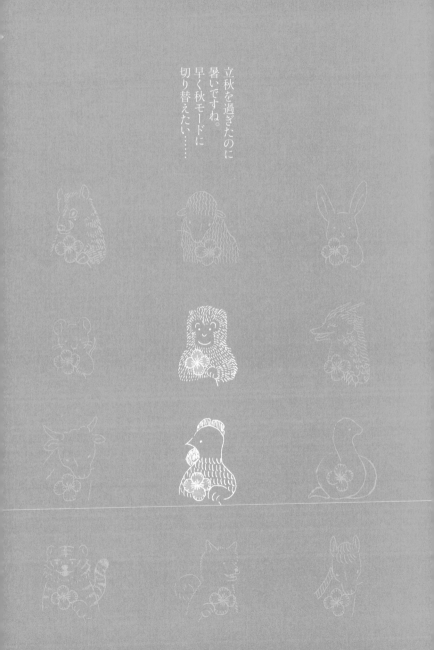

9月

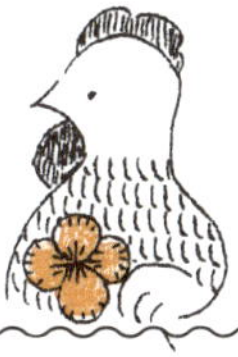

吉方位
北東

十二支
酉

ラッキーデー
2と7
のつく日

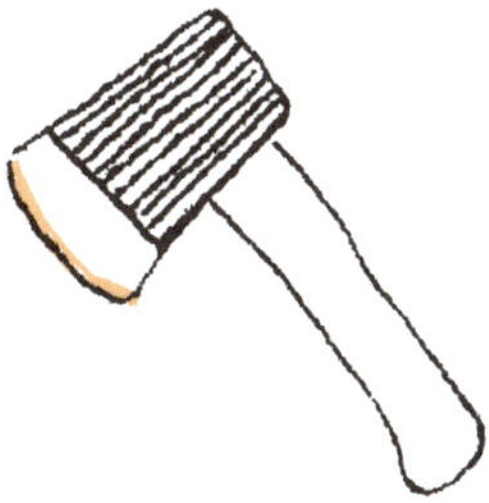

人体
生殖器
（生殖機能）

カラー
赤、紫

形
細長い
長方形

五行
金

五臓
肺

9月の開運キーワード

物事が熟する秋

9月の十二支は、「酉《とり》」。五行は「金」です。酉という字にさんずいをつけると「酒」という漢字になりますが、アルコールを貯蔵する酒壺といった意味合いがあります。

熟成したお酒の味わいは、発酵させる前の食材とはまったく違うものになりますが、それと同じように、9月はある種の生まれ変わりを体験できるときと言えそうです。これまでの人生で味わった失敗や、後悔といった経験を、無理のない範囲で振り返ってみることがポイント。過去のつらかった出来事が糧になり、逆に、自分を高めてくれることでしょう。

失敗した直後は冷静になれなかった出来事でも、時間がたつとその値打ちに気づくことがあると思いますが、そうやって自分の深い部分とじっくり向き合う機会を設けたり、思い出話にふけることもラッキーアクションのひとつになります。

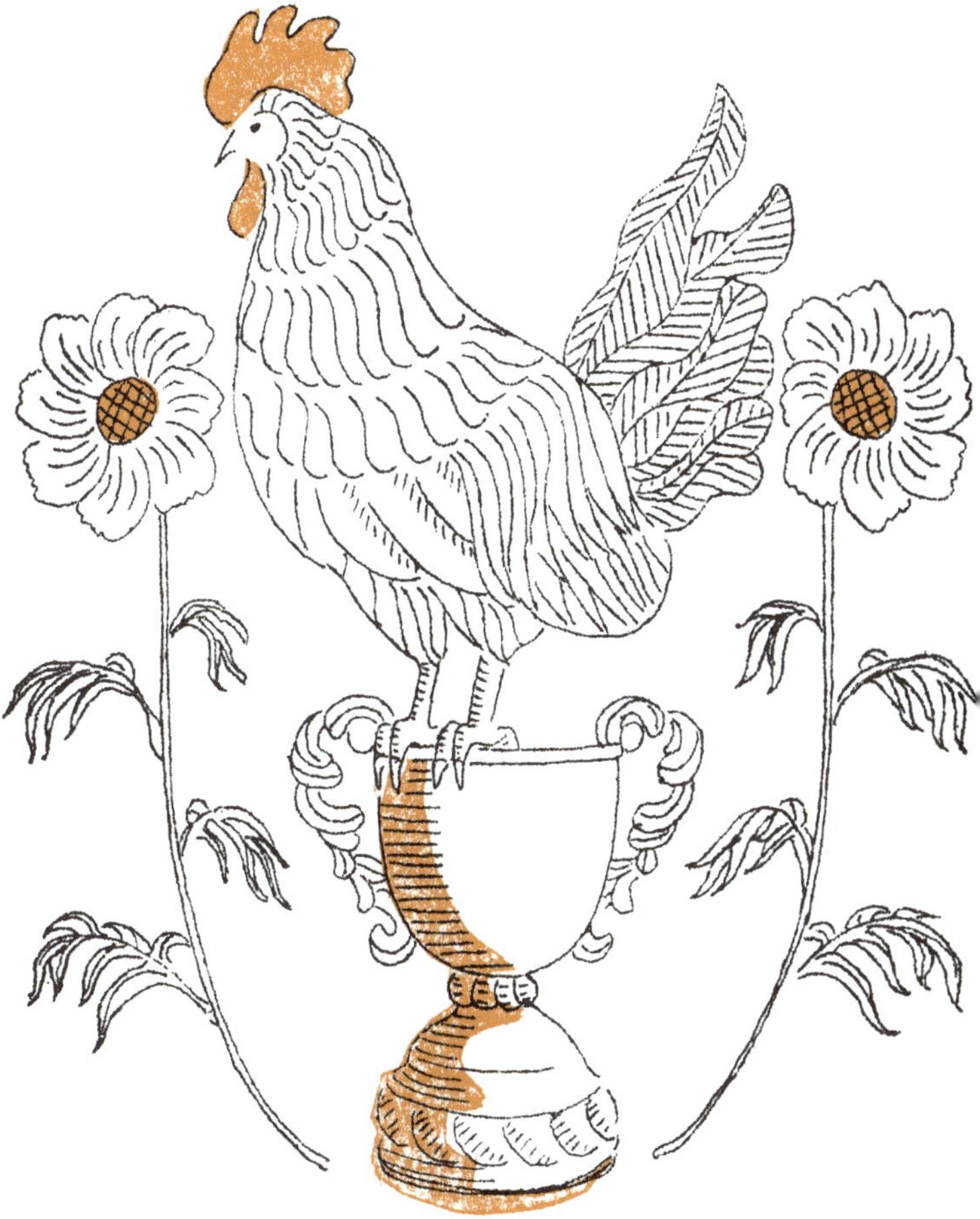

9月

古い風習や暦に触れる

9月には重陽《ちょうよう》の節句（168ページ）がありますが、こうした古くからの風習や習わし・暦を大切にすることで、心が豊かになると感じる人も多いのではないでしょうか。

お財布を買うのに吉日を選んだり、一粒万倍日《いちりゅうまんばいび》といった言葉を見聞きすることも多いでしょう。これらの「暦」や「吉日」は、陰陽五行説などに基づいて割り出されたもので、たとえば、平安貴族たちは、暦に従ってその日の過ごしかたを決めていたほど、生活に根ざしたものでした。それらが、現代でも「お財布を買うのに良い日」といったように文化として残っているのです。

暦に縛られる必要はありませんが、せっかく暦の文化に触れるのなら、ぜひ、想いを馳せてほしいことがあります。それは、「暦や風習とは、人々が健やかで幸せに過ごせるよう、願いを込めら

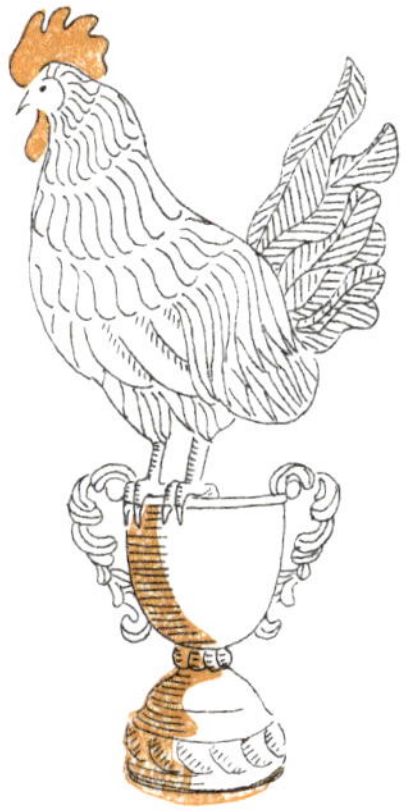

れた知恵である」ということ。

現代のように医療や科学技術が発達する以前、生まれた子どもが大人になる確率が格段に低かったことからもわかるように、死が身近にある時代が長くつづきました。そんな苛烈な時代を生きた人々が、「余計な悲しみを抱えぬように、少しでも幸せに生きるように」と、残してくれた〝知恵〟こそが、古くからの風習であり、暦なのです。

こうした、いにしえの人々の祈りの背景にあるのは、大いなる自然を讃えるという思想にほかなりません。つまり、人《じん》智《ち》を超えた自然・宇宙といった存在の力をお借りしたものが、占いであり、その心は、古くからある暦や風習へとつながるのです。温かな祈りが込められた風習や暦を大切にすることが、開運への第一歩となることは、言うまでもありません。

中国でもっとも大きな「陽」のエネルギーを持つ数・9が重なる9月9日は、「重陽《ちょうよう》の節句」と呼ばれ、長寿や無病息災を祈る日とされています。

重陽の節句

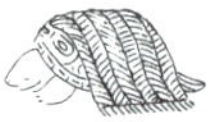

養生

この節句に欠かせないのが、その高貴な香りで邪気を祓い、厄除けの効果があるとされる花、菊です。古来より、重陽の節句には菊を飾り、菊の香りを移した菊酒などでお祝いをしてきましたが、菊酒とは言わずとも、同じキク科のカモミールティーを飲みながら、菊の花を楽しんでみてください。

アクセサリーや時計を買う

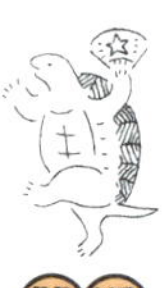

開運

十二支の「酉」には、着飾る、美しい宝石といった意味があるので、自分へのご褒美に時計やアクセサリーを購入するのもいいでしょう。万年筆やネクタイピンでも。

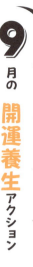

開運 食事にこだわる

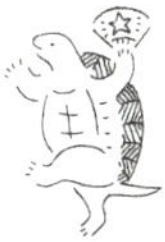

この本で用いている「十二支」が、不思議なことに、西洋占星術とリンクすることも多いです。十二支の「酉」は、西洋の星座に当てはめると牡牛座。牡牛座にはグルメな人も多く、美味しいものにこだわる傾向がありますが、十二支の「酉」も、そのまま食につながります。

さらに、五行で見ても9月は「金《ごん／きん》」のエネルギーが強く、臓腑《ぞうふ》でいえば大腸と関連します。そこで、新しいレシピに挑戦したり、食べたことのないメニューを食べてみたりと、食にまつわることが開運につながります。その際、よく噛むことがポイントに。ぜひ、丁寧な食事を楽しみ、こだわってみましょう。

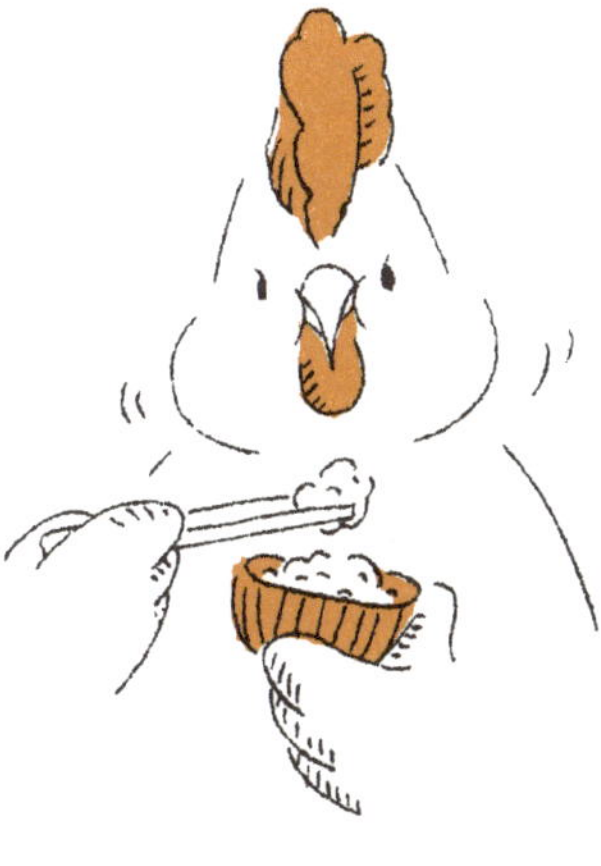

9月の開運養生&行事カレンダー

厳しい残暑のなかにも秋の空気が漂い始める頃。しっかり秋の養生を実践していきましょう。

5日

6日

7日

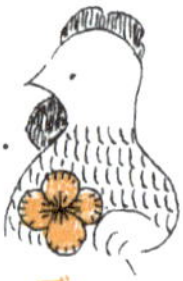

ラッキーデー

二十四節気 **白露《はくろ》**

秋の風が吹き、草の穂先などに「白い露」がつく頃。

12日

ラッキーデー

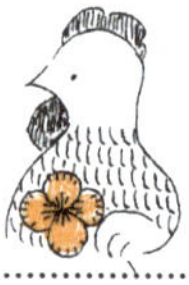

13日

シルバーウィークは、ラッキースポットである「古い歴史のある場所」へ。

14日

19日

20日

秋のお彼岸

秋分を中日とした前後3日間（計7日間）のこと。春はぼたもち、秋はおはぎをいただく。暑さ寒さも彼岸まで。

21日

26日

秋の社日《しゃにち》

秋分にもっとも近い戊《つちのえ》の日。土地ごとの神様を祝う。

27日

ラッキーデー

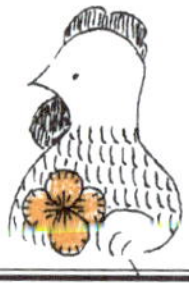

28日

※二十四節気や十干十二支に基づく日付は、その年によって異なります。また、呼び方には諸説あります。

※「春分」と言うとき、春分当日のこと、および春分当日から次の節気「清明」までのこと、いずれの意味もあります。

9月のラッキーデー

2と7のつく日

五行の「金」が強まる9月は、「金」を抑える「火」の数字である2と7のつく日がラッキーデーに。

9月

八月の朔日(旧暦8月1日)の意。「田の実の節句」とも呼ばれ、豊作を祈る風習がある。

1日

八朔《はっさく》

防災の日

地震や津波、台風被害に備えて防災グッズの見直しを。

2日

ラッキーデー

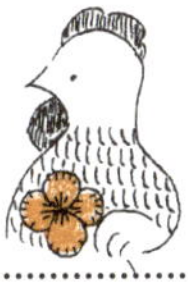

3日

4日

8日

9日

重陽の節句

長寿や無病息災を祈る。

10日

11日

15日

敬老の日

9月の第3月曜。老人を敬愛し、長寿を祝う国民の祝日。

16日

17日

ラッキーデー

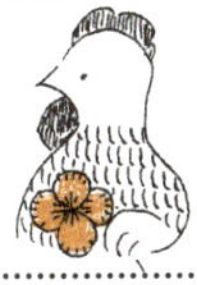

18日

22日

ラッキーデー

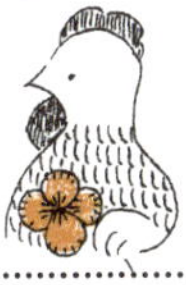

23日

二十四節気 **秋分《しゅうぶん》**

昼夜の長さがほぼ等しくなる日。中医学的には、この日を境に「陽」から「陰」へ転ずる。

24日

25日

お月見

中秋の名月(十五夜)とは、旧暦8月15日の夕方に出る月のこと(2025年は10月6日)。

29日

30日

9月の開運養生スポット

十二支の「酉」には物事が熟したり発酵するといった意味合いがあることから、古く歴史のあるものに触れることが開運につながります。また、9月の吉方位である

歴史のある場所

北東も同じく、伝統的なもの、歴史のあるものに関連する意味があることから、今月は古い歴史のある場所がラッキースポットになります。

城郭や寺社仏閣、お墓参りもよいですし、芸術の秋ですから美術館や博物館などで伝統ある作品に触れ、歴史に想いを馳せて学びを深めるのもいいでしょう。

旅行は北東へ

9月、月ごとに巡る天道神《てんどうじん》は「北東」にいます。旅行へ行くなら、ぜひ北東の方角にある場所へ。方角は、自宅から、ざっくり45度ずつで割り出してください。

「酉」という漢字自体に、酒壺といった意味合いがあるとお伝えしましたが、お酒に関連する場所、お酒を嗜《たしな》むバーや、好きなお酒を作っている酒蔵などが、そのままラッキースポットになります。

バー・酒蔵

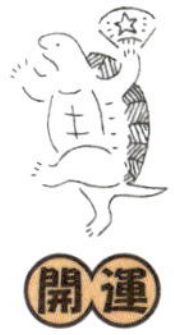

もちろん、旅行先で酒蔵を訪れてみるのもいいですが、近所の酒屋さんやワイン専門店などに足を運ぶだけでも開運につながります。

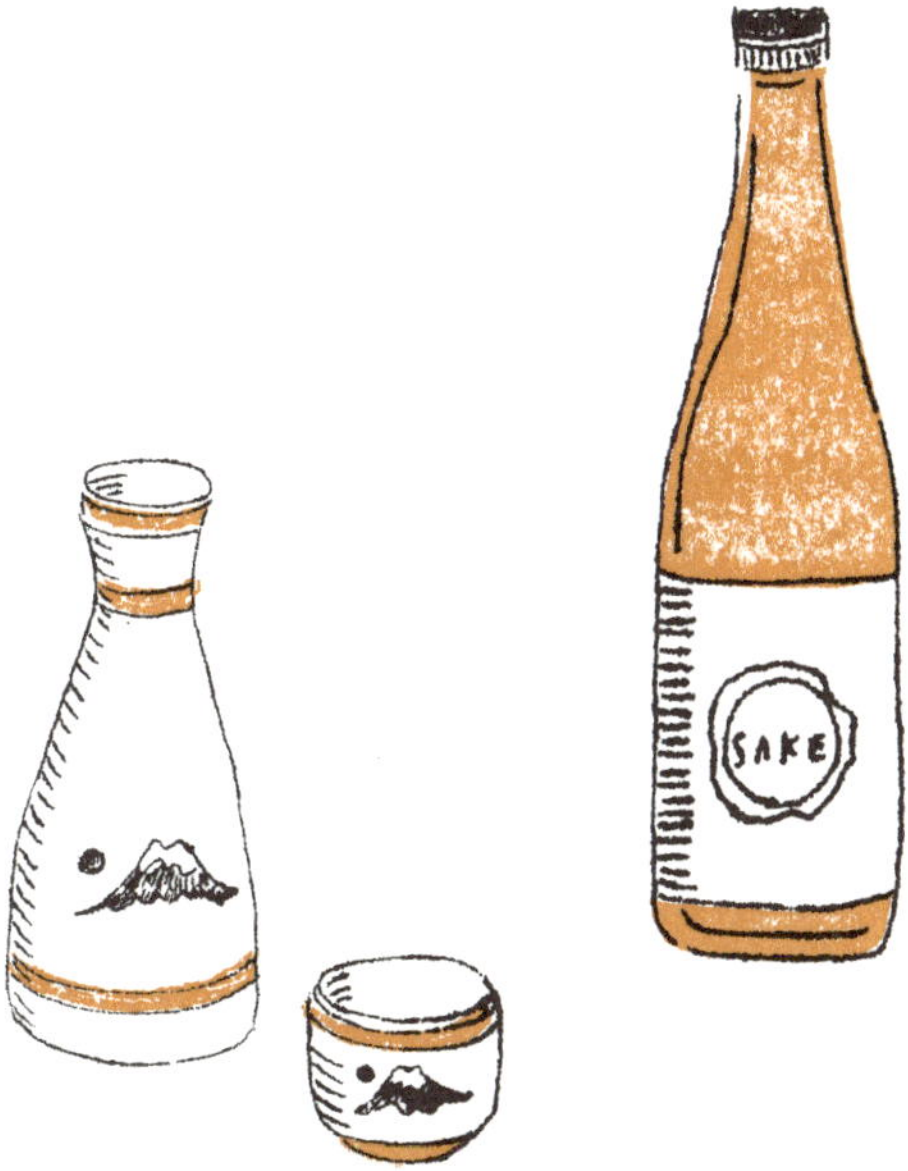

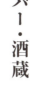

十五夜に食べたいもの

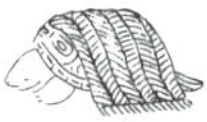

養生

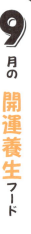

中秋の名月は、旧暦8月15日の夕方に出る月のこと。じつは、月見団子にも中医学的な見方があります。手作りする場合、多くの方は白玉粉（もち米）を使って月見団子を作ることでしょう。もち米には、胃腸をととのえ、冷えによる下痢をとめる、多尿を減らす、汗のかきすぎを減らすといった働きがあるのですが、注意点も。それは、身体を温める温性の食材であることから、肌荒れやニキビがひどくなったり、栄養学的には、もち米に含まれるアミロペクチンが血糖値をあげやすく、炎症を悪化させる可能性があるのです。

そこで、白玉粉ではなく、ぜひ上新粉を使ってみてください。うるち米を使用した上新粉であれば、胃腸をととのえて疲労を回復し、心を落ち着ける働きもあるので安心です。ぜひ、体質に合わせた月見団子で、お月見を楽しみましょう。

潤いを補う果物

養生

夏から秋にかけて、果物が美味しい旬の時期を迎えます。

とくに、甘みと酸味で潤いとエネルギーを補給するのみならず、血流の巡りを改善、消化まで促してくれる桃は、身体を冷やす心配もないパワーフードです。

また、身体に潤いを生み、渇きを癒やして余分な熱をとり、咳を鎮めてくれる梨は、桃と同じく、秋が深まる頃まで長く食べたい果物です。ちなみに「さくらんぼ↓スイカ↓メロン↓桃↓梨↓柿↓ぶどう」の順番で旬を迎えます。

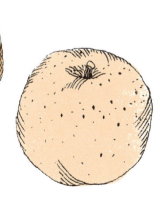

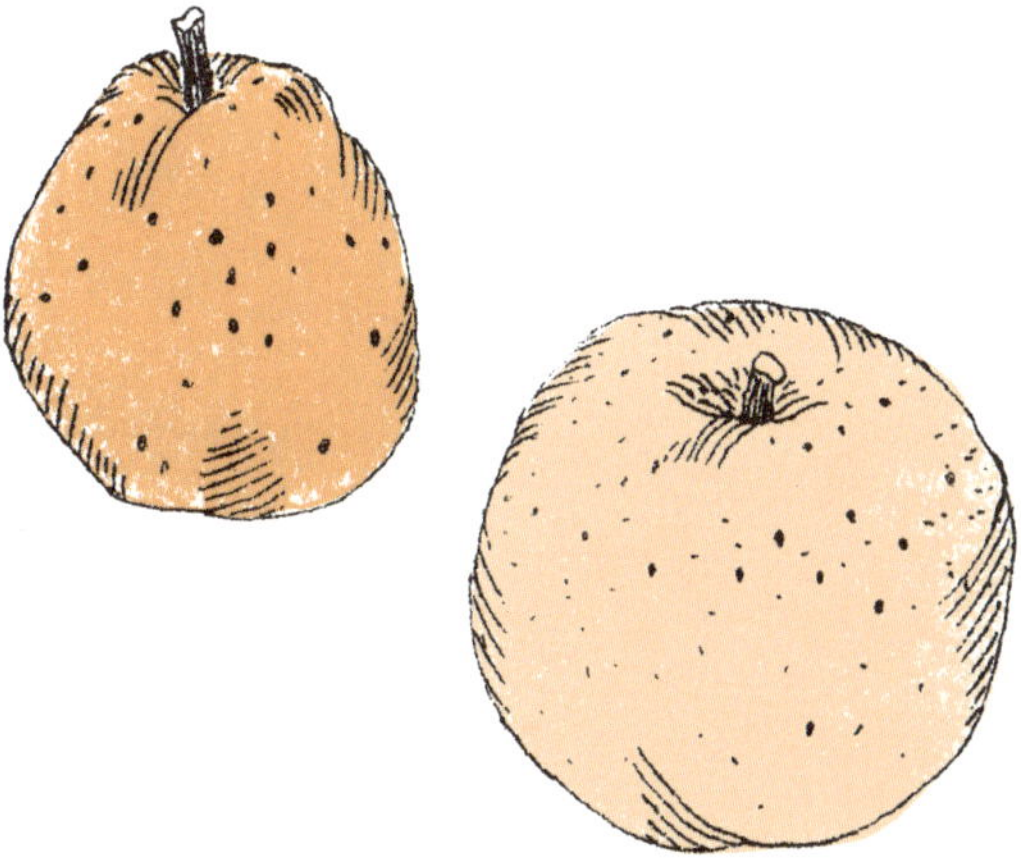

赤や紫のカラー

高まる五行の「金」のエネルギーを抑えるのは、「火《か》」のエネルギー。そこで、「火」のエネルギーを象徴する、赤や紫などの情熱的な色がラッキーカラーになります。ワンポイントでかまいませんので、アクセサリーの宝石の色、ハンカチなどに、できる範囲で取り入れてみましょう。部屋に花を飾るなら、迷わず赤や紫をチョイスして。

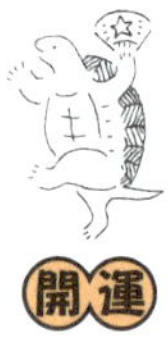

細長い長方形のアイテム

五行の「金」が高まることで、弱まってしまう「木《もく》」のエネルギーを補ってくれるのが、樹木のように細長いもの、わかりやすく言えば長方形のアイテムです。

9月のファッションは、ゆるくダボッとしたものではなく、できればスラッと細見えするようなスタイルを意識してみましょう。

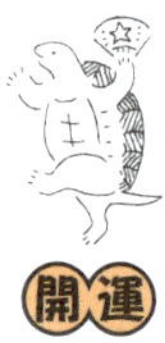

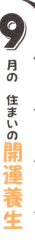

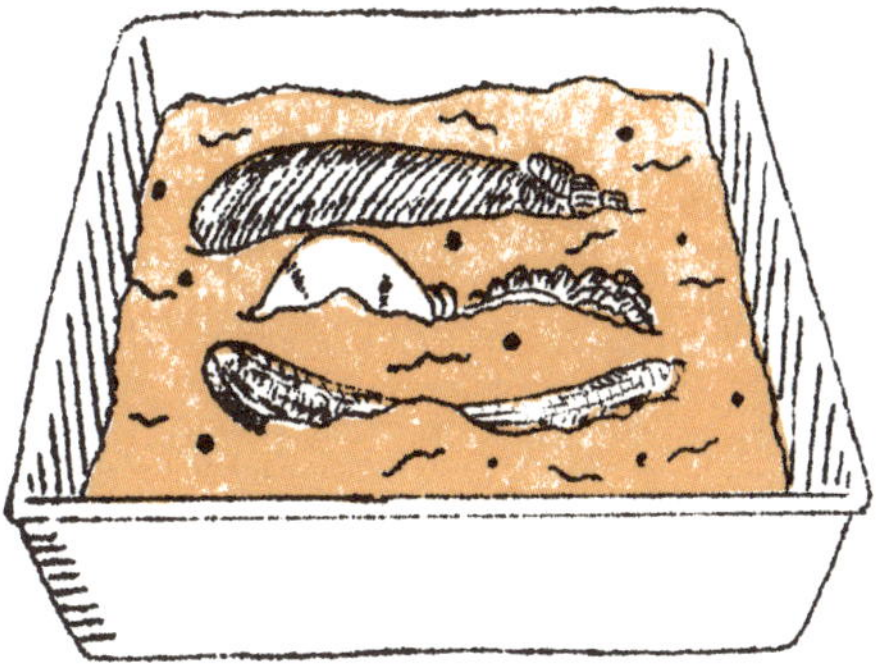

ぬか床

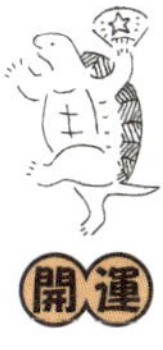

9月のキーアイテムのひとつである酒と同じく、何かを熟成・発酵させることも、開運につながります。そこで、ぜひこの時期にトライしてほしいのが、ぬか床での漬物づくり。ぬか床といえば管理が難しいという印象がある人も多いかと思いますが、最近では、手軽に始めることができる簡単なキットが売られています。また、長方形の保存容器を使えば、自然と「木」のエネルギーを補うこともでき、一石二鳥です。

9月の養生キーワード

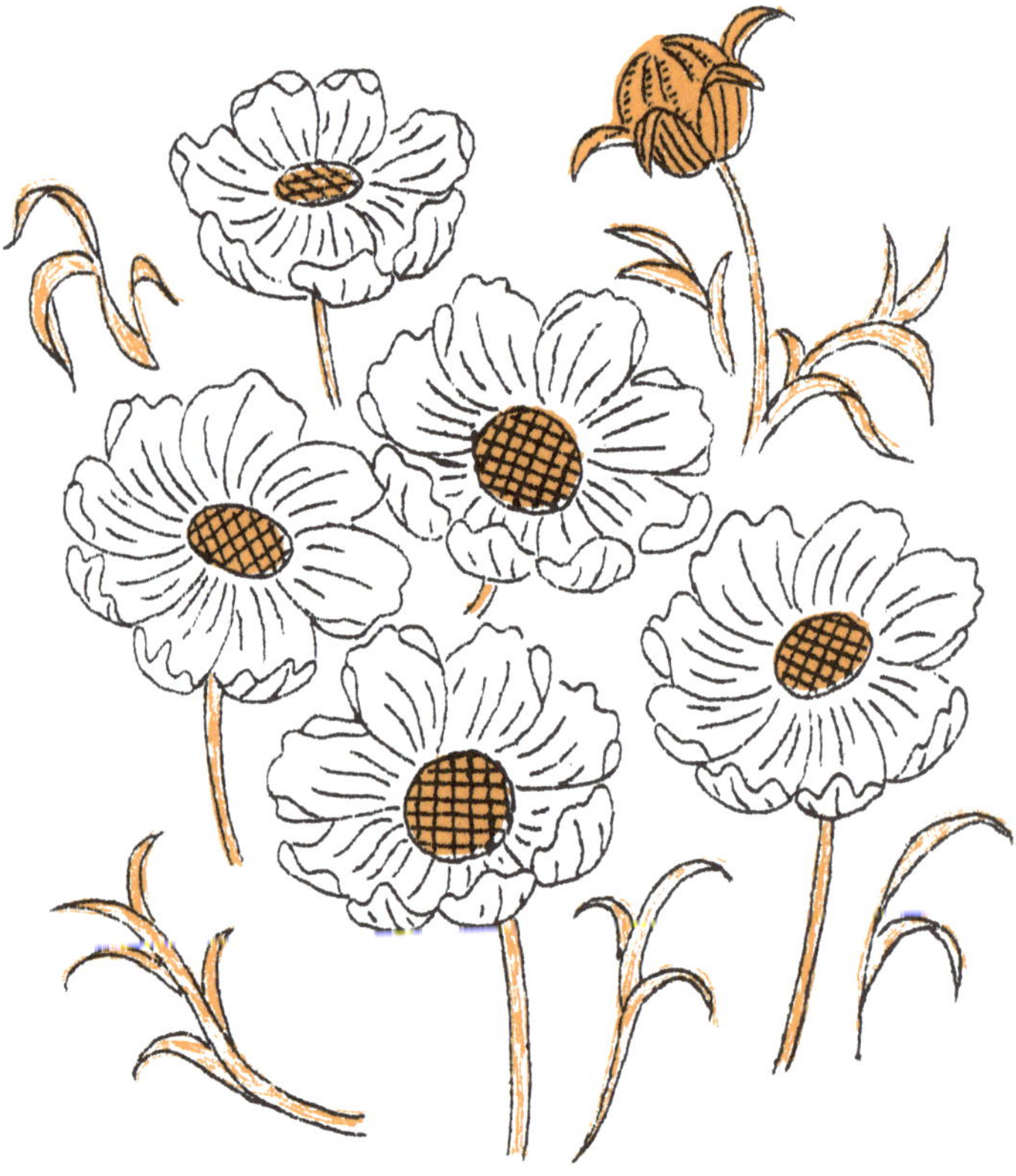

夏の疲れをいたわる

「暑さ寒さも彼岸まで」とは言うものの、昨今は、9月もまだまだ暑くてたまらないような日がつづくこともあります。しかし、次第に高くなっていく空や、ときおり吹く涼しい風に、少しずつですが、秋を感じられる日も出てくるでしょう。一方で、朝夕の寒暖差や、気圧の変化が大きくなってくることから、夏の疲れがピークに達している人も少なくないはず。

中医学には「春捂秋凍《しゅんごしゅうとう》」という言葉があり、これは、春と秋の気温変化に〝少しずつ身体を慣らす〟という養生法で、春に暖かくなってもすぐに薄着をせず、秋に涼しくなっても急に厚着をしないといったことが挙げられます。

この時期は、もちろん寝冷えなどには気をつけたいものの、過度な厚着は身体を消耗させるだけでなく、毛穴が開いて冷えが身体に入り込み、逆に風邪をひきやすくな

9月

9月

心身ともに収穫の秋

ることもあるので、ご注意を。

また、中医学では、春に種をまき、夏に繁栄させ、秋に収穫し、冬はその収穫をもとにゆったりと過ごすといった〝自然の摂理〟に沿った生き方をもっとも大事にしています。

そこで、春夏に活動した結果を〝収穫〟する秋は、新しいことをスタートさせたり、アクティブに動きまわるのではなく、できれば少しずつ生活のペースを落としてみてほしい時期。心身ともにゆったりと過ごすことがポイントです。

そして、夏の疲れをとりつつ、本格的な秋の養生を始めるタイミングとなります。この時期の養生ポイントは、「滋陰《じいん》」「清熱《せいねつ》」「補肺《ほはい》」。これらは身体に潤いを蓄え、熱をとり、肺を丈夫に保つといった養生です。

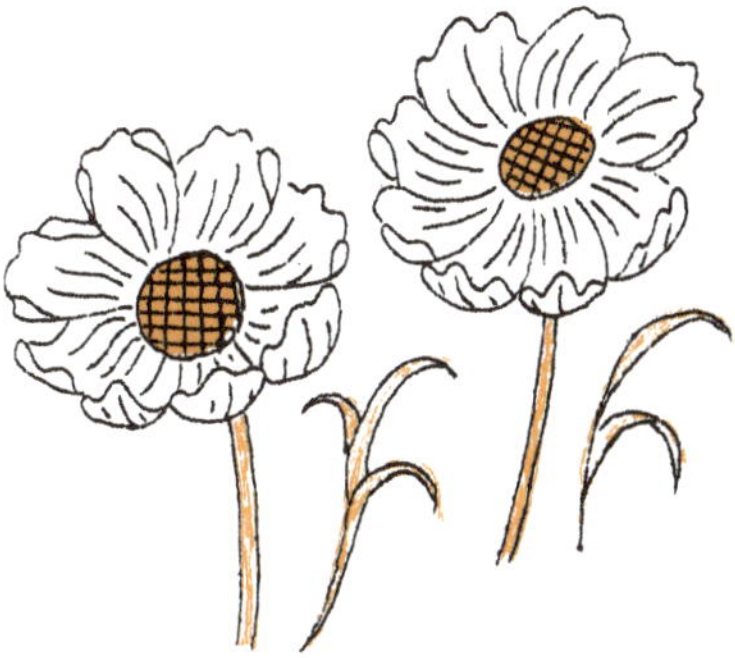

秋の養生としてもっとも大切なのが、一にも二にも〝加湿〟。あらゆる臓器のなかで唯一外気の影響をダイレクトに受けてしまう「肺」にとって、一番の大敵は乾燥です。空気の乾燥は避けられませんから、できるだけ加湿器を利用したり、潤いを補う食材を意識して摂り、潤い補給を心がけましょう。

秋の臓「肺」は、五行で「悲しみ」の感情とつながるので、もし、これから深まる秋にネガティブな感情が湧いてきたら、そんな気持ちを思い嘆くのではなく、その感情を受け止めて肯定し、春夏に頑張ったことや楽しかったことを、まさに〝収穫〟するように振り返ってみましょう。

これからの時期は、焦らず、おおらかな気持ちで過ごしていきましょう。

9月

ようやく残暑も
収まりそう。
10月は秋を
目いっぱい楽しもう！

10

月

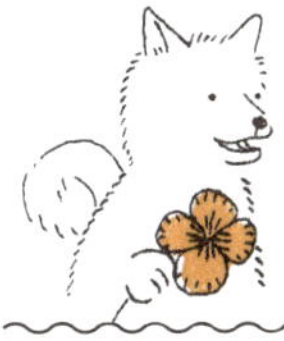

吉方位

南

十二支

戌

ラッキーデー

1と6

のつく日

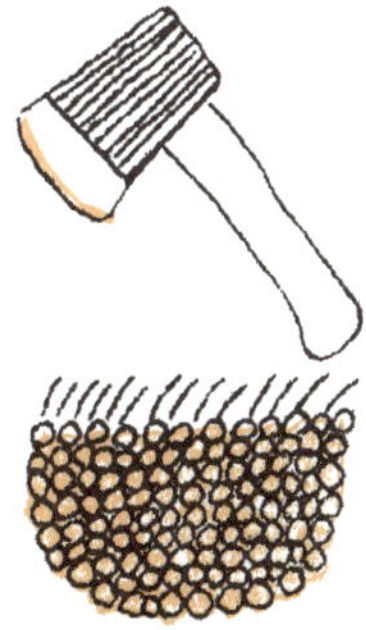

人体

脚の股

カラー

ブルー、グリーン、ネイビー

形

流線形

五行

金と土

五臓

肺と脾

10月の開運キーワード

夏の成果を収穫する月

10月の十二支は、「戌《いぬ》」。じつは、漢字自体に動物の犬という意味はなく、戈《ほこ》や刃物など、武器の一種をあらわします。収穫の時期なので、実った稲や果実などを刃物で刈り取ることから、戌という字が当てられたようです。

また、実際の実りだけでなく、夏のあいだに頑張ってきたことが目に見える成果としてあらわれるとき。褒められることが多くなったり、成し遂げたことに対し、自ら感謝を告げる場面も増えるはずです。

一方で、五行の「金《ごん／きん》」のエネルギーが強いため、引き続き思い悩んだり、悲しみなどの感情が出てきやすいかもしれません。10月の後半に秋の土用に入ると、悲しみのエネルギーが一層増してしまうため、より笑うことを意識したり、周囲に感謝する気持ちを持つことが、ラッキーアクションとなるでしょう。

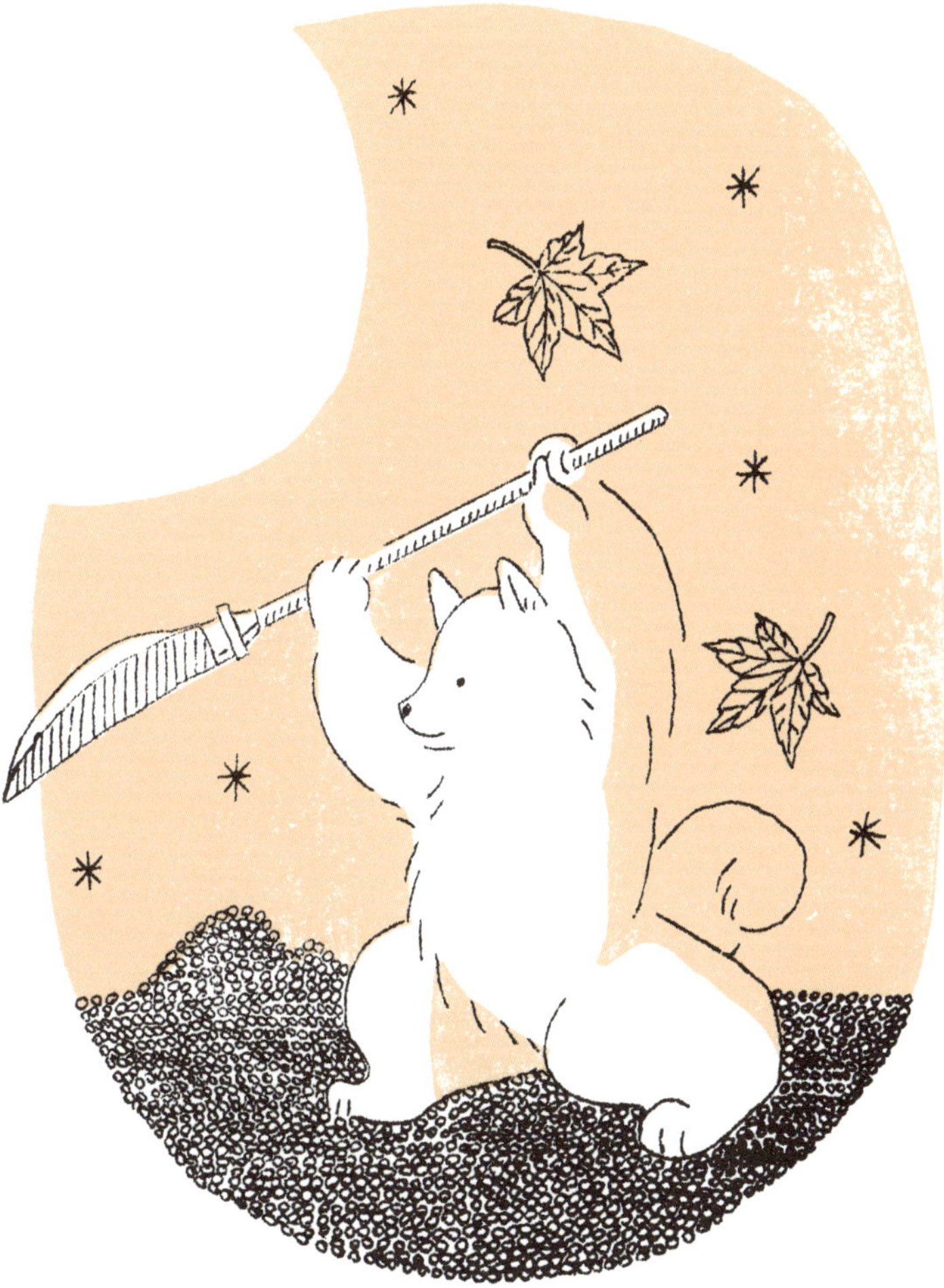

10月

10月

金運をあげる実りの秋

10月といえば、実りの秋。豊かな収穫物は財運を連想させますが、意外にも、これは間違いではありません。

占いの世界では「家相」を重視します。住まいの環境はそのまま住人の心に影響し、運勢をも左右するパワーがある。だからこそ、住環境を正しくととのえることで、運が開くというのですが、この家相では、「金運をあげたければ、蔵を『乾《いぬい》』に作るべし」と信じられてきました。乾というのは、十二支の戌・亥のことであり、方位に置き換えれば北西にあたります。

つまり、家の中心から見て北西のエリアに金庫のような貴重品を置くことで、財が家に根付き、繁栄するということになります。なぜ乾の方位にそんなパワーがあるのかというと、十二支の戌・亥は、季節に当てはめれば10月・11月。稲の収穫も終わり自然の実りと豊かさとを感じられるシーズンゆえ、戌・亥が守っ

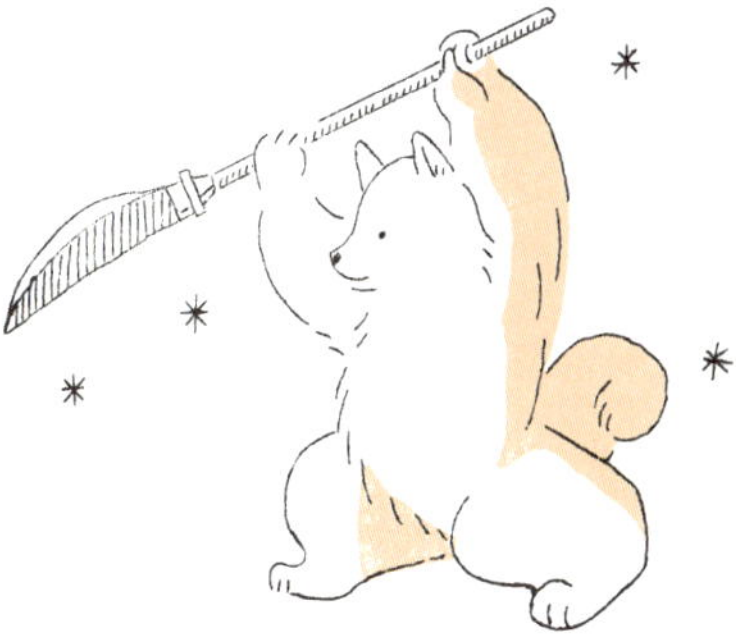

ている北西に、実りと豊かさというイメージが付いたのでしょう。

ところで、「陰陽五行説」の占いでは、お金は「鬼を生み出すもの」として恐れられています。何ごとも調和をもって尊しと考える「五行説」では、何かひとつのものにエネルギーが集まると、ほかの部分が回らなくなると考えるためです。つまり、五行のバランスが崩れてしまうというわけですね。身の丈に合わない財は、「いつか失う恐れ」と戦い続ける人生と同義です。

ただし、奉仕の精神を持つ人には、財は悪さをしません。これは社会貢献などの大きなことばかりではなく、家族や友人といった身近な人をいたわることでもあります。

人を慈しむその心こそが、真の意味での財、豊かさを生み出す根元なのではないでしょうか。

10月の開運養生アクション

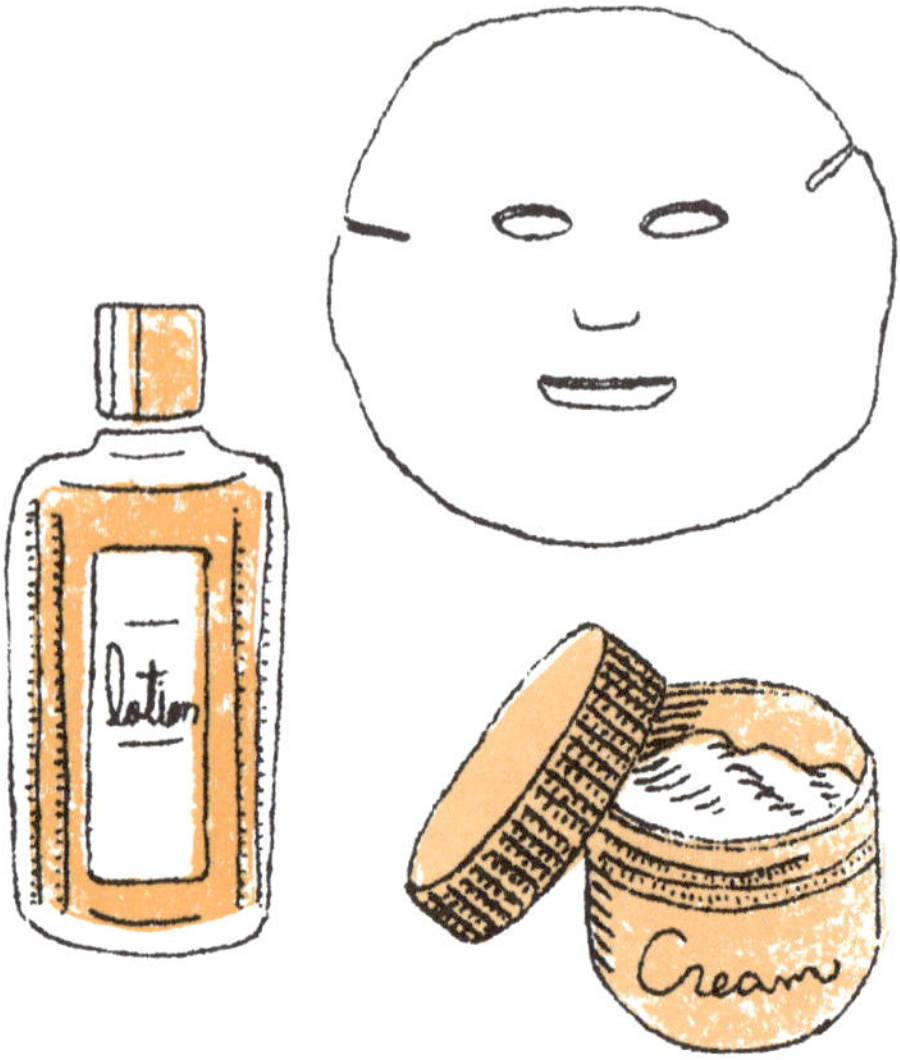

整体・マッサージ

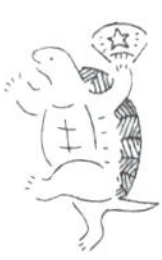

開運

頑張った成果があらわれるように、夏のあいだの疲れも身体にあらわれやすい時期。他人に感謝の言葉をかけるように、自分もしっかりいたわってあげましょう。身体を癒やす整体やスパなどがおすすめ。高まる「金」のエネルギーは皮膚と関連するため、アロママッサージなど、皮膚に対するケアも兼ねれば大きな効果が得られます。

十二支の「戌」には、恩義に厚い、義理人情といった意味合いがあります。そこで、昔お世話になっていた恩師や恩人に連絡をすることが、開運につながります。お中元やお歳暮の季節ではありませんが、

恩人・恩師を訪ねる

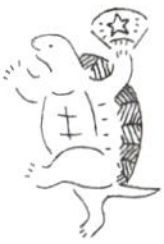

開運

お世話になった人に、「最近、お元気ですか?」と近況を尋ね、伝えたり、また、久しぶりに訪ねてみてもいいでしょう。感謝を伝えることは、10月を通じてのラッキーアクションとなります。

10月の第2月曜は「スポーツの日」ですが、暑さもようやくやわらぎ、スポーツには最適な気候となります。この時期に意識したいのは、冬に向けて体力をつけておくための有酸素運動。わざわざ新しいことを

趣味のスポーツを楽しむ

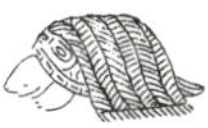

養生

始める必要はなく、慣れ親しんでいる趣味のスポーツや気軽なウォーキングを、消耗につながるほどの過度な発汗はしないよう気をつけながら、無理なく楽しんでみましょう。

10月の開運養生&行事カレンダー

旧暦10月に全国の神々が出雲に集うことから神無月（かんなづき）と言われます。

5日

6日

ラッキーデー

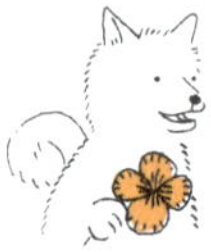

7日

12日

13日

スポーツの日

10月の第2月曜。晴れる日が多く、運動にぴったり！

14日

紅葉狩りシーズン。京都・嵐山、栃木・日光、大分・耶《や》馬《ば》渓《けい》は有名な名所。

19日

立冬（11月7日頃）の前日までの約18日間のこと。

20日

秋の土用

恵比寿講

商売繁盛の神・えびす様を祀る行事。

21日

ラッキーデー

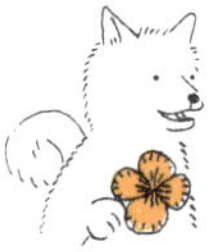

26日

ラッキーデー

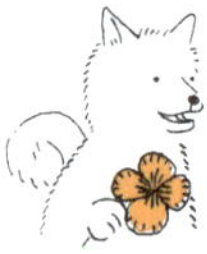

27日

読書週間

10月27〜11月9日。秋の夜長は家族で読書に親しんで。

28日

※二十四節気や十干十二支に基づく日付は、その年によって異なります。また、呼び方には諸説あります。

※「春分」と言うとき、春分当日のこと、および春分当日から次の節気「清明」までのこと、いずれの意味もあります。

10月のラッキーデー

1と6のつく日

五行の「金」と「土」が強まる10月は、それら両方を弱めてくれる「水」の数字である1と6のつく日がラッキーデーに。

10月

1日

ラッキーデー

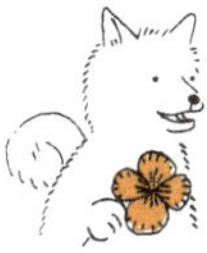

2日

衣替えは
春捂秋凍《しゅんごしゅうとう》(P179)の
意識で、
少しずつ厚着に
切り替えましょう。

3日

4日

8日

二十四節気 **寒露《かんろ》**

草についた露が、
朝夕の寒気によって
霜に変わりそうな頃。

9日

10日

11日

ラッキーデー

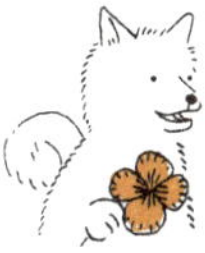

15日

神嘗祭

五穀豊穣を神様に感謝
する祭り。伊勢神宮の
神嘗祭は毎年10月15
～17日に執り行われる。

16日

ラッキーデー

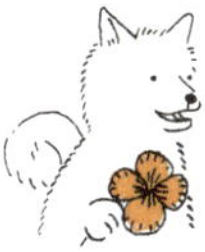

17日

18日

22日

23日

二十四節気 **霜降《そうこう》**

冷え込みが増し、北
国で霜が降り始める
頃。

24日

十三夜

満月を愛でる十五
夜に対し、旧暦9月
13日の夜に満ちる
前の月を愛でる。

25日

29日

30日

古代ケルト人の収
穫を祝うお祭りが起
源。かぼちゃの養
生デザート(P195)を食
べて。

31日

ラッキーデー

ハロウィン

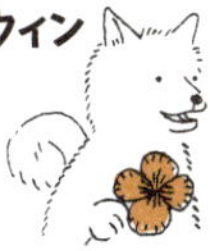

10月

お笑いライブ

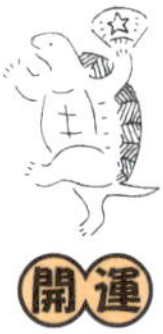

五行の「金」のエネルギーが強いため、10月は悲しみや憂いなどの感情が湧きやすいでしょう。そして、土用に入るとそれらがさらに加速します。とはいえ、いつまでも悲しんだり、憂いたりしていても仕方ないので、悲しみの感情を笑いで吹き飛ばすがごとく、好きな芸人さんがいたら、お笑いライブへ行ってみて。もちろん、お笑いの番組を見て楽しんでもいいですし、通な人なら寄席に足を運ぶのもいいでしょう。

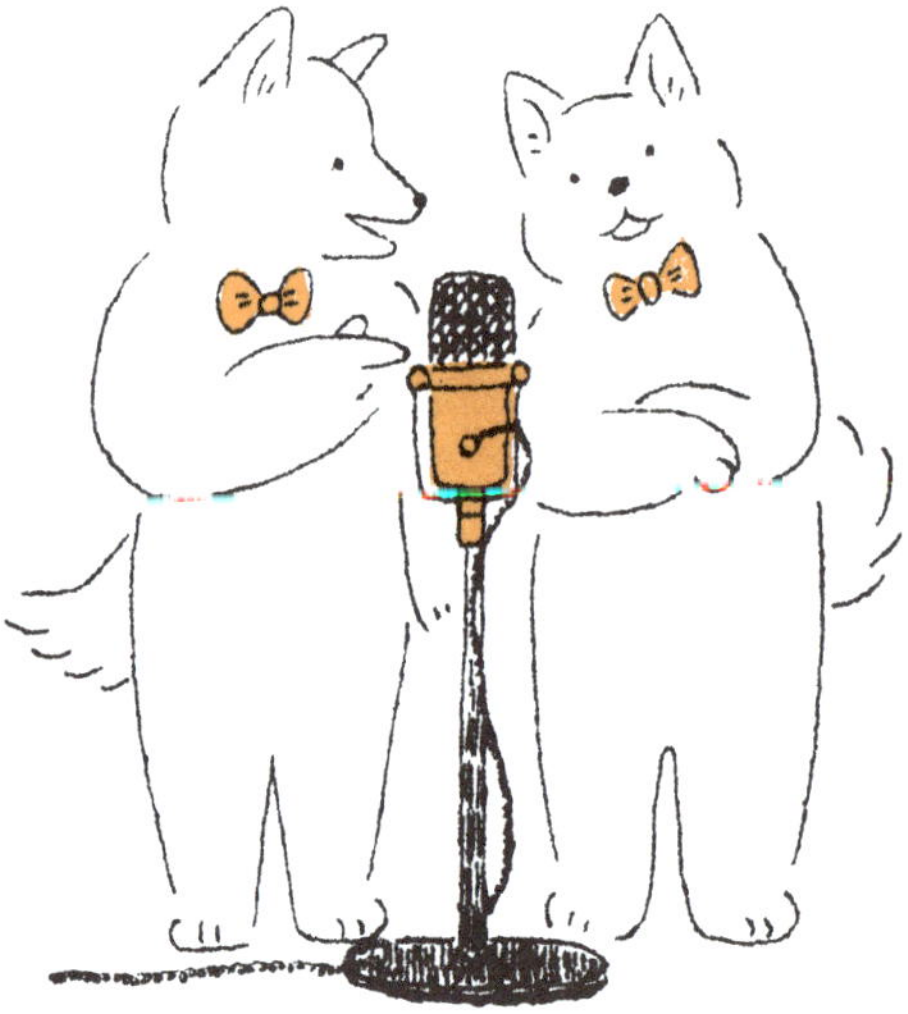

10月、月ごとに巡る天《てん》道《どう》神《じん》は「南」にいます。旅行なら、ぜひ南の方角にある場所をリストアップしてみましょう。方角は、自宅から、ざっくり45度ずつで割り出してください。

旅行は南へ

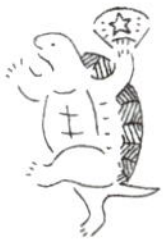

開運

また、家のなかの南の方角をきれいに掃除したり、花を飾ったりすることも開運につながります。吉方位に鏡を置くと自然とその方角を向くことが増えるので、月ごとに鏡の向きを変えてみるのもおすすめです。

「金」のエネルギーは、身体の臓器に当てはめると、「肺」になります。その肺を思い切り動かし、使うのは、そう、歌を歌うとき。つまり、カラオケがラッキースポットになります。大勢で行くのは苦手だという人も、最近では〝ひとりカラオケ〟を楽しむケースも多いので、気負うことなくカラオケを楽しんでみてください。これを機に、ボイストレーニングを始めるのもいいかもしれません。

カラオケ

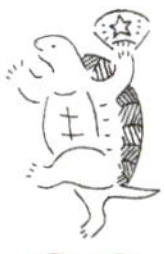

開運

9月から引き続き、乾燥に弱い「肺」を潤し、元気にする食材を意識したいタイミングです。

「肺」の潤いを補給するのは、白きくらげ、エリンギ、やまいも、梨、みかん、りんご、鶏卵、イカ、牡蠣、鴨肉、豚肉。

「肺」を元気にするのは、アーモンド、銀《ぎん》杏《なん》、くわい、大豆もやし、柿、干し柿、びわ、白魚、豚足、鶏卵など。

潤いを補う白いもの

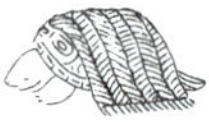

養生

潤いを補う食べものには「白いもの」が多く、れんこんもそのひとつ。中医学では「似類補類《にるいほるい》」といって、形の似ている食材はその臓を補うという考え方があるのですが、穴の空いたれんこんは、まるでパイプや筒のよう。呼吸器系の炎症を鎮め、潤いを補って乾燥を改善する効能があります。

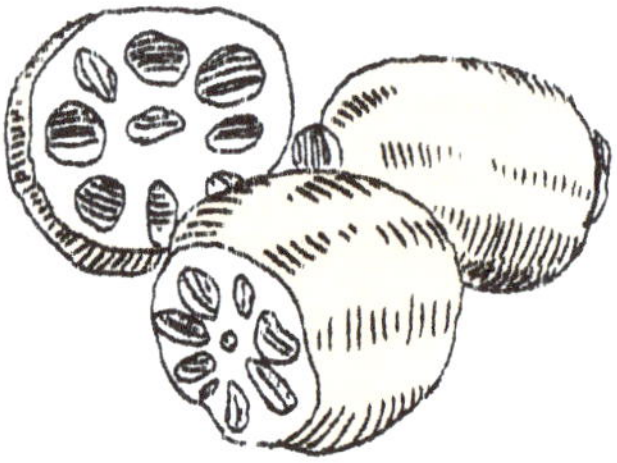

ハロウィンに食べたいもの

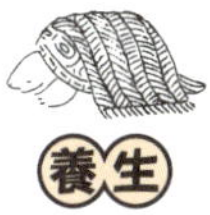

10月といえばハロウィン。お菓子のやりとりや仮装で盛り上がりますが、ハロウィンに欠かせないかぼちゃは、身体を温めエネルギーを補給してくれ、呼吸をしやすくしてくれるので、空気の乾燥や冷えで呼吸に負担がかかりやすい秋にぴったりな食材です。かぼちゃを一口大に切り、耐熱容器に入れ、ふんわりラップをかけレンチン。さらに、潤いを補給するごまとエネルギー補給のはちみつをからめたら、簡単に美味しい養生デザートの完成。

また、かぼちゃの種にはマグネシウムやビタミンE、ルテインなどの栄養素が多く含まれているので、取り出した種を少し乾燥させてから、フライパンで軽く煎って食べてみて。手足のむくみ、便秘、目のかすみなどに良く、また、面白いところでは、母乳の出を良くする「通乳《つうにゅう》」という効果もあります。

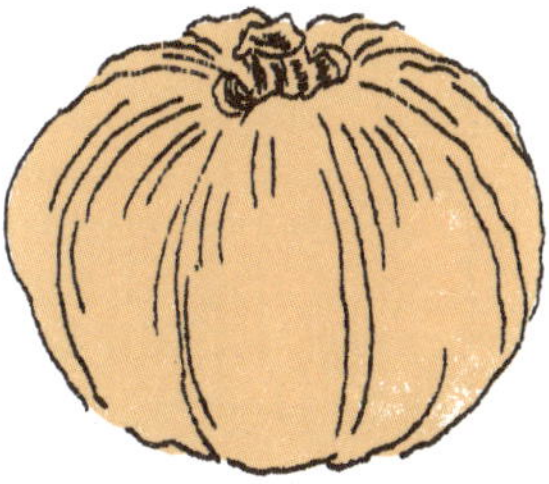

戌には武器という意味合いがありますが、占いでは、「戌」を守りの十二支と捉え、防御壁といった解釈をすることがあります。つまり、家でいえば玄関、一戸建てであれば門、扉などがこれに該当します。

玄関・門を清める

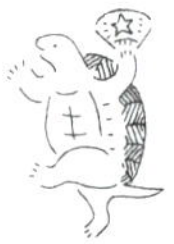

開運

実際、外から入ってくるウイルス、あるいはアレルギー源となる花粉などから私たちを守ってくれる防御壁となるのは、外と内のあいだにある玄関や門。この防御を強くするためにも、これらの場所を掃除したり、水拭きしたり、また、玄関マットを新調するなどしてみてください。

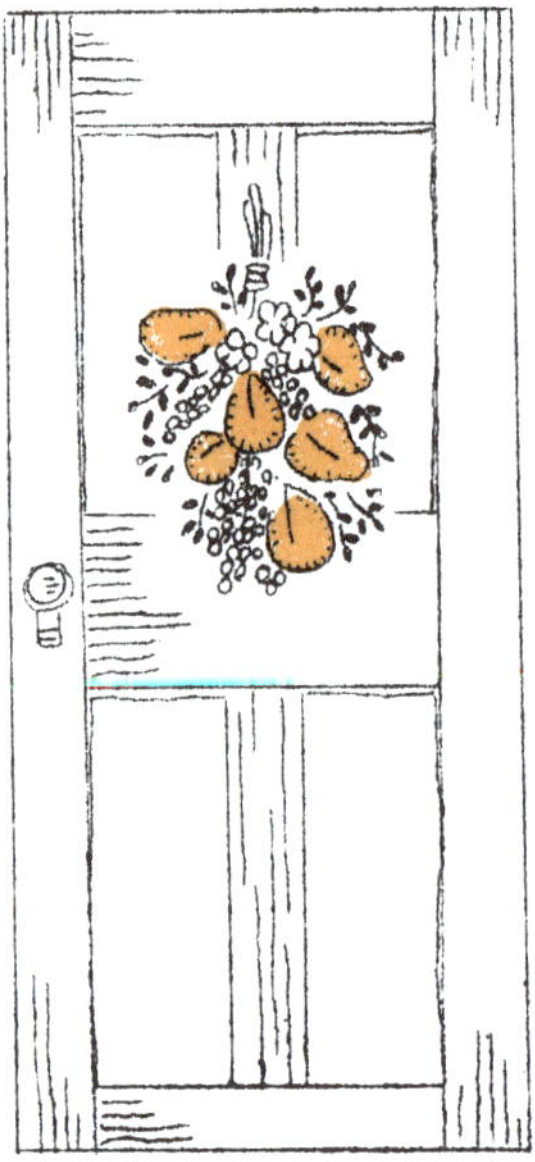

10月下旬から秋の土用に入ります。土用に高まる「土《ど》」のパワーを抑えてくれるのが、五行の「木」。そこで、「木」のエネルギーを象徴する、ブルーやグリーンがラッキーカラーとなります。秋に寒色系は

ブルーやグリーンのカラー

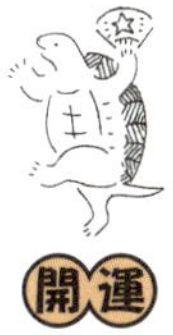

ピンとこない人もいるかもしれませんが、こっくりとした緑や深みのあるネイビーでも。ハンカチやネクタイなど、ぜひワンポイントで取り入れてみてください。

五行の「土」のパワーが強まったとき、弱まる「水《すい》」のエネルギーを補充するために、五行の「水」が象徴する流線形のアイテムを取り入れることも、開運につながります。やわらかいフォルムで、曲線的

流線形のフォルム

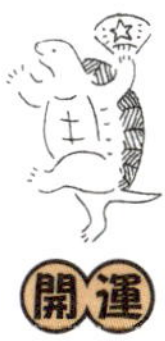

な模様や形のアイテムを意識してみて。ウエーブをかけたヘアスタイルにするのもいいでしょう。モワッとした湯気が立ちのぼる加湿器を置くのも、乾燥の季節ですので養生の面からもおすすめです。

10月の養生キーワード

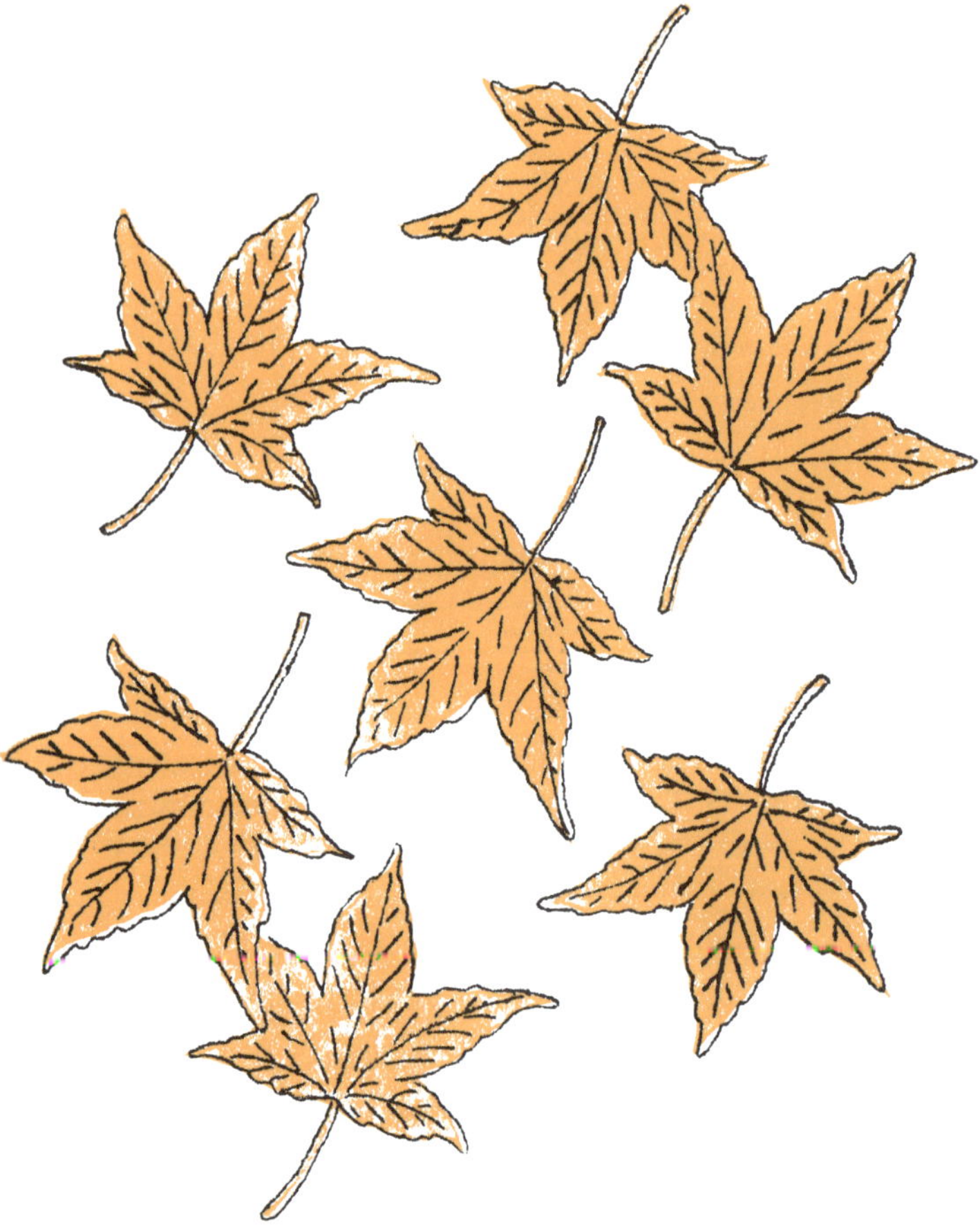

冬に向けて蓄えを作る

北国では、早くも初氷や初霜が観測される頃。寒さと乾燥が一段と強くなり、朝晩はグッと冷え込む日も増えてくることでしょう。そろそろ、冬に向けて栄養を蓄えていくためにも、不足する「気（＝エネルギー）」と「陰（＝潤い）」を、食事から補っていく養生「気陰双補《きいんそうほ》」のタイミングです。

寒さと乾燥によりいっそう注意を払いながら、バランスの良い食事をしっかりと食べるようにしてください。

とはいえ、秋から冬へと向かうこの時期、秋特有の思い悩みなどのストレスから、つい甘いものに手を伸ばしがち。砂糖たっぷりの甘いものを食べてしまうと、余計に胃腸が弱って身体がだるくなることに。そこで、甘いものが食べたくなったら、焼き芋、干し芋、干しぶどう、干し柿、かぼちゃなど、できるだけ自然の甘味を食べるように意識しましょう。

10月

花粉症にも良い乾布摩擦

10月の養生ポイントは、とにかくしっかり食べて、しっかり眠ること。食事でエネルギーと潤いを補給したら、冬支度のひとつとして、良質な睡眠を意識してみて。もし、寝つきが悪い、眠りが浅いといった症状が見られたら、それは、心と身体を沈静してくれる潤いが足りないという証拠。ただでさえメンタル面での落ち込みや考えすぎが多くなる時期なので、食事から潤いを補給し、質の良い、深い睡眠を手に入れておきましょう。

また、気候の良い時期ですので、冬に向けて体力をつけておくために、軽い有酸素運動を心がけたいタイミングです。

とはいえ、なかなか運動ができないという人におすすめしたいのが、乾布摩擦。秋の臓「肺」は皮膚もコントロールしているので、

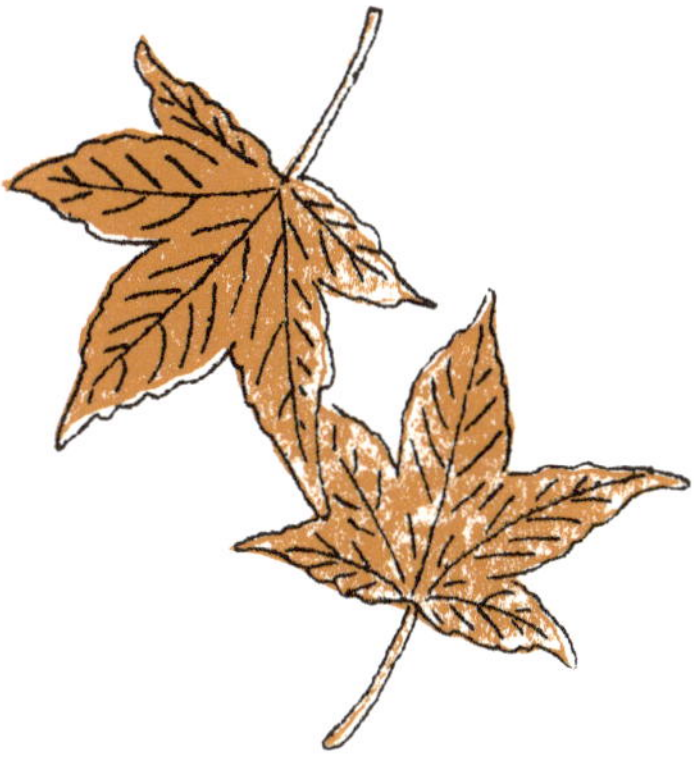

皮膚を強化することで、逆に「肺」を元気にすることができるのです。ただし、乾布摩擦といっても大げさなものではありません。たとえば、テレビを観ながら、服の上から手で身体をこするだけ。なぜなら、服もまぎれもなく乾布（＝乾いた布）だからです。さらに効果を強めたい場合は、「肺」の経絡をしっかりこするといいでしょう。皮膚（＝肺）への刺激が生まれ、身体中の血流が良くなります。

花粉症の予防にもなるので、アレルギーのある人は時期にかかわらず、毎日の生活に乾布摩擦を取り入れてみてくださいね。

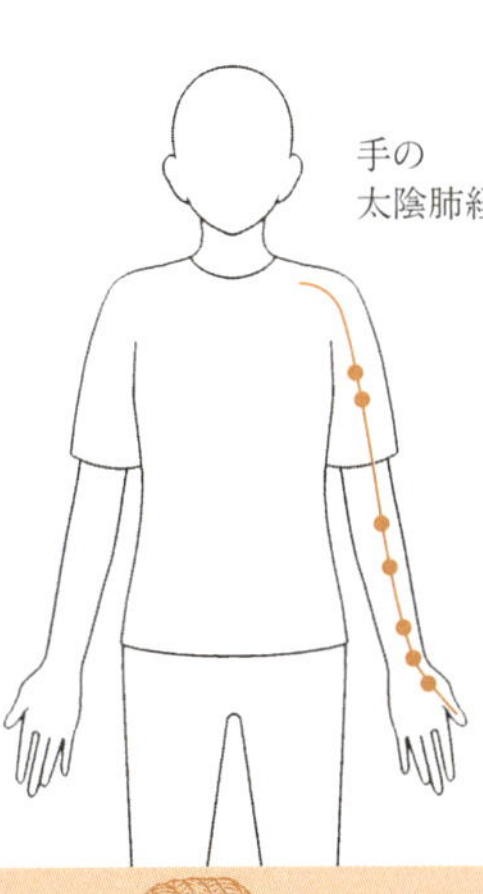

そろそろ紅葉が
見頃みたい。
冷え込みには
気をつけて

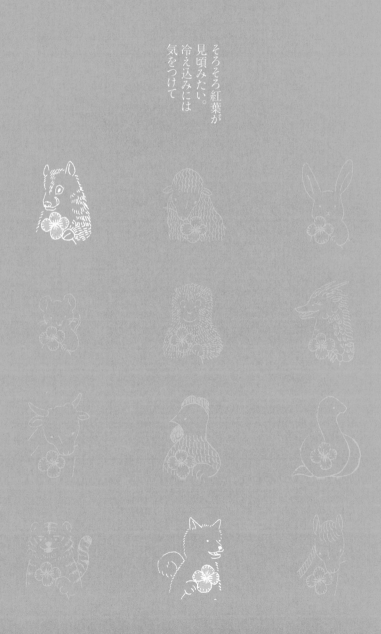

11月

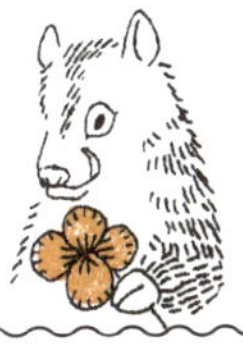

吉方位
東

十二支
亥

ラッキーデー
5と0のつく日

人体
膀胱（排泄）

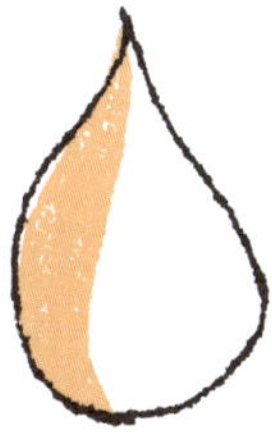

カラー
黄色、オレンジ、ブラウン

形
正方形

五行
水

五臓
腎

11月の開運キーワード

水の流れの勢いを捉える

11月の十二支は、「亥《い》」。猪《いのしし》のことです。猪といえば、猪突猛進という言葉もあるように、まさに激流の川のような勢いのあるときです。

運勢的には、勉強や自分磨きといったアクションに勢いをつけるには、とても良いタイミング。一方で、軽く見ていたことが、いつの間にか激流となっていることもあるので、流れに飲まれないように油断は大敵です。

五行の「水《すい》」のエネルギーが強くなるので、寒くなる気候とともに、不安感なども生まれやすくなるかもしれません。ただし、「水」には知恵や知識といった意味合いもあるので、不安があるからこそ、知識を得ることで怖れが減り、自分が強くなるチャンスだと捉えることが開運につながります。ちなみに、出会いを求めている人は、この時期に積極的に動き出すといいでしょう。

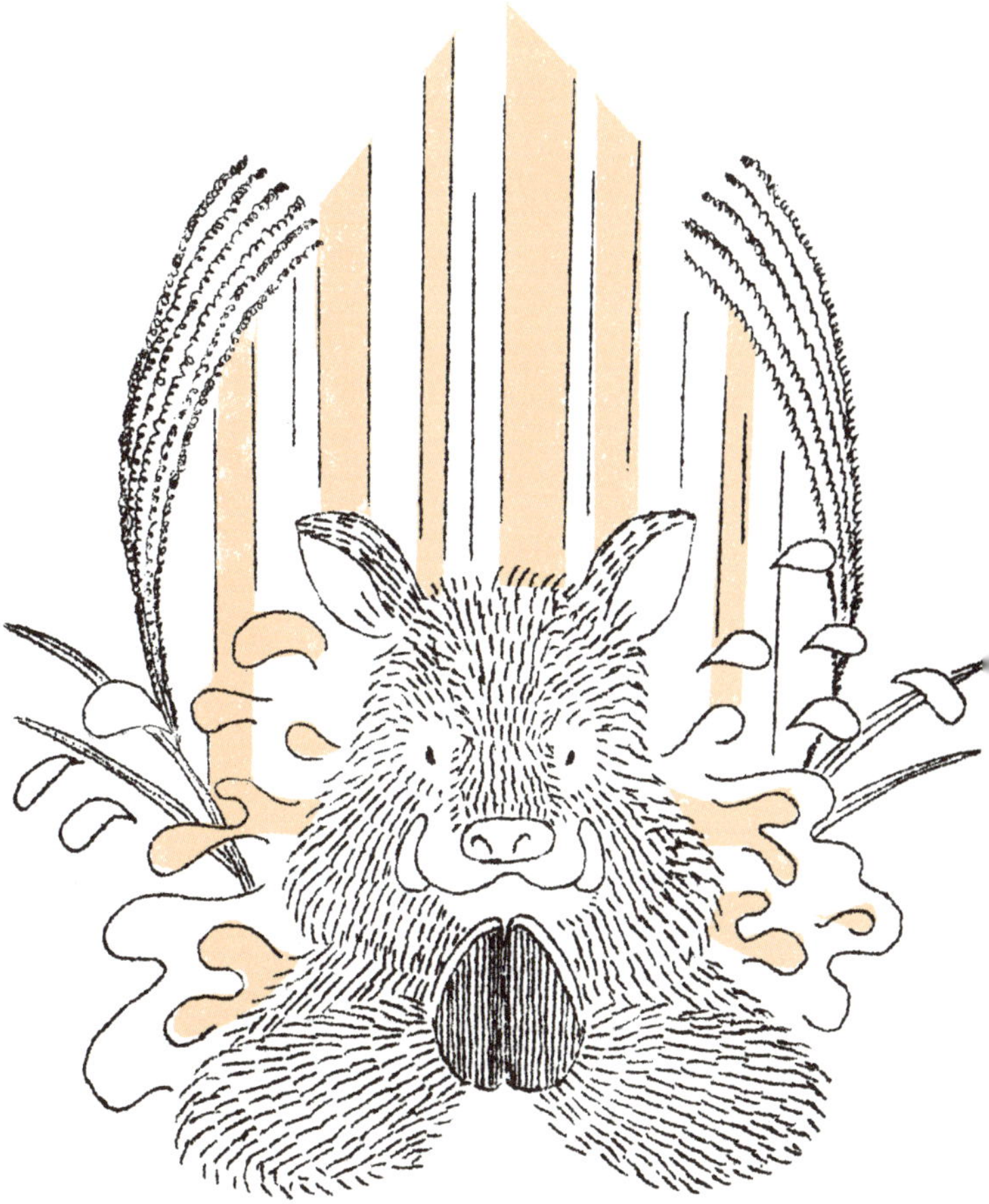

11月

11月

繊細な人が心を守る考え方

11月には「文化の日」があり、各地で文化祭や展覧会などのさまざまなイベントが行われます。たとえば大きなイベントやプレゼンなど、職場やチームで動く際、周囲との感じ方の違いから、「自分は繊細で傷つきやすい」と感じる方はいませんか。そして、その自分の繊細さに対して、自分は弱くて困る……などと、否定的に捉えていないでしょうか。

古来、食べものの匂い、村での人間関係など、ちょっとした異変を見逃すことは、ときに、命を脅かすほどの問題に発展するほど大変なことでした。じつは、それらの危機を回避してきたものこそ、その、繊細さにほかなりません。

「繊細さ」は決して悪いことではありません。ただ、もし悩んでいるのであれば、「能力の使い方」を変えてみましょう。

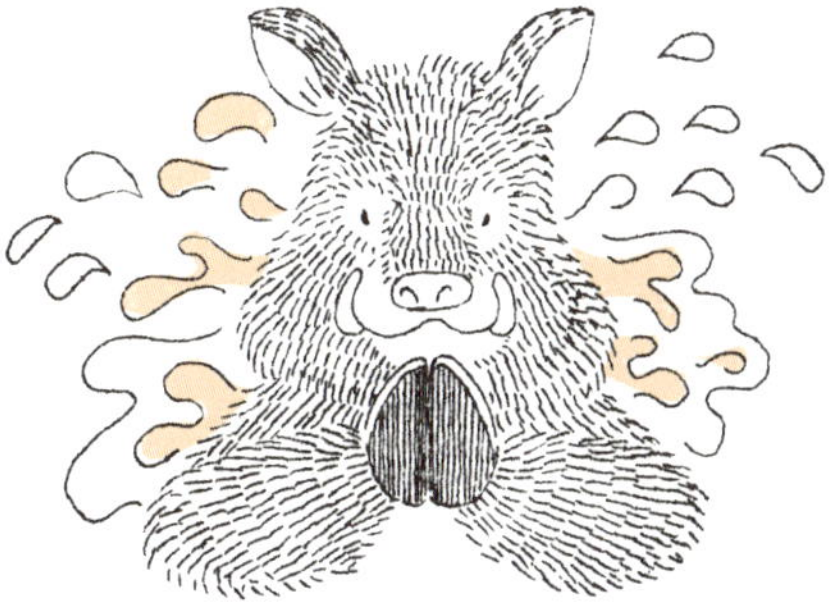

察知する能力に長《た》けているがゆえに、相手に合わせて周りから浮かないように、我慢したり、自分の意見を抑えてみたりしているのではないでしょうか。そうではなく、繊細な人は、その繊細さを、危険を回避したり、誰よりも鋭い感性を活かすといった〝生命をつなぐために必要なセンス〟であり、託されたギフトとして、捉え直してみてほしいのです。

そう、繊細だからこそ、違和感を見落とすことなく状況を認識し、雰囲気を察知する危機管理能力を持ち合わせている。そう考えることが、心を守ることにつながるでしょう。

失敗したらどうしようと感じたら、「完璧であるよりも、弱みを見せたほうが愛される」。相手の顔色が気になったら、「相手の本当の気持ちなんて、想像ではわからない」。そんなふうに、上手にプラスに変換して考えてみてください。

11月の開運養生アクション

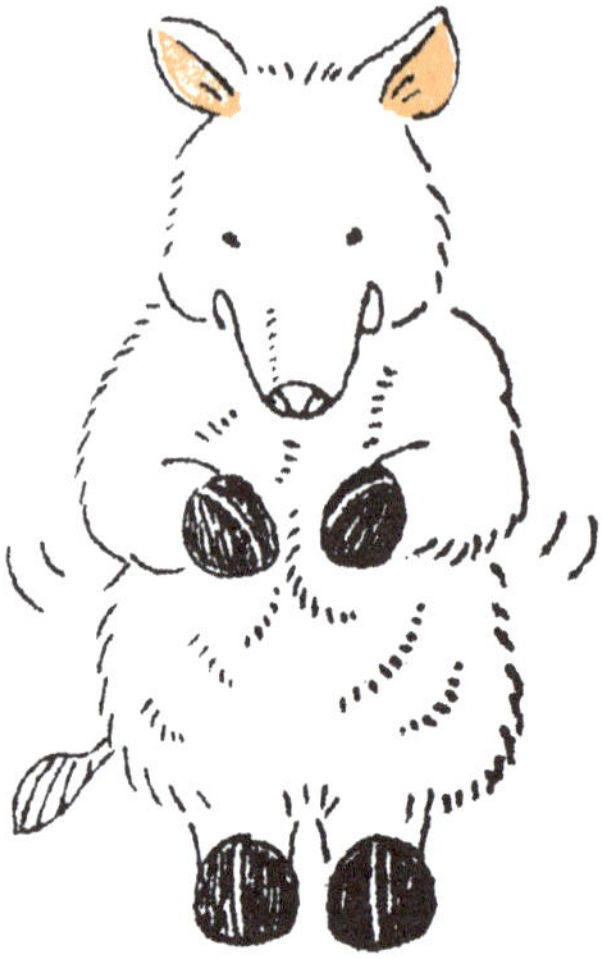

むくみ防止のマッサージ

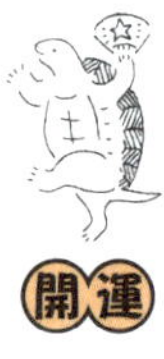

五行の「水」のエネルギーが高まると、身体に水が溜まり、むくみやすくなってしまいます。十二支は、それぞれ人体にも当てはめることができます。「亥」は、ちょうど膀胱や排泄といった部分を司ることもあり、デトックスを意識したいタイミング。寝る前に、お腹まわりや足を中心に、オイルなどで優しくマッサージをしてみて。

紅葉狩り

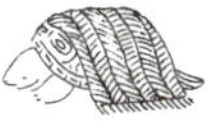

養生

木々が美しく色づく季節、紅葉《もみじ》狩りに出かけましょう。中医学では、心を穏やかに保つためにも、自然のなかに身を置くことを大切にします。「山の稜線を眺める」といった養生もあるほどですから、山の稜線が見えるような場所に出かけて、紅葉を眺めながら季節の移り変わりを感じてみて。歩く刺激が足腰に伝われば、冬を司る臓である「腎」も元気になります。一石二鳥のラッキーアクションを楽しみましょう。

パートナーとのスキンシップ

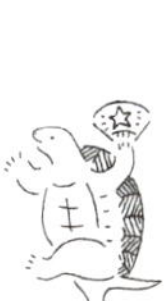

開運

11月22日は「いい夫婦の日」ですが、五行の「水」は生命の源泉である「腎」と強く結びつくことから、生殖器、愛の交流といった意味合いを持ちます。そこで、新しい出会いを求めて動いたり、パートナーのいる方はスキンシップを意識してみましょう。もちろん軽いハグでもかまいません。ちょうど人恋しいこの季節、肌と肌の重なりを大切にすることがラッキーアクションとなります。

11月の開運養生&行事カレンダー

読書の秋、芸術の秋、スポーツの秋、食欲の秋。もっとも養生もしやすい秋を満喫しましょう！

5日

ラッキーデー

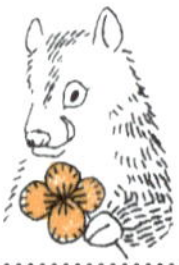

6日

7日

二十四節気 **立冬《りっとう》**

暦の上で冬の始まり。

12日

酉の市

11月の酉の日に各地の神社で開かれる。商売繁盛を願う熊手や切《きり》山《ざん》椒《しょう》の縁起物がある。

13日

14日

19日

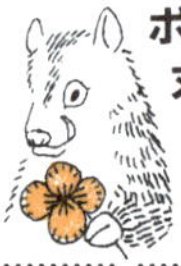

20日

ラッキーデー

ボジョレー・ヌーボー解禁

11月第3木曜解禁。旬のワインで楽しいひとときを。時には自由に飲みたいもの、食べたいものを楽しむことも養生。

21日

26日

こたつ開き

11月最初の亥の日にこたつを出すと良いとされる。

27日

28日

※二十四節気や十干十二支に基づく日付は、その年によって異なります。また、呼び方には諸説あります。

※「春分」と言うとき、春分当日のこと、および春分当日から次の節気「清明」までのこと、いずれの意味もあります。

11月のラッキーデー

5と0のつく日

五行の「水」が強まる11月は、「水」を抑える「土」の数字である5と0のつく日がラッキーデーに。

11月

1日

2日

3日

文化の日

自由と平和を愛し、文化をすすめる国民の祝日。

4日

8日

木枯らし一号が冬の訪れを告げる頃。

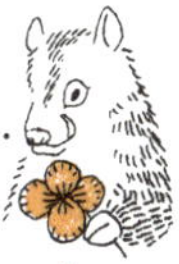

9日

10日

ラッキーデー

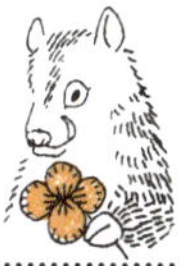

11日

15日

ラッキーデー

七五三

近年は満年齢で数え、11月15日の前後1〜2か月のあいだに参拝することが多い。千歳飴をなめて健康長寿を願う。

16日

秋の十六団子の日

17日

18日

「小春日和」は晩秋から初冬の穏やかに晴れた日のこと。

22日

二十四節気 小雪《しょうせつ》

北国で雪が降り始める頃。

いい夫婦の日

夫婦や恋人同士で感謝を伝え合うきっかけに。

23日

新嘗祭

10月の神嘗祭につづく、五穀豊穣を感謝する収穫祭。

勤労感謝の日

勤労を尊び、生産を祝い、たがいに感謝し合う国民の祝日。

24日

25日

ラッキーデー

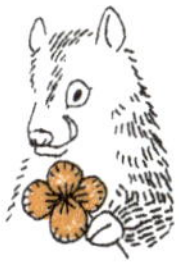

29日

30日

ラッキーデー

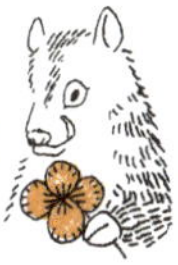

慌ただしい師走の前に少しずつ大掃除の準備を。

十二支の「亥」には、激流の川のようなイメージがあるとお話ししましたが、まさに、川のように〝流れている〟場所が開運につながるラッキースポットとなります。

回転寿司

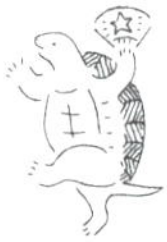

開運

車が流れる高速道路や幹線道路などをドライブするのもいいですし、カウンターのお寿司屋さんではなく、あえてお寿司が流れている回転寿司はいかがでしょう。

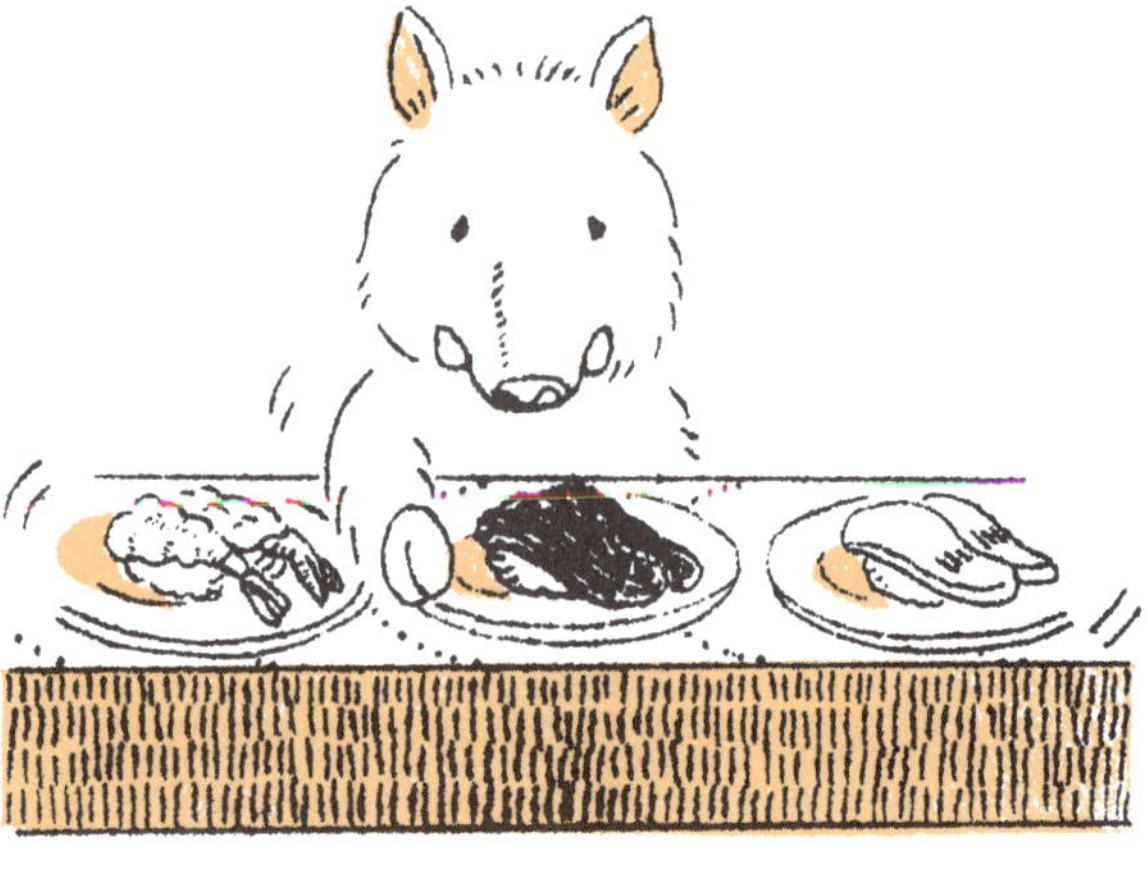

カルチャーセンター

開運

五行の「水」には、知恵や知識といった意味合いがあるため、学びを深めるカルチャーセンターも開運につながるスポット。文化の秋、読書の秋、ずっと学びたかったことの学習をスタートさせてみて。年単位ではなくとも、数回の講座も豊富ですし、最近はオンライン講座もあります。ぜひ、通いやすいカルチャーセンターなどの講座から興味のあるものを探してみてください。

また、11月は人の集まる場所に縁のある月です。文化祭シーズンでもあるので、楽しめるワークショップやイベントなどに積極的に参加してみるのもいいでしょう。

旅行は東へ

開運

11月、月ごとに巡る天道神《てんどうじん》は「東」にいます。旅行へ行くなら、ぜひ東の方角にある場所をリストアップしてみましょう。方角は、自宅から、ざっくり45度ずつで割り出してください。

11月の開運養生フード

冬の食養生の基本は、秋に補給した潤いを減らさないよう、身体を温めるものや、秋から引き続き、潤いを補うものを食べること。調理法では生を避け、なるべく火を通して食べるようにしましょう。まずは、身体を温める食べものをご紹介します。

身体を温める食べもの

羊肉、鹿肉、えび、マグロ、栗、くるみ、松の実、ニラ、玉ねぎ、にんにく、ネギ、もち米、いわし、うなぎ、なまこ、にしん、シナモン、唐辛子、こしょう、甘酒、紅茶など。

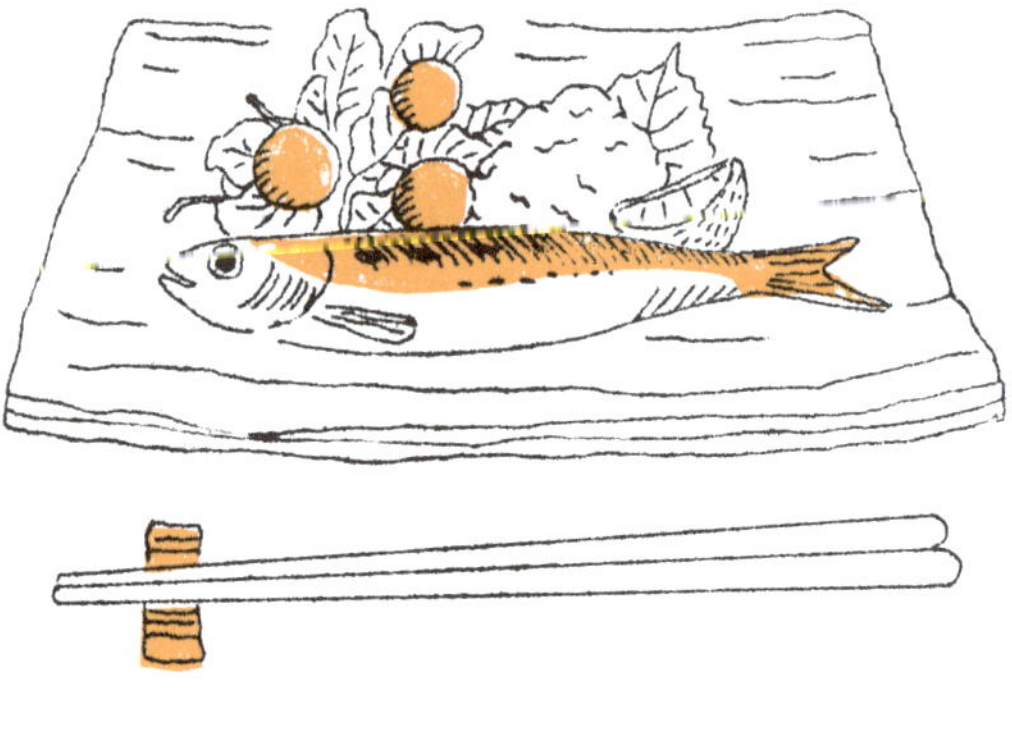

潤いを補う食べもの

養生

潤いを補う、冬に摂りたい食べものをご紹介します。

この時期なら、やまいも、黒砂糖、はちみつ、黒豆、豆乳、松の実、ほうれん草、ゆり根、クコの実、桑の実、龍《りゅう》眼《がん》、えのきたけ、きくらげ、白きくらげ、アワビ、いか、牡蠣、かに、すっぽん、どじょう、なまこ、鴨肉、羊肉、豚肉、鶏卵、ヨーグルト、柿、みかん、りんご、レモン、ウーロン茶などがおすすめです。

冬に食べたい黒いもの

養生

黒い食材は、冬の臓「腎」を補うものが多いことをぜひ覚えておいてください。なかでも足腰を元気にし、血の巡りを良くして、胃腸をととのえてくれる黒豆は、冬の養生にとても優秀な食材。むくみ、吹き出物、腰痛、老化防止、肩こりや生理痛などの痛みにも効果が期待できます。おすすめは、黒豆をコトコトそのまま煮て塩だけで味つけをした、シンプルで滋味深い味わいの黒豆スープです。

11月の 住まいの開運養生

お風呂タイムを充実させる

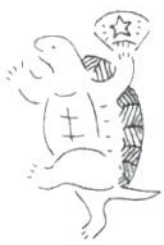

開運

流れる場所に縁がある「亥」の月は、お風呂の時間を充実させてみましょう。まず、しっかりと掃除をしたうえで、良い香りのする入浴剤やボディソープなどを取り入れてみて。ボディソープやシャンプーをおしゃれな見た目のボトルに替えれば、バスルームのインテリアとしても映えるので一石二鳥です。

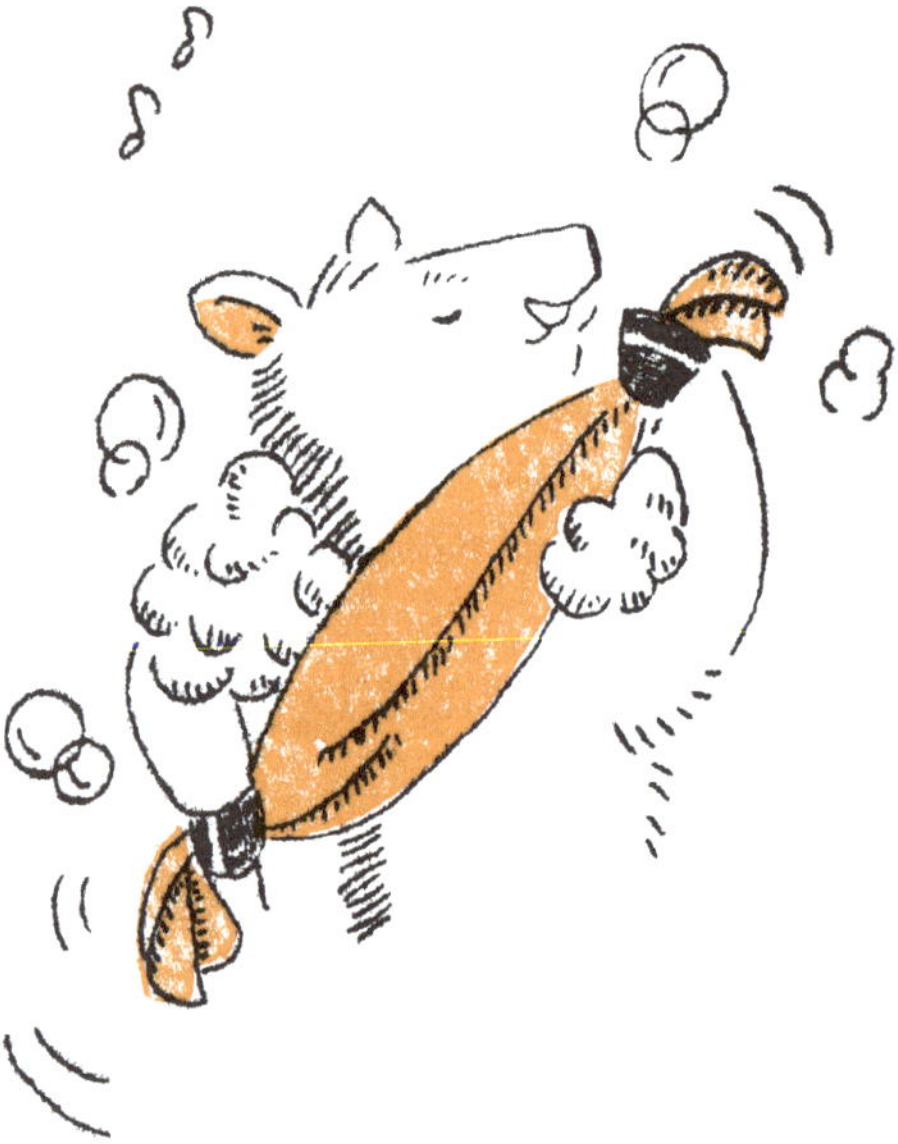

11月ともなると、冷えから顔色がくすんで見える人も多いことでしょう。占いでは、冷えは愛情運と直結すると考えます。つまり、冷えから唇の色が暗くなっていると愛情運を停滞させてしまうことに。そこ

血色感のある顔色を意識する

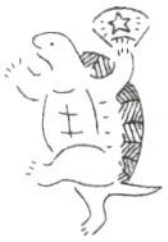

開運

で11月は、自分の顔色をチェックして、血色感のあるメイクを心がけてみてください。冷え性体質が変わらなくても、メイクでしっかり血色感を補うことで愛情運をアップさせることにつながります。

強まる「水」のエネルギーを抑えてくれるのが、五行の「土」。そこで、土の色である黄色、オレンジ、あるいはブラウン系の色がラッキーカラーに。秋にぴったりの暖色系カラーなので、ファッションや小物、

黄色やオレンジなどのカラー

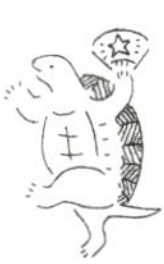

開運

インテリアなどに、好きなカラーを取り入れてみてください。上述の通り、リップメイクやアイメイクをオレンジ系にして血色感を出すのもいいでしょう。また、唇もしっかり保湿を心がけて。

11月の養生キーワード

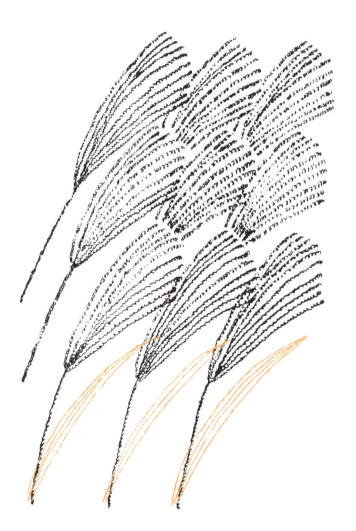

陽と陰が減る冬

昨今では、一番秋らしさを感じる、過ごしやすい時期ですが、暦の上では冬の始まりとなります。例年、木枯らし一号のニュースが飛び込むのも、この頃です。

体調を崩しやすく、中医学で、身体に負担が大きいとされる冬の養生は、「守り」が基本となります。寒さは、身体を動かすエネルギーである陽気「陽」を奪い、乾燥は身体の潤い「陰」を奪います。生命力の根本となるこの二つが減ってしまう冬は、人間の身体にとって、非常に負担が大きい季節。したがって、いかに「陽」と「陰」を守り、次の春につなげていくかが、冬の養生のポイントになるのです。

そんな「守り」の養生は、寒さにやられないよう、エアコンのタイマーなどで部屋を温めてから起きること、できるだけ日の光（陽気）を浴びること、できるだけ湯船に浸

頑張らないことが冬の養生

かることなどが挙げられます。

お風呂では、とくに下半身を意識して温まるように。また、入浴後に足の指や足裏のツボ「涌《ゆう》泉《せん》」をマッサージするなど、末端の血流を促すよう意識すると、さらに身体が温まるでしょう。

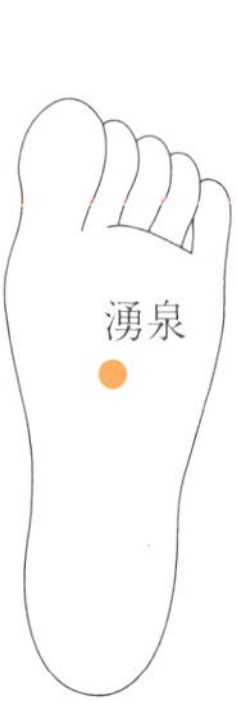

加えて、なるべく厚着をして身体を冷やさないようにすること、汗をかきすぎて潤い（陰）が減らないよう気をつけることも大切です。この時期、たまにコートの下にノースリーブを着ている方もいますが、冬に素肌をさらすのは、自ら不調を呼び寄せるようなもの。心当たりのある方は気をつけてください。

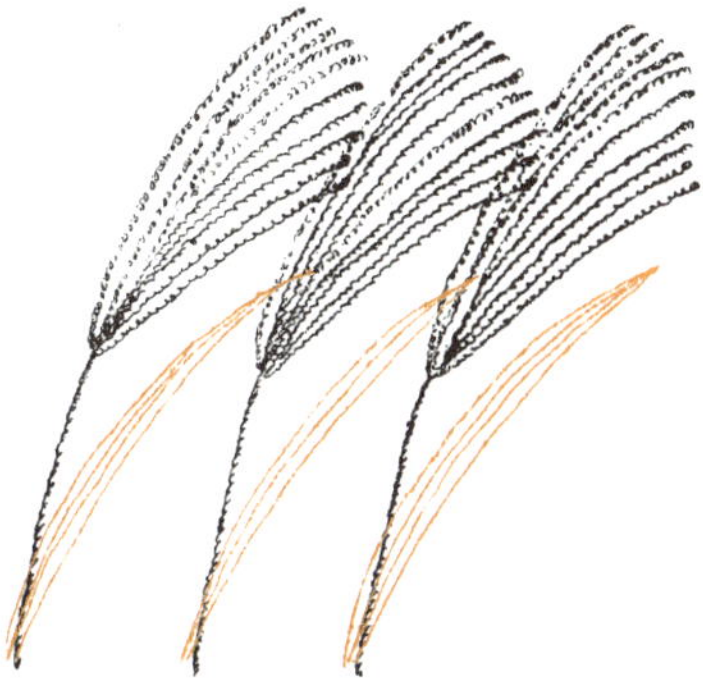

近年では、昼間は暑さを感じるほど気温が上昇する日もあり、うっかり日中に薄着で出かけ、夜の急激な冷えから体調を崩す人も。体温調整できるような服装を心がけるようにしましょう。

また、身体だけでなく、メンタル面でも「守り」がキーワードになります。寒さから行動力が鈍り、気持ちも内向きになりがちですが、これは自然の摂理にかなった、ごく当たり前のこと。冬のあいだは、なるべく新しいチャレンジなどは避け、アクティブな動きもできるだけ控えるようにしてみてください。

動物たちが冬眠に入るように、冬の初めからは、とにかく心身ともに温存することを意識しましょう。早く眠り、ゆっくり起きて、三食よく食べて、よく休む。つまり、頑張らないことこそが、冬の大切な養生となります。

コラム❺ 開運

氏神さまとの付き合い方

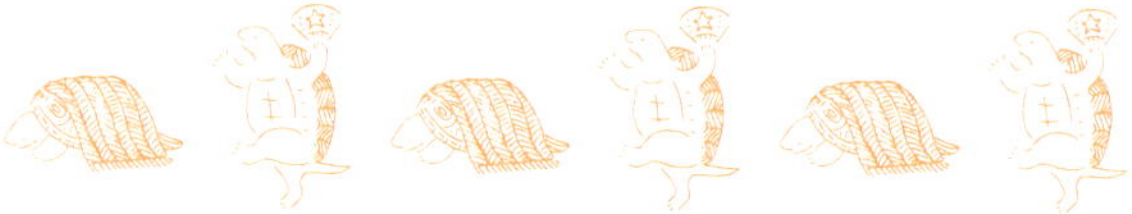

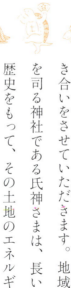

初詣や季節のお祭り、お子さんの七五三など、あらゆる節目で、私たちは氏神神社さんにお参りし、お付き合いをさせていただきます。地域を司る神社である氏神さまは、長い歴史をもって、その土地のエネルギーと一体化し、その場所に佇んでいます。

ですから、引っ越しなどをする際、まずはその土地の氏神さまにご挨拶に行くことは、私たち自身がその土地のエネルギーと共鳴するための、大切な風習だと考えます。氏神さまはもちろんのこと、そのお社を維持するために、これまで多くの地域の人々の想いが重なってきたことを考えれば、やはり、敬いの気持ちを持って接する大切な場所であることが、おわかりになるでしょう。

　とはいえ、神社本庁の定める、住所で区切られた氏神神社に、かならずしも縛られる必要はありません。

地図アプリでなぜか目に入ってくる、前を通ると良い気分になる、自然に感謝の気持ちが湧くなど、ご自分の感覚を素直に信じることが、開運にもつながります。ピンとこない神社なら、無理に行く必要はないのです。

　また、美しく柔和なお顔立ちなら菩薩《ぼさつ》や弁財天、ぽっちゃりしている方は大黒天など、自分と〝似ている〟御神仏にご縁があるとする考え方もあります。参考にしてみてください。

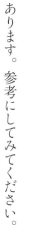

コラム❻ 開運

目的別・開運ナンバー

本書では月ごとの開運データーを紹介していますが、そのほかにも、数字そのものが持つ力を借りる開運法もあります。

1 熱さや活発さ、積極性を象徴する「陽」の数。方向性が決まっていないとき、やる気を出したいときなどに活用して。

2 パートナーとの絆や愛情を深めたいときにぴったり。告白や契約書を交わす際は2のつく日時に。

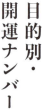

3 あやふやだったアイデアが形になり、実現への一歩が踏み出されるゲンの良い数。何かを始めたいとき、一人旅などにぴったり。

4 安定感を象徴する数。習い事のスタートや長く使う道具を買うのは、4のつく日時を選んでみて。

5 自己主張する力を象徴する数。自分の意見を伝えたいとき、プレゼンを成功させたいときに活用して。

6 高い次元から、物事を見たいときに活躍する数。厄祓いのお参りは6のつく日時を選ぶと効果的。

7 安らぎや休息を象徴する数なので、仲直りや和解、あるいは癒やしを求めるときなどに活用して。

8 豊かさを象徴し、時間とともに繁栄していく力のある数。結婚や投資は8がつく日時に。

9 活発でパワフルな数なので、ステップアップしたいときや運と縁を切るときにも活用してみて。

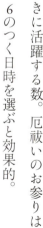

今年も
残すところ1か月。
忙しい師走だけど
無理せず
いきましょう

12
月

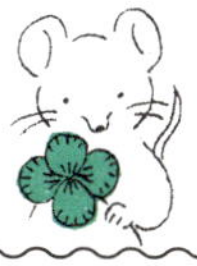

吉方位
南東

十二支
子

ラッキーデー
5と0
のつく日

人体
生殖器
（ホルモン）

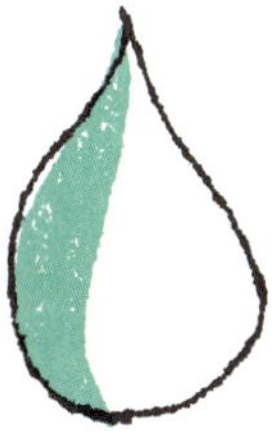

カラー
黄色、
オレンジ

形
正方形、
三角形

五行
水

五臓
腎

12月の開運キーワード

陰が極まり陽が戻る

12月の十二支は、「子《ね》」。「子」は十二支のリーダーで、中国の暦ではスタートのタイミング。冬至に「一陽《いちよう》来復《らいふく》」という言葉がありますが、これは陰が極まり陽が戻るという意味があり、人生のリスタートや新しい一歩を踏み出すのにふさわしい、重要な月になります。

「子」は「水《すい》」の五行で、空から降ってくる雨水のイメージを持っています。そのまま天からのメッセージを受け取る年越し・初詣などにもつながりますが、一方で、湿気などの見えない水という意味も持ち、このことから秘密、見えない努力、物事を掘り下げるなどのアクションが開運へとつながります。

まさに「雨だれ石を穿《うが》つ」といったときですので、華やかなイベントシーズンならではの外向的なアクションとは反対にはなりますが、人間関係でも勉強でも、深く掘り下げてみましょう。

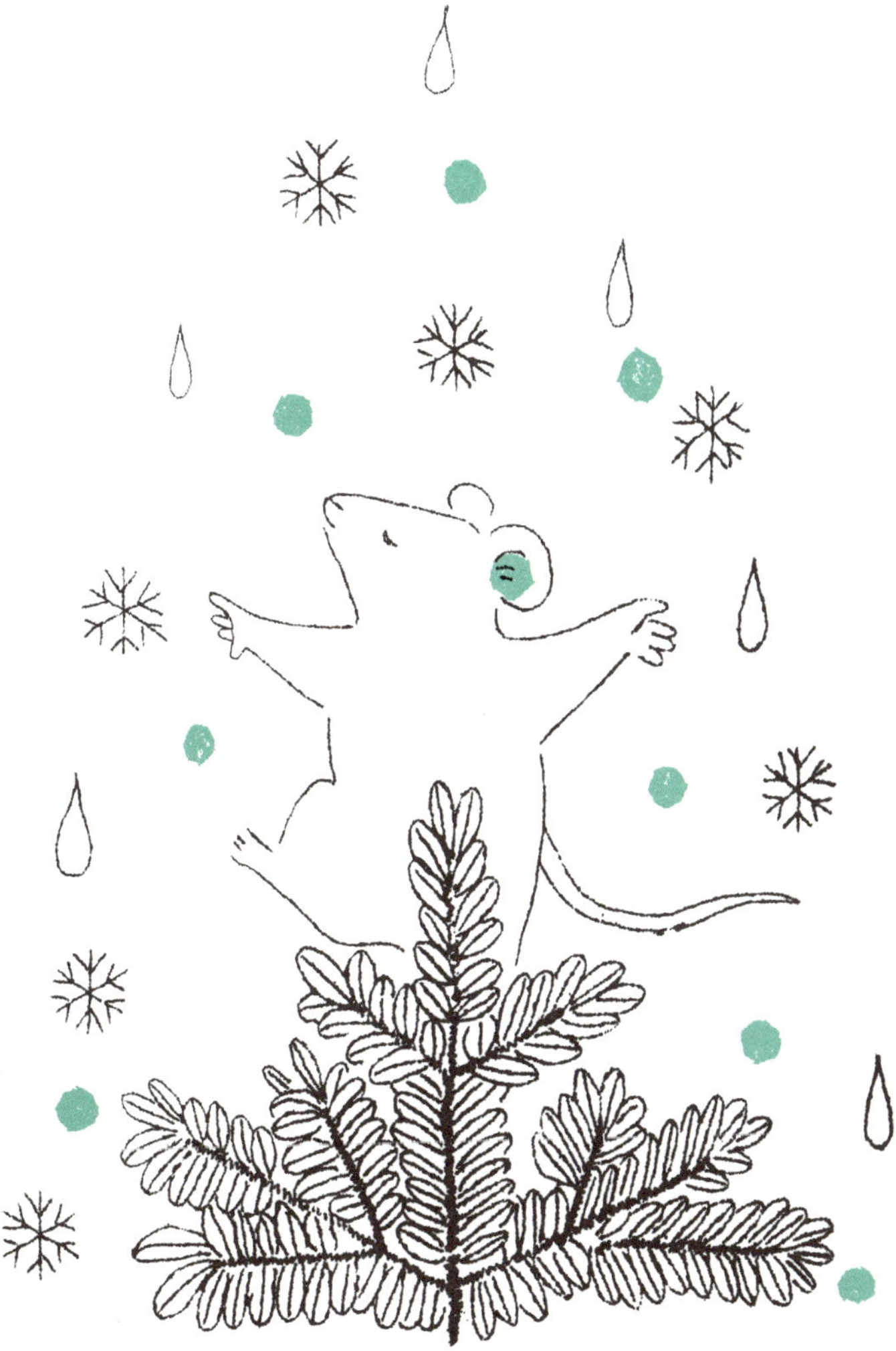

12
月

物事の区切りのリセット方法

12月になると、1年を振り返り、来年へと想いを馳せる人が多くなります。変わっていくこと、変わらないことについて、あらためて気づかされることもあるでしょう。人は生きているかぎり、かならず何らかの変化をしていくもの。たとえば、いくら愛着の湧いているモノであっても、しっくりこなかったり壊れたりすれば、それはリセットするタイミングが来たということです。これは、恋人や夫婦といった人間関係も同じで、いわば「お役目を終えたもの」に執着していると、新しい出会いを逃してしまうことも。

占いの世界では、物事のリセットを単なる〝終わり〟と考えるのではなく、かならず何らかの新しい〝始まり〟とセットにして考えます。ちょうど夜明けのように、昨日を終えると同時に今

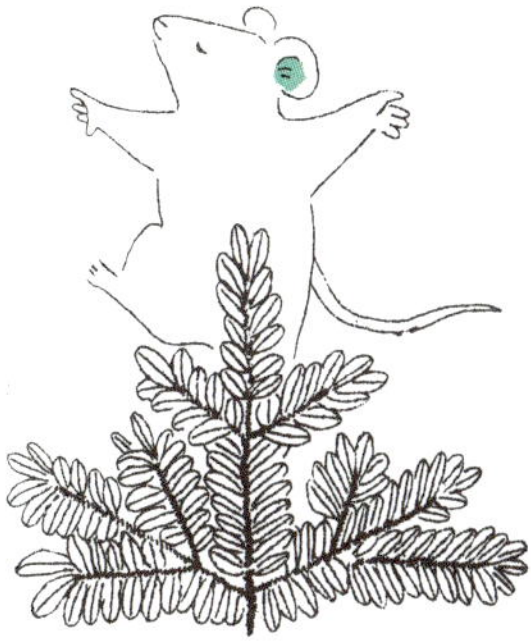

日という新しい1日を迎える、といった具合です。

ポイントは、夜明けを迎えるのは、暗闇の夜をしっかりと過ぎた後、ということ。人間関係でも仕事でも、何かをリセットするには、その暗闇の夜をしっかりと味わうことです。泣いてもいいですし、やる気が出ないならダラけてもいい。十分に「静」の時間を味わううちに、かならず、その状態に飽きて「動」の時間がやってくるはずです。あるいは、焦りが生まれる人もいるかもしれません。それこそが、夜明けのサインです。

年末、大掃除をするうちに、モノだけでなく人間関係や生き方そのものをリセットしたくなる人もいることでしょう。また、人相術に基づく考え方では、体重の増減が大きいときはターニングポイントの可能性が高いため、何かをリセットするサインなのかもしれません。

12月の開運養生アクション

お正月の初詣に行かれる人は多いと思いますが、じつは、初詣よりも大事なのが、神様への感謝の気持ちを伝えるためのお礼参りです。ぜひ、1年のお礼に寺社仏閣へ

お礼参りをする

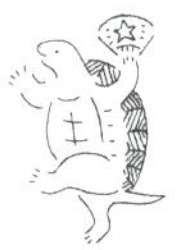

開運

足を運びましょう。できれば大晦日よりも、冬至の日がいいとされています。また、「冬《とう》至占《じせん》」といって、古くから冬至に来年の運勢を占うという習わしがあるのですが、これに倣って、占いに触れるのも吉。来年のためにも、占いで天からのメッセージを受け取ってみてください。

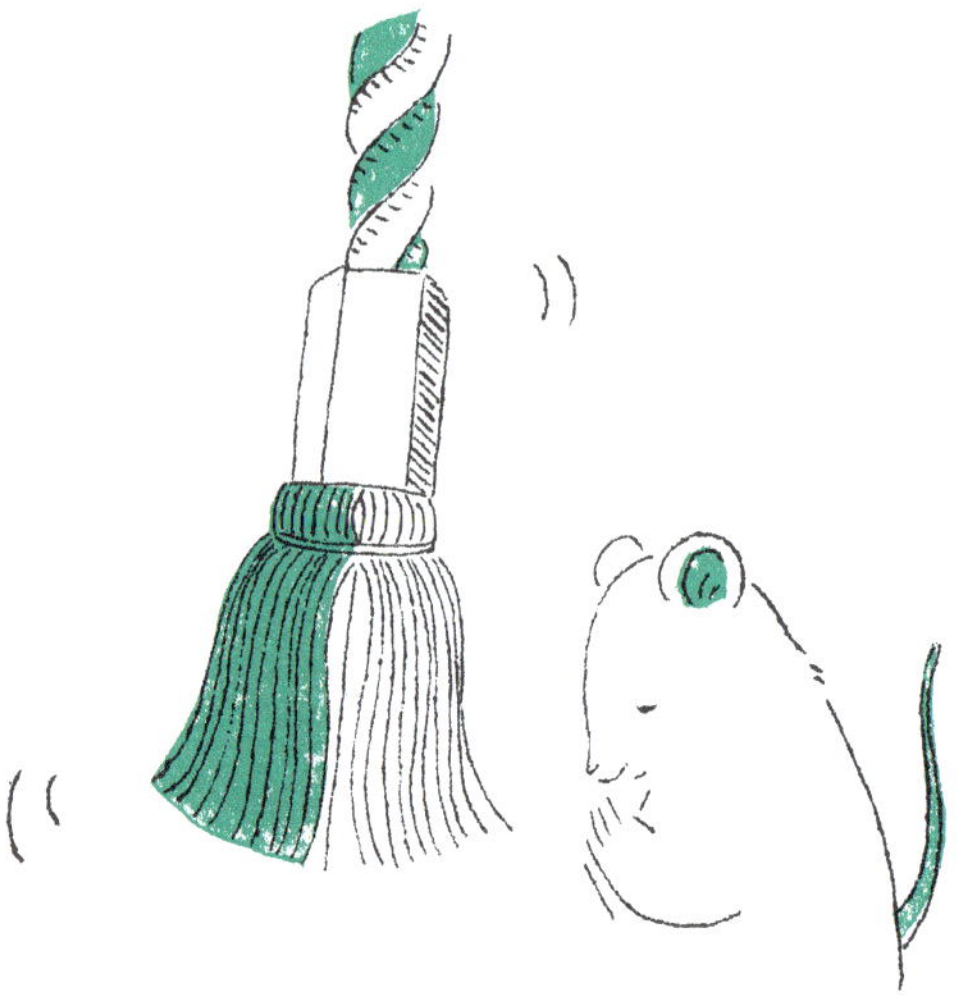

柚子湯

冬至には、「柚子湯」に浸かりましょう。中医学では、香りの良いものは気を巡らせ、メンタルを安定させるといった、たくさんの良い効果を持つと考えます。柚子は香りが良いだけでなく、憂うつ、食欲不振、吐き気などに効果を発揮。風呂に柚子を入れるときは、肌の弱い方やお子さんにはピリピリとするような成分が入っているので、スライスや果汁を搾ったりせず、そのまま丸ごと湯船に浮かべるようにしてください。

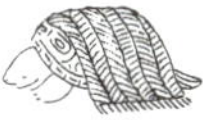

養生

フェムケアへの意識を高める

十二支の「子」を人体に当てはめると、生殖器やホルモンなどを司ります。そこで、デリケートゾーンのケアはもちろん、基礎体温を記録するなどし、ふだん意識していない自分の月経周期に目を向けてみて。また、更年期の不調を病院で相談するなど、自らの月経やホルモンバランスと向き合ってみましょう。月経周期を記録できるスマホのアプリを活用したり、衛生用品をオーガニックのものに変えることも開運に。

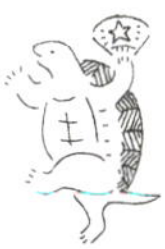

開運

12月の開運養生&行事カレンダー

師走の忙しさと寒さで心身ともに負担がかかる時期。無理せず自分をいたわりましょう。

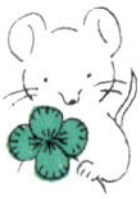

5日

ラッキーデー

お歳暮は12月上旬～25日頃までに送るのが一般的。

6日

7日

二十四節気 **大雪《たいせつ》**

本格的な冬の到来。

12日

13日

煤《すす》払い・正月事始め

家のなかと外、神棚をきれいに清め、正月の準備を始めるとよいとされる。

14日

19日

20日

ラッキーデー

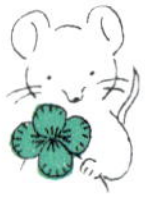

21日

26日

一《いち》陽《よう》来《らい》復《ふく》とは陰の気が極まって陽に転ずること。冬至以降、少しずつ陽の気が増えて春に向かう。

27日

28日

※二十四節気や十干十二支に基づく日付は、その年によって異なります。また、呼び方には諸説あります。

※「春分」と言うとき、春分当日のこと、および春分当日から次の節気「清明」までのこと、いずれの意味もあります。

12月のラッキーデー

5と0のつく日

五行の「水」が強まる12月は、「水」を抑える「土」の数字である5と0のつく日がラッキーデーに。

12月

1日

2日

3日

カレンダーの日

明治5年に太陰暦から太陽暦に切り替わったことが由来の記念日。

4日

忘年会シーズン。寒い冬は鍋料理がぴったり！

8日

納め薬師

その年最後の薬師如来のご縁日。

9日

10日

ラッキーデー

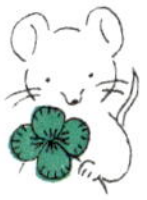

11日

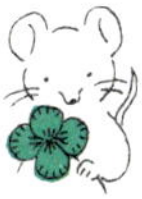

15日

ラッキーデー

年賀状の受付開始。12月25日までに投函を。

16日

17日

歳の市

東京・浅草寺の羽子板市では、羽子板をはじめ正月飾りや縁起物を売る店が並び賑わう。

18日

22日

二十四節気 **冬至《とうじ》**

お礼参り

初詣よりも大切なお礼参りは、冬至の日がベスト。

23日

1年でもっとも昼が短く、夜が長い日。柚子湯に入り、かぼちゃを食べ、無病息災を祈る。

24日

クリスマス・イブ

大切な人と過ごすも、一人時間を過ごすも、1年に感謝の気持ちを。

25日

ラッキーデー

クリスマス

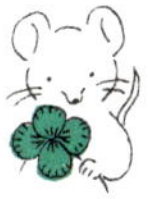

29日

30日

ラッキーデー

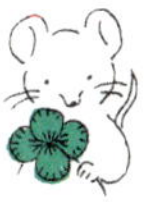

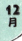

31日

大晦日

年越しそばには“細く長く”長寿を願う意味や、“切れやすい”ことからその年の厄を断ち切る意味が。除夜の鐘で煩悩を祓い、清らかな新年を。

12月

12月の**開運養生**スポット

旅行は南東へ

12月、月ごとに巡る天道神《てんどうじん》は「南東」にいます。年末年始に旅行へ行くなら、ぜひ南東の方角にある場所をリストアップしてみましょう。東日本か西日本かによっても少し異なりますが、海外旅行なら、タヒチやフィジー、グアムなどのリゾート地が南東にあたります。方角は、自宅から、ざっくり45度ずつで割り出してください。

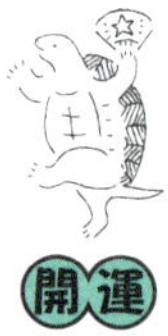

落ち着いたレストラン

十二支の「子」には、薄暗い場所といった意味合いがあります。そこで、落ち着いた雰囲気のレストランがラッキースポットに。まったりと行う忘年会や、気の置けない友人や恋人との会合には、落ち着いた照明のレストランやバーなどをセレクトしてみて。より親密な、深い関係性を築くことができるはずです。

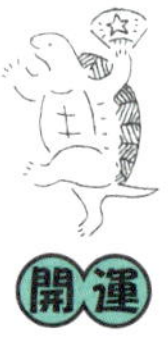

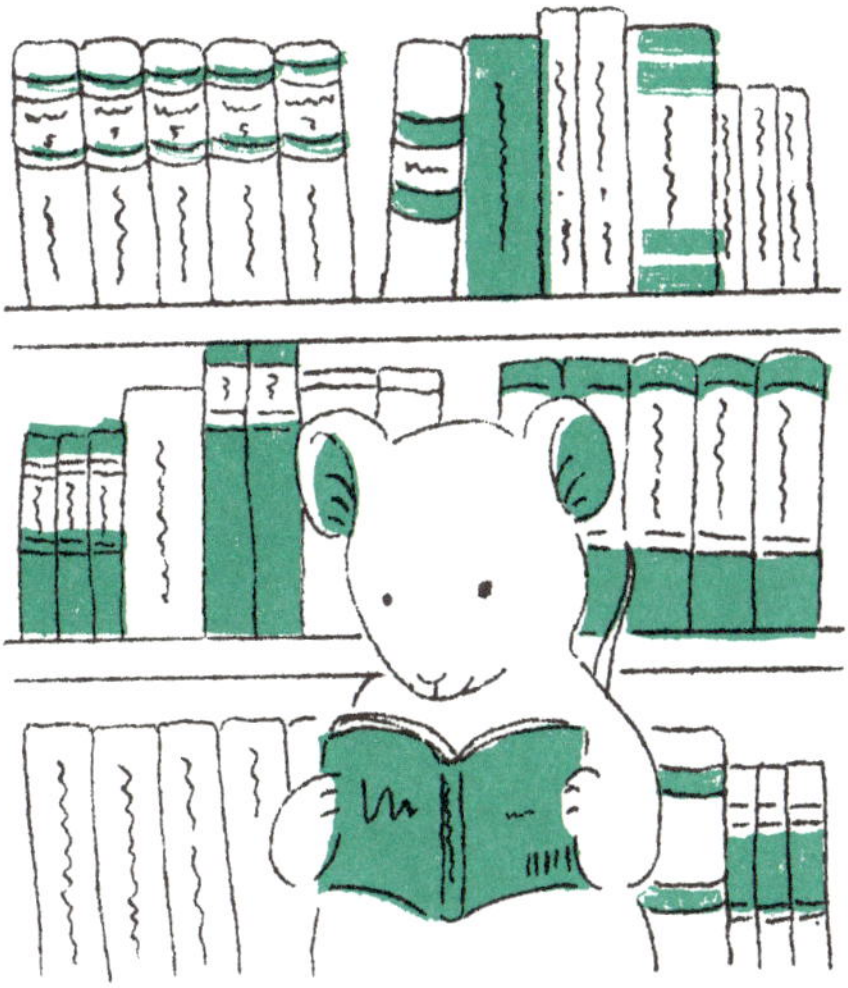

引き続き「水」のエネルギーの強い12月は、あらゆる知識が集積された図書館がラッキースポットになります。読書自体がラッキーアクションになりますので、ふだん、なかなか足を運ばないという人も、通勤途

図書館

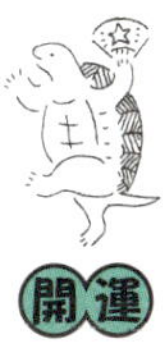

中など、通いやすい図書館を見つけてみて。物事を掘り下げるのにも向いているタイミングですから、興味のあることをとことん突き詰めてみましょう。

中医学では「血《けつ》肉《にく》友《ゆう》情《じょう》の品《しな》」といいますが、この時期のエネルギー不足の身体に良いのが、気血を補う動物由来の肉です。疲労が強いときには鶏肉、牛肉を。

疲れたときに食べたいもの

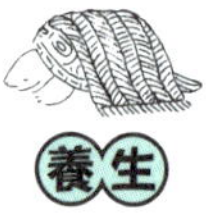

鶏肉は、寒さで縮こまった身体を温め、胃腸を元気にし、不足したエネルギーを補給してくれます。この時期なら、鶏鍋がおすすめ。同じく温める力を持ったネギも加えるとなお良いでしょう。

牛肉も、気血を補い身体を温めて足腰や筋を強くしてくれるので、疲れやすい年末年始にはぴったりの食材です。ポイントは、鍋やスープなどに入れて〝少量をしっかり食べる〟こと。消化の負担になりやすい食材でもあるため、食べすぎにはくれぐれも注意してください。

なお、豚肉は潤いを補う力が強いので、冷え対策としてよりも、乾燥が気になる人におすすめです。

冬至に食べたいもの

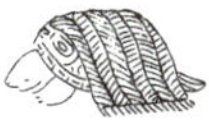

養生

日本では、冬至にかぼちゃを食べます。野菜ではめずらしく身体を温め、消化器系の働きを良くするかぼちゃは12月にうってつけの食材です。一方、中国では、冬至に餃子を食べる習わしがあります。もともと餃子は中国で〝医者の神様〟とされる、張《ちょう》仲《ちゅう》景《けい》という人物が作ったと言われる養生食。当時、寒さと飢えに苦しむ民衆のために振る舞われたのが、餃子（中国では水餃子）でした。冷えを解消する羊肉や唐辛子といった食材を使い、耳の形に似せて作られた餃子は、耳が凍傷となった多くの人を救ったのだそうです。

ポピュラーな焼き餃子も美味しいですが、冬至には水餃子を食べましょう。

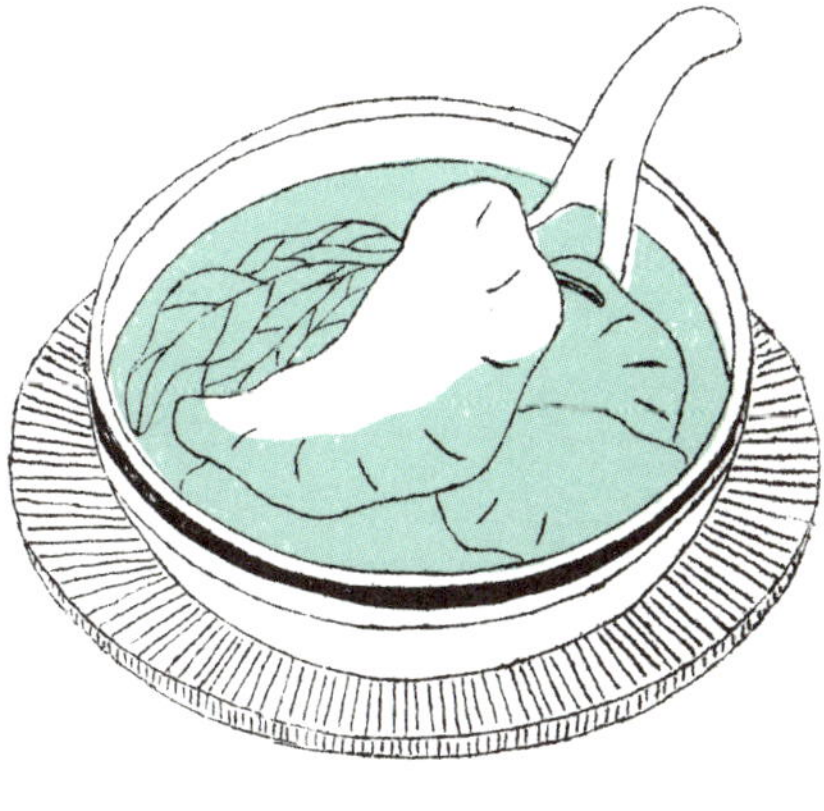

「水」のエネルギーが強まるのみならず、十二支の「子」には目に見えないものといった意味合いがあるので、ふだんはなかなか掃除をしない窓の結露やカビなどを一気に掃除したいタイミングです。空気は乾いていても、窓際やベッドの下には意外にも湿気が溜まっているもの。

見えない場所の掃除

開運

また、タンスやテレビなどの裏側など、いつも見えない場所に溜まったホコリもきれいに。ちょうど大掃除の頃ですから、部屋中の見えていないところをチェックしてみましょう。

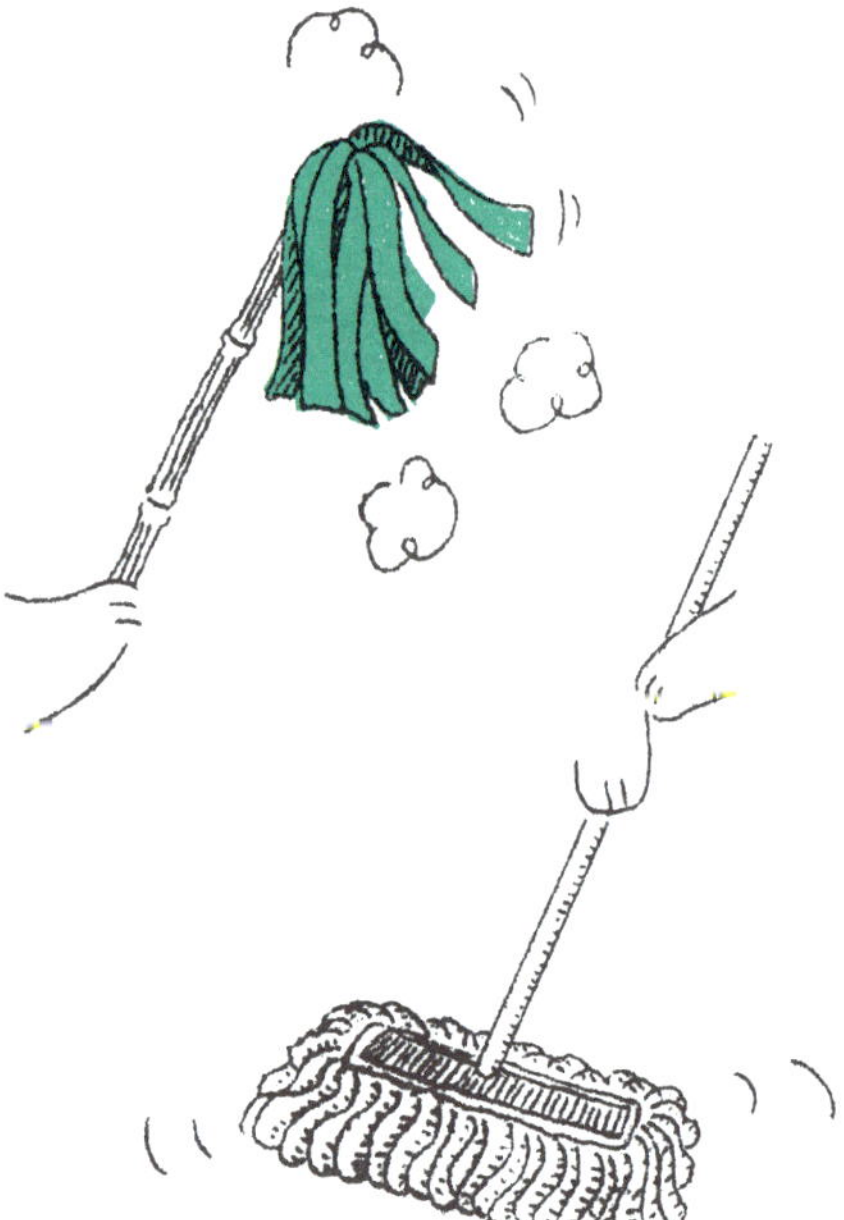

冷たい「水」の五行が強まって、「火」が弱められる12月。「火」は美しく飾ることと関係が深い五行なので、クリスマスツリーやリースのような華やかなアイテムを飾ることは、「火」を補う開運アクションに。

クリスマスツリーを飾る

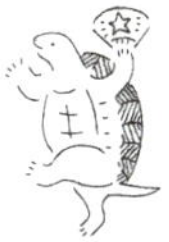

開運

ツリーの飾りつけを楽しみながら、クリスマスまでカウントダウンしましょう。

また、新しい洋服を手に入れて着飾ることもおすすめ。とくに温かい暖色系のファッションは、心をほぐしてくれるはず。

時間でいうと、十二支の「子」は「子《ね》の刻《こく》」、ちょうど真夜中をあらわします。眠っているあいだに運気をアップするためにも、枕カバーなどの寝具を新調したり、良い香りに包まれてぐっすり眠れるように、枕元

睡眠の質にこだわる

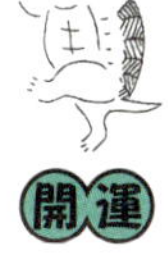

開運

にアロマポットを置いたりと、睡眠の質をアップさせるアクションが、そのまま開運へとつながります。新しい年を迎える前に、思い切って機能性にすぐれたマットレスや布団に変えてみるのもいいでしょう。

12月の養生キーワード

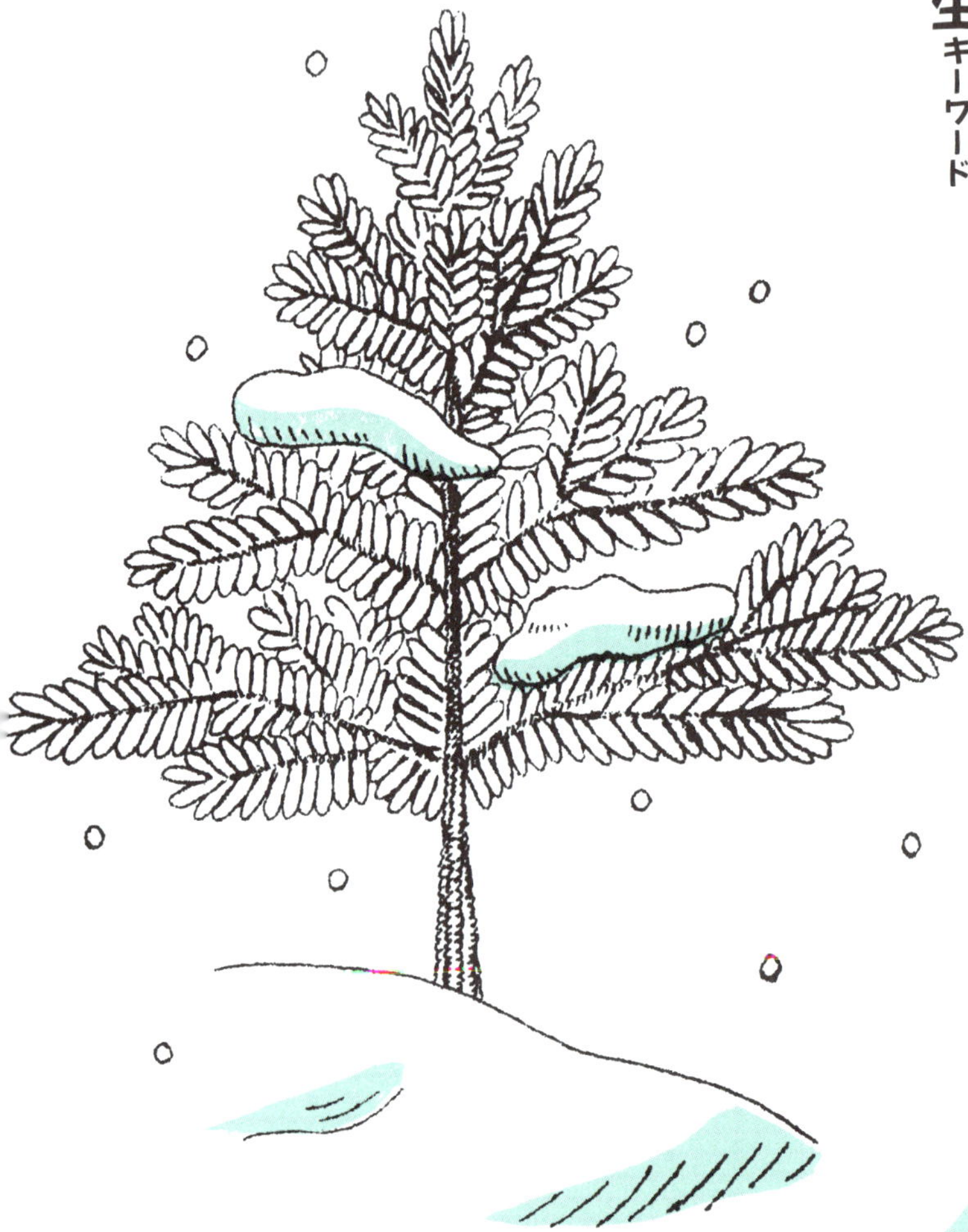

冬は「腎」の季節

いよいよ、本格的な冬の到来となります。山間部だけでなく、平地にも雪が降り積もり、天気予報では「真冬並みの寒さ」という言葉が飛び交うように。中医学的には、日照時間が減ることで身体を動かすエネルギー「陽気」が減り、代わりに「陰気」が増えるとされる頃。言葉通り〝陰気〟な気持ちになる人が増えるのみならず、師走ならではの忙しさも重なり、疲労感、不安感、ストレスなども強くなることでしょう。

強い寒さは、心にも身体にも大きな負担をかけます。ほかにも、冬の臓「腎《じん》」が弱ることで、足腰が弱る、トイレが近くなる、骨が弱る、髪が薄くなる、夜中にトイレで目が覚めてしまう、ビクビクしやすくなる、ふと涙が出てくるといった症状に見舞われる人も少なくありません。

12月

12月

寒さからの身体の守りが第一

この時期の養生のポイントは、「補腎《ほじん》」「助陽《じょよう》」「温肺《おんはい》」。つまり、冬の臓「腎」を守り、陽気を補い、肺などの呼吸器系を冷やさないことが大切になります。いつもより早く湯船に浸かり、10分でもいいので、いつもより早く寝ることを心がけましょう。年末の多忙なタイミングですが、ある程度の区切りをつけて、家で暖かくして、ゆっくり休養することも大事です。

メンタル面でのストレスや落ち込みについては、「この時期は心が弱りやすい」としっかり認識すること。「まだまだ大丈夫」と、決して過信してはいけません。

とくに、中医学でもっとも「陰気」が極まるとされる冬至（12月22日頃）の頃は、「陽気」が減ることで、寒さから動悸、胸の圧迫感、息切れ、不安感を覚える人もいることでしょう。ただでさ

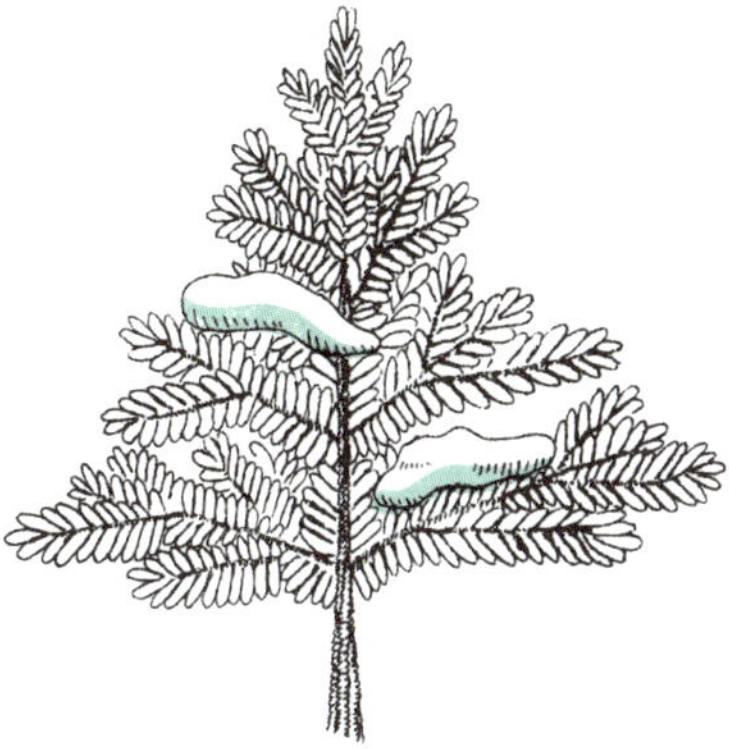

え心臓に負担のかかる冬は、寒暖差によるヒートショックなどにも注意が必要です。心疾患のある方は、十二分に気をつけるようにしてください。脱衣所に小さなヒーターを置く、また、シャワーでなく湯船に浸かる、素肌をさらさない、あるいは湯たんぽを使い、とくに下半身を冷やさないようにしましょう。

　意外な落とし穴は、飲みものです。身体を温めようと温かい飲みものを飲んでも、飲みすぎると身体の熱を奪い、冷えなどの原因になることも。ましてや、忘年会などの飲み会で、冷えたビールを何杯も飲むのは注意しましょう。

　とはいえ、せっかくの美味しいビールを適度に楽しめるよう、ふだんから丈夫な身体を作っておきたいもの。それこそが、中医学の真髄なのです。

1年お疲れ様でした。
よい新年を
お迎えください！

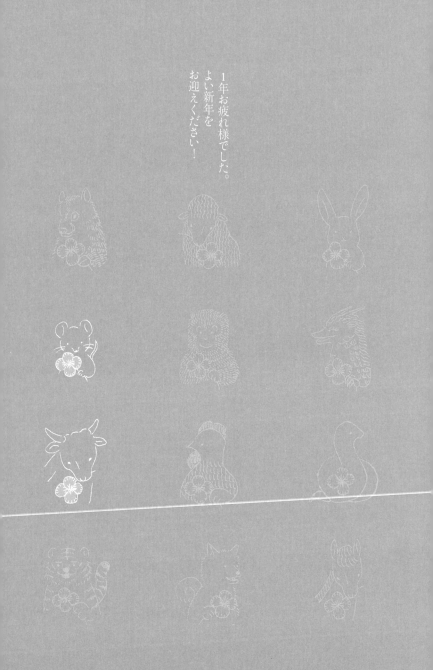

1月

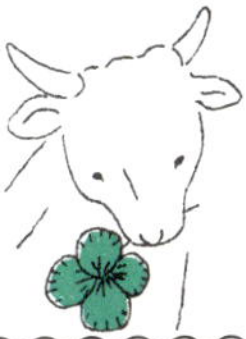

吉方位
西

十二支
丑

ラッキーデー
3と8
のつく日

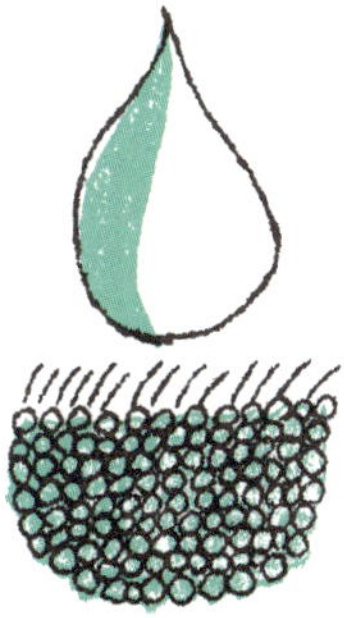

人体
脚の股、リンパ節

カラー
グリーン、赤

形
まっすぐ、細長い直線

五行
水と土

五臓
腎と脾

1月の開運キーワード

非日常から日常へ

1月の十二支は、「丑《うし》」。いとへんをつけると「紐」という字になる通り、年末年始の賑やかさから日常に紐でくくり戻される、といったイメージを彷彿とさせます。

五行でいうと、1月後半から冬の土用に入ることで、「水《すい》」のエネルギーに「土《ど》」のエネルギーが加わり、思い悩んだり、考えすぎてしまったりしやすいタイミング。年が明けてテンション高くいきたいと思っても、腰が重く、思うようにいかないという人も多いでしょう。

また、五行の「土」には粘り強さといった良い意味もありますが、悲観的な考えが強く根付いてしまうと、冬季うつ病などにつながる可能性も。五行の「土」は五臓の「脾《ひ》」を、十二支の「丑」は消化器官をそれぞれ意味するので、食事からエネルギーを補給することが開運へとつながります。

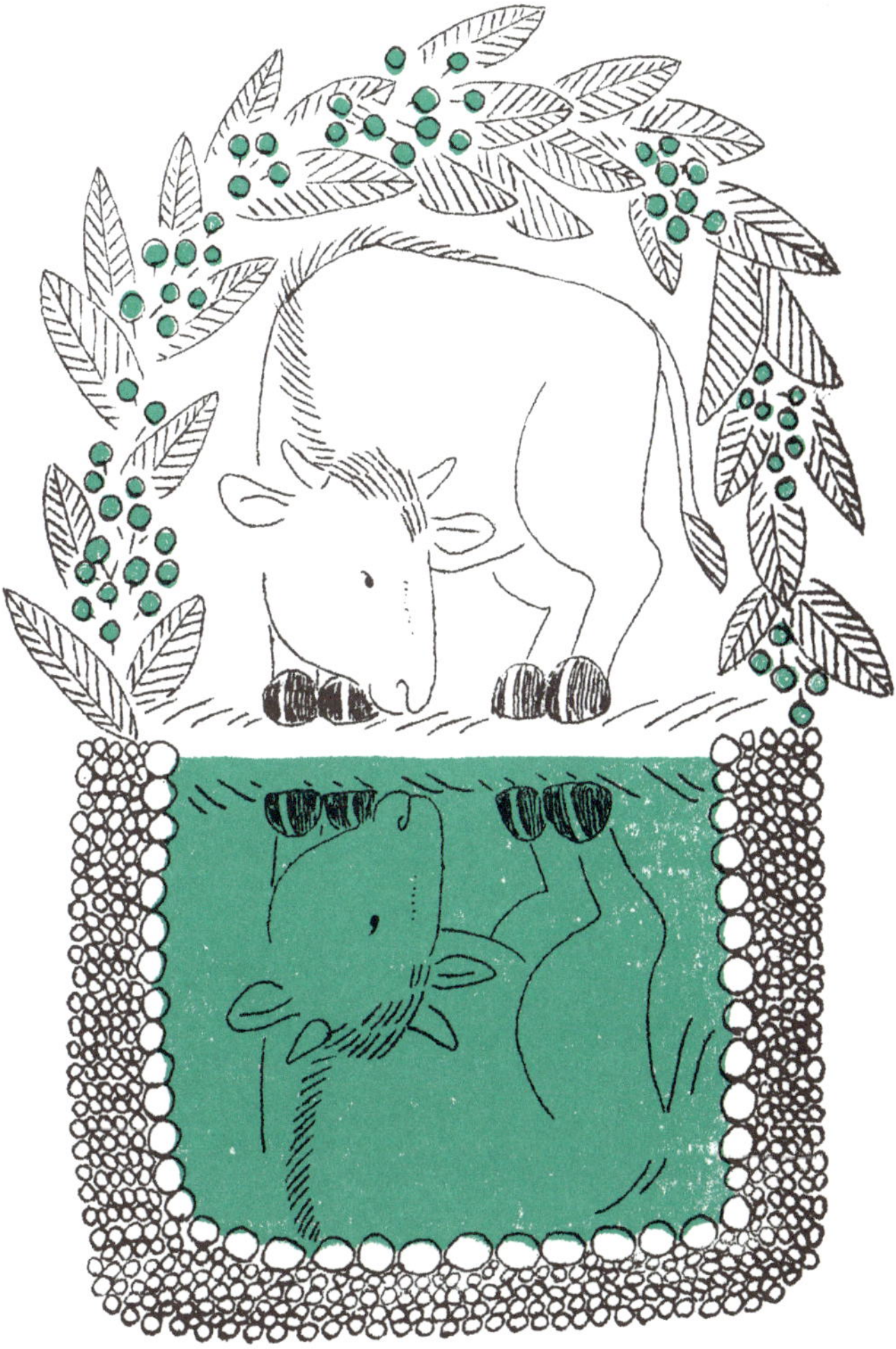

1月

寺社仏閣との付き合い方

1月。年が明けたら、まずは近くの神社やお寺を参拝する、という習慣のある人も多いことでしょう。

初詣をはじめ、何気なく訪れている寺社仏閣ですが、できれば、その神社やお寺に、いったいどんな歴史や由来があるのか、また、どんな神様や仏様が祀《まつ》られているのか、ぜひ、それらを知ることからお参りをスタートさせてみてください。

どんな力を持って、そこに降臨する神様なのか仏様なのかを知ると、何気ないお参りでも、きっと、その存在をグッと身近に感じられるはずです。

そして、初詣などでは、有名な寺社仏閣より、近くの氏神様をお参りしてみてください。どんな寺社仏閣でも、初めてお参りするときは〝ご挨拶〟と考えましょう。お願いごとをするなら、2回目以降に。ふだんの人間関係でも、初対面の人にいきなり

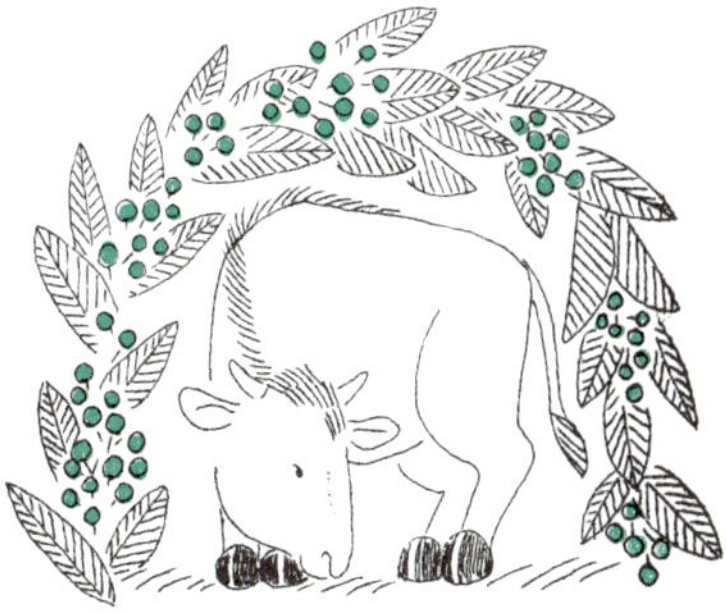

願いごとをすることはありませんね。それと同じです。

また、占いの世界では、じつは、元日を取り立てて祝うことはありません。なぜなら、占い師にとっての新年は、2月4日、あるいは旧正月だからです。とはいえ、年が明ければ、もちろん「明けましておめでとうございます」と言い合います。せっかくのタイミングに乗るのも、それもまた、楽しいからなのです。

ちなみに、占いを学んだ人間には、じつは元日のようにおめでたい特別な日が、年に3〜4日あります。それは、元日、旧正月、立春、これに加えるなら冬至の日です。

このように、古い暦に沿って生きてみると、どこかお得な感じがしませんか。ぜひ、これらの日も気持ち新たに迎えてみてください。

1月の開運養生アクション

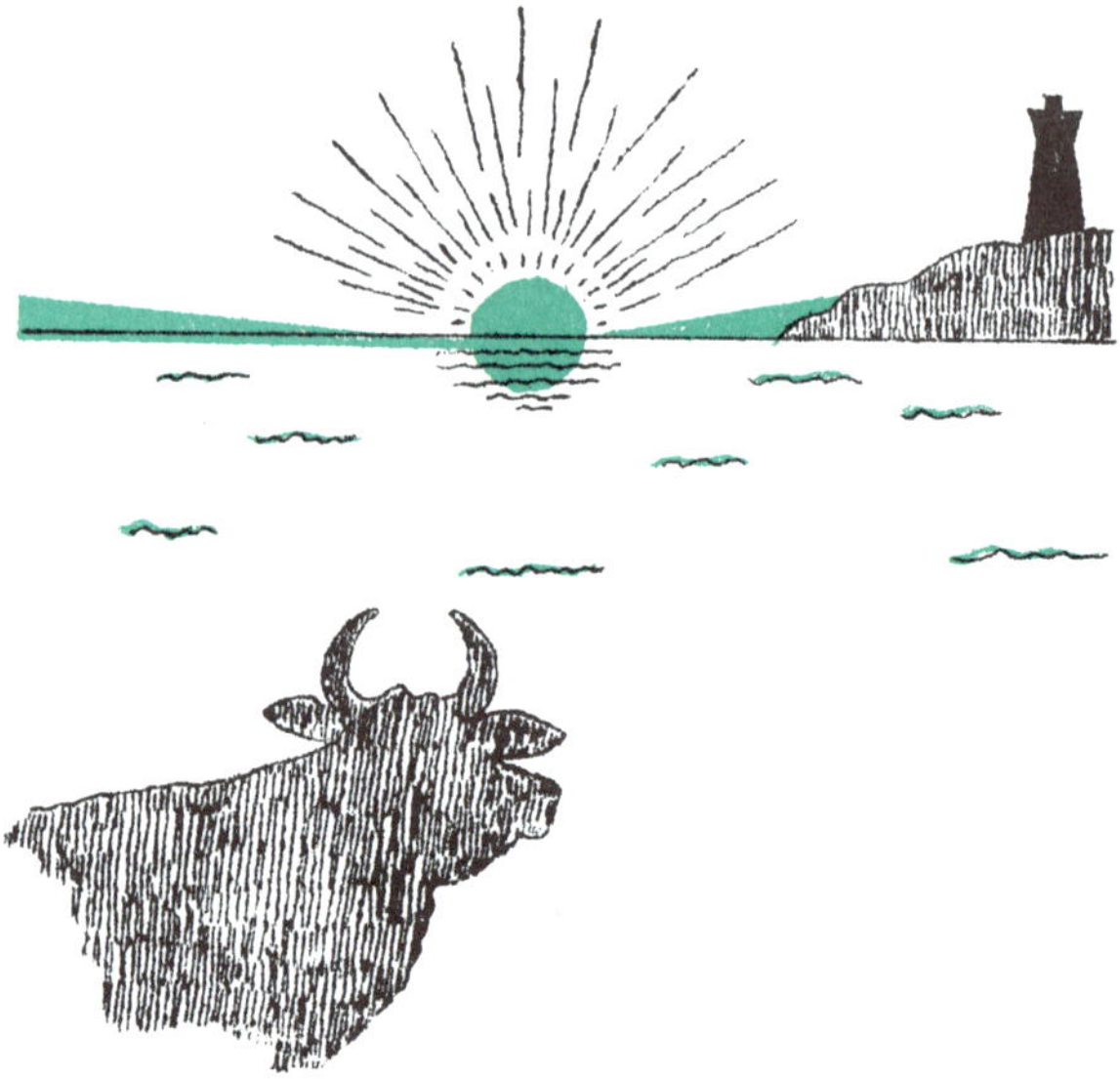

陰陽説で考えると、陽の気がもっとも少ない時期にあたります。そこで、陽気を補うためにも、太陽のモチーフを取り入れることがラッキーアクションになります。

初日の出を待ち受けにする

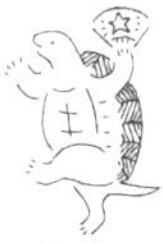

開運

とくに取り入れやすいのは、スマホの待ち受け。元旦の初日の出を撮って、それを1月のお守りとして待ち受けにするのは、つねに視界にも入るためおすすめです。

1月7日の人日《じんじつ》の節句には七草粥を食べましょう。七草にこだわらなくても大丈夫ですので、春菊でも大根の葉っぱでも白菜でも、冷蔵庫の残りの葉物を使ってお粥を作ってみてください。中国ではお粥を

七草粥

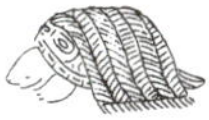

養生

「清腸潔胃《せいちょうけつい》（胃腸を養い、きれいにしてくれるもの）」として薬膳のひとつと考えており、お粥自体に胃腸薬と同じくらいのパワーがあります。ちなみに、食養生としては、朝に食べることもおすすめします。

新年、気持ち新たに新しいことを始めたいと思うなら、何かを新しく買ったり、新しいことを始めるだけではなく、読まずに手付かずだった積読本があるならそれを消化しましょう。また、使わずに眠って

積読本を消化する

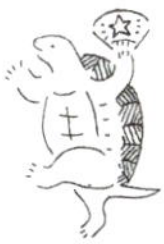

開運

いた新しい食器や鍋を使い始めるのにも最適なタイミング。12月の大掃除で新品のものが出てきたら、ピックアップしておきましょう。

1月の開運養生&行事カレンダー

家族や友人と新年の挨拶を交わし、清々しい気持ちで1年を始めましょう。

5日

二十四節気 **小寒《しょうかん》**

小寒から立春までの期間を「寒の内」や「寒中」という。

6日

7日

人日《じんじつ》の節句

胃腸にいい七草粥は養生食としても◎。この日までを松の内とする地域が多い。

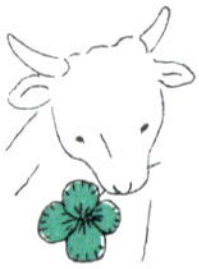

12日

初巳《はつみ》

その年最初の巳の日は、金運アップの吉日。

13日

ラッキーデー

成人の日

14日

左義長

正月飾りを燃やし、1年の幸運を祈願する火祭り。

19日

20日

二十四節気 **大寒《だいかん》**

二十日正月

21日

もっとも寒さが厳しくなる頃。大寒に産まれた「大寒卵」は栄養満点で縁起物として知られる。

26日

27日

28日

ラッキーデー

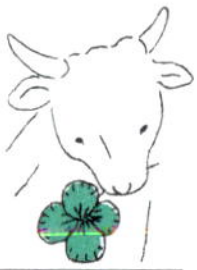

※二十四節気や十干十二支に基づく日付は、その年によって異なります。また、呼び方には諸説あります。

※「春分」と言うとき、春分当日のこと、および春分当日から次の節気「清明」までのこと、いずれの意味もあります。

1月のラッキーデー

3と8のつく日

五行の「水」と「土」が強まる1月は、それら両方を弱めてくれる「木」の数字である3と8のつく日がラッキーデーに。

1月

1日

元日

初詣のお参りは松の内までに。

2日

書き初めで新年の抱負や目標をしたためて。

3日

ラッキーデー

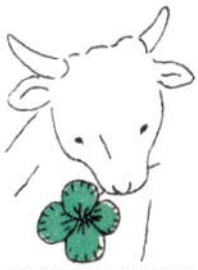

4日

一品一品におめでたい意味や願いが込められたおせち料理を楽しんで。

8日

ラッキーデー

寒中見舞いは1月8日から立春の前までに出す。

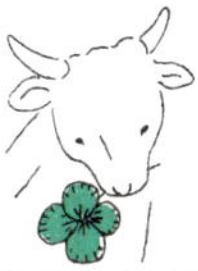

9日

10日

11日

鏡開き

お供えしていた鏡餅をおろし、無病息災を祈っていただく。

15日

小正月《こしょうがつ》

正月を締めくくる行事。小豆粥を食べる風習がある。関東は7日、関西は15日までが松の内。

16日

17日

冬の土用

立春（2月3日頃）の前日までの約18日間のこと。

18日

ラッキーデー

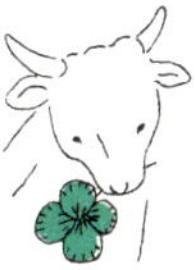

22日

23日

ラッキーデー

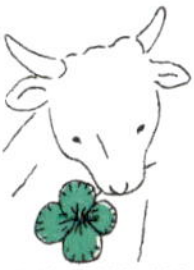

24日

25日

29日

30日

31日

1月の開運養生スポット

日当たりの良い公園

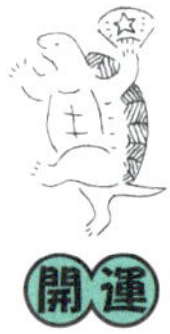

日当たりは、そのまま陽気（太陽のエネルギー）をあらわすので、日当たりのいい公園でたっぷり陽気を補いましょう。とくに1月後半の土用に入ると寒さから身体が凝り固まる傾向があるので、公園で軽いストレッチやヨガをするとラッキーアクションにつながります。

ただし、1月に汗をかくほど激しい運動をすると、逆に陽気を消耗してしまうので、少しずつ、伸びやかに身体を動かすよう意識しておきましょう。

旅行は西へ

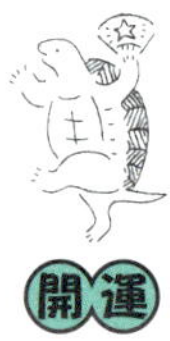

1月、月ごとに巡る天《てん》道《どう》神《じん》は「西」にいます。旅行へ行くなら、ぜひ西の方角にある場所へ。方角は、自宅から、ざっくり45度ずつで割り出してください。

十二支の「丑」は、身体でいうと股のあたりやリンパなどを司ります。冬の土用に入り、「土」の気と寒さで凝り固まっている身体を、リンパマッサージでほぐしてあげましょう。「土」の気で凝り固まるだけで

リンパマッサージ

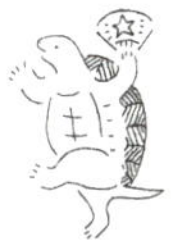

開運

なく、これも「丑」の性質から、寒さに身体がくくりつけられているはずなので、しっかり流し、伸ばすことが、さらなる開運につながります。

また、温泉は凝り固まった身体を温めてほぐすとともに陽気を補うことができるので、とくにおすすめのスポットです。

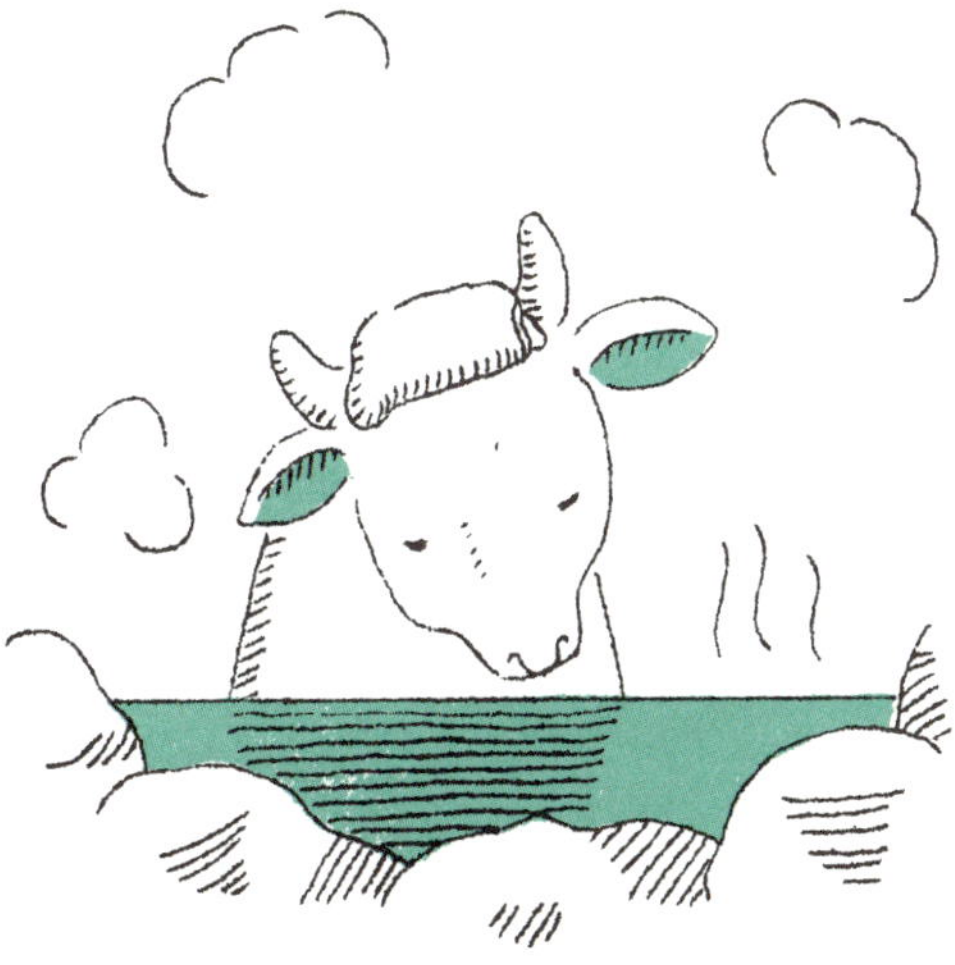

1月の開運養生フード

冬の食養生の基本となる、身体を温めて潤いを補給する食材を意識して摂りましょう。あらためて、身体を温める食べものをご紹介します。

身体を温める食べもの

この時期なら、ナツメグ、シナモン、八角、フェンネルシード、唐辛子、栗、くるみ、鮭、うなぎ、エビ、羊肉、鹿肉、牛テール、鶏肉などがおすすめです。

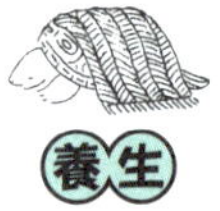

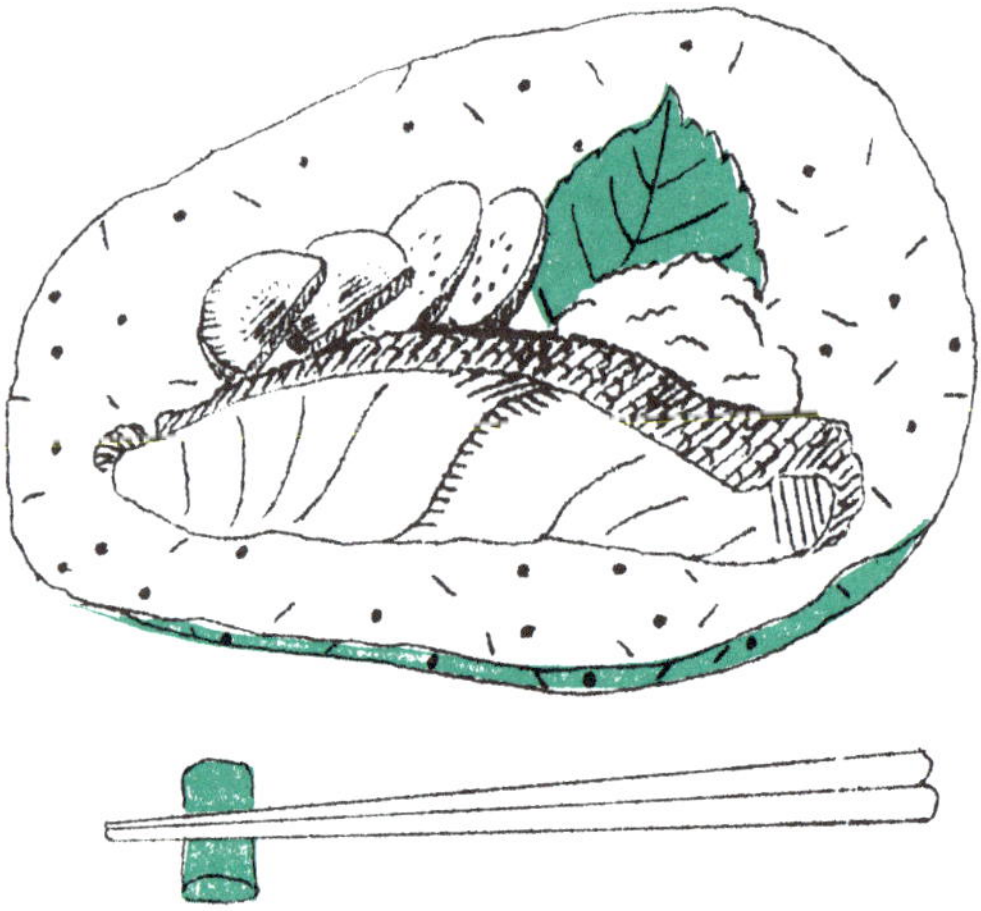

潤いを補う食べもの

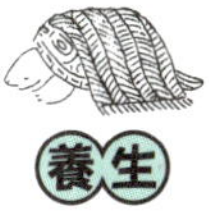

冬の特徴は、なんといっても寒さと乾燥です。そこで、身体の潤いを補う食べものをご紹介します。黒ごま、白ごま、あわ、豆腐、もち米、ハトムギ、黒豆、黒きくらげ、白きくらげ、里いも、ゆり根、白菜、りんご、カニ、エビ、牡蠣、昆布、鶏卵、はちみつ、オリーブオイルなど。

冬の果物代表、みかんも潤いを補給し、食欲を促し情緒を安定させてくれるので、〝こたつでみかん〟で冬を楽しみましょう。

胃腸に優しい食べもの

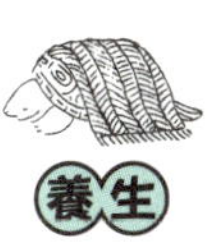

年末年始の会食などで胃腸が弱りがちな1月は、なるべく胃腸に優しい食べものを意識して。おすすめは、お粥、さつまいも、豆腐などの大豆製品、キャベツ、りんごなど。胃腸が疲れたときには、それこそ胃腸薬を飲むようなつもりでお粥を食べましょう。ただし、お腹に良いイメージのあるヨーグルトは、中医学においては胃腸が弱い人は避けるべき食べもの。ネバネバ系の食材やお餅も消化に時間がかかります。

1月の　住まいの開運養生

冷蔵庫や食器棚の整理

十二支の「丑」は、家のなかに当てはめると、冷蔵庫、食器棚、あるいは、食料を貯蔵しているパントリーや金庫などを司ります。きれいに掃除をしたり片付けをすることは、1年を通してラッキーアクションと言えますが、大掃除でも後回しになりやすい場所ばかりですので、ぜひ、1月はこれらの整理、掃除をしてみましょう。

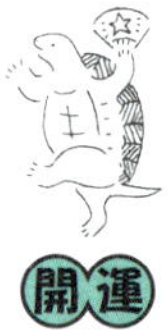

チェーンネックレスやベルト

「土」のエネルギーを抑える五行の「木《もく》」のエネルギーを取り入れるには、細長いものがラッキーアイテムになります。また、五行の「丑」には紐や糸といった意味合いもあるため、ファッションではチェーンネックレスやベルト、ショルダーバッグ、スマホショルダーといったアイテムを意識してみましょう。

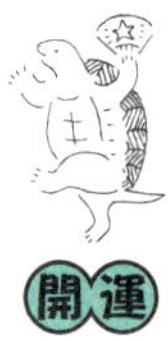

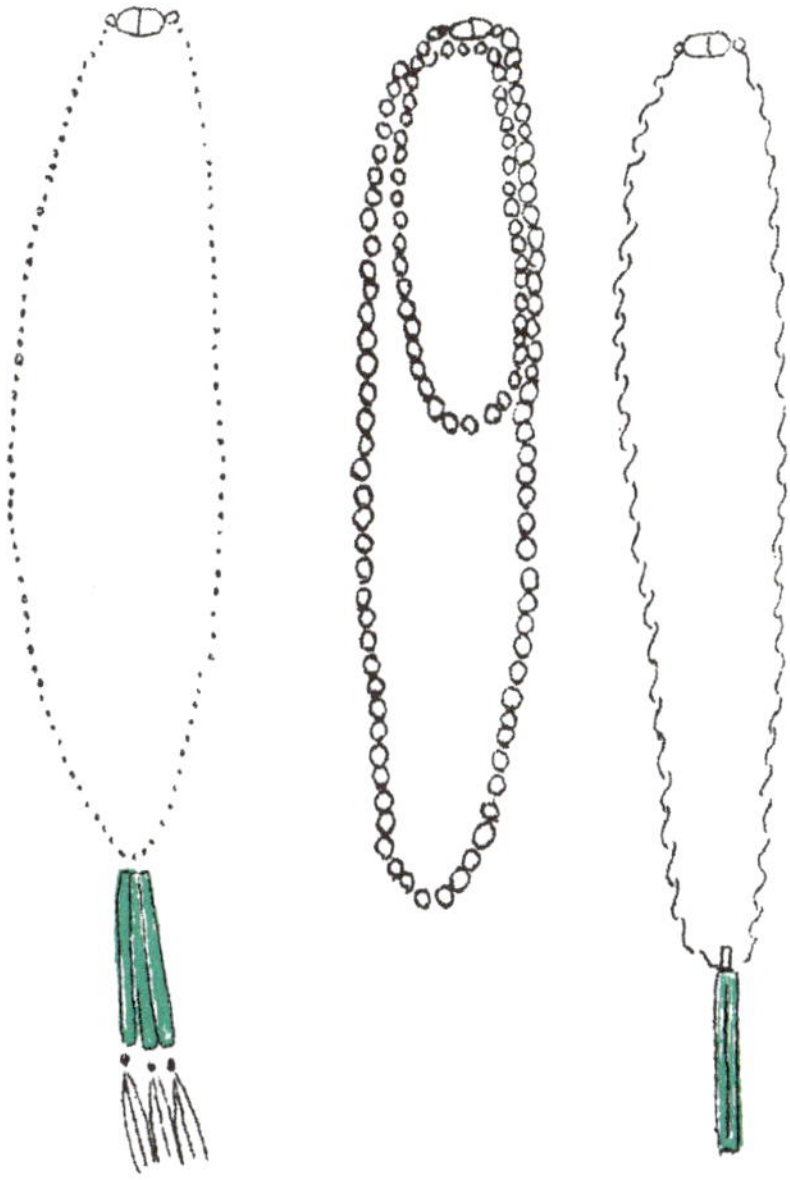

強まる「土」のエネルギーを抑えてくれるのが、五行の「木」。そこで、「木」の色であるグリーン、そして、枯渇する陽気を補ってくれる赤色がラッキーカラーになります。

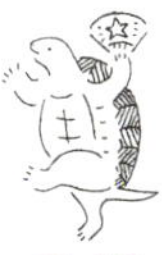

開運

赤やグリーンなどのカラー

正月飾りの定番・千両は緑の葉に赤い実がついていますから、積極的に飾るといいでしょう。ほかにも、お正月の縁起物には赤やグリーンが多いので、できる範囲で取り入れてみてください。

1月の 養生キーワード

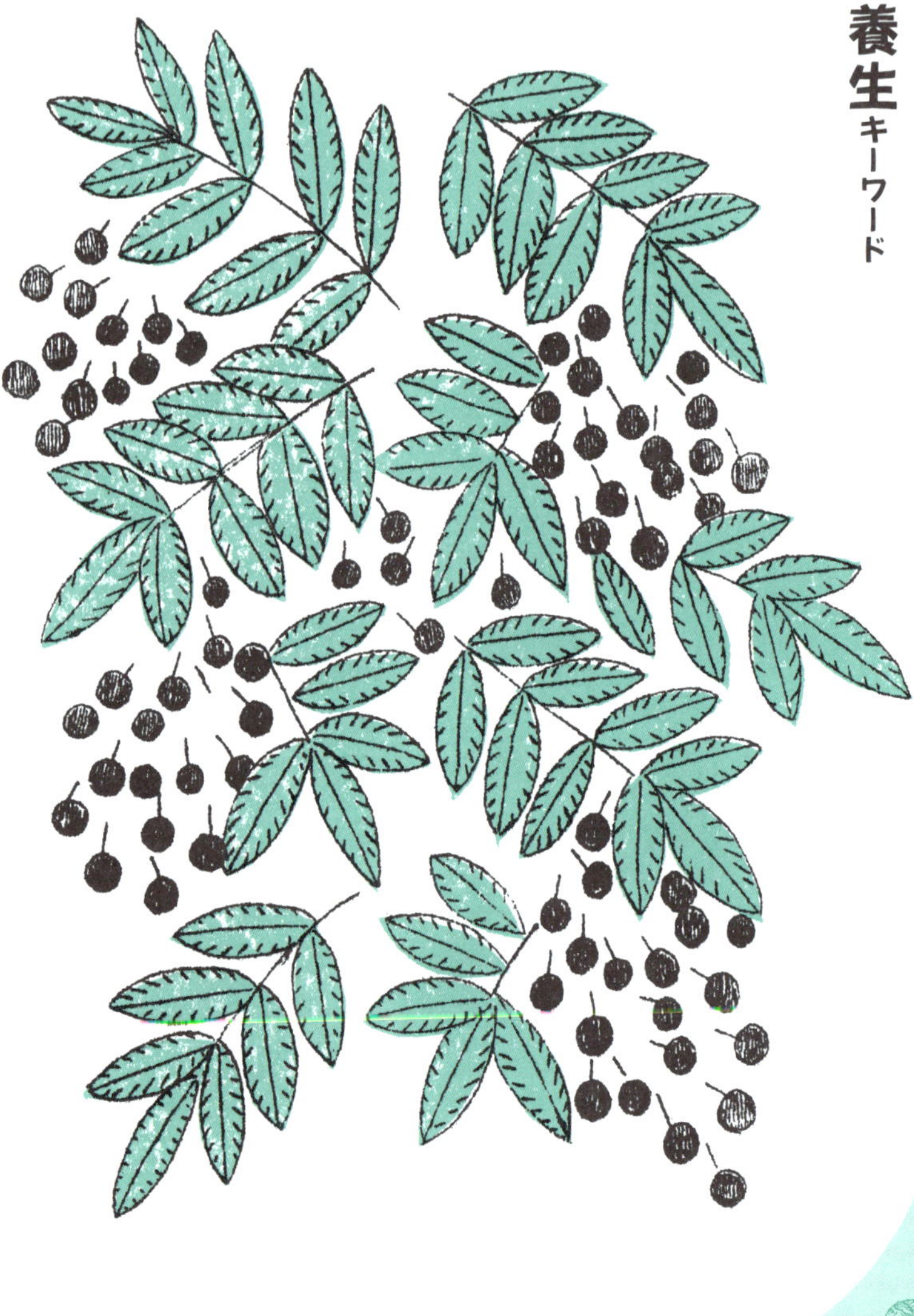

寒さのピーク〝寒の入り〟

1年のスタートとなる1月。心新たに、晴れやかな気持ちで過ごしている方も多いことでしょうか。一方で、1月は1年でもっとも寒さが厳しいとき。いわゆる〝寒の入り〟と呼ばれ、太陽の光から得られる「陽気」は不足し、寒さから、ますます冬の臓「腎」に負担がかかります。

そのため、新年の活気とは裏腹に、とにかく疲れる、よく眠れない、寝ても疲れがとれないといった症状に悩まされる人も多いかもしれません。

さらに、年末年始特有のたび重なる外食や食生活の乱れなどから、とにかく胃腸が疲れやすい時期でもあります。食欲不振、下痢、軟便、吐き気などの胃腸トラブルに見舞われる人も多いことでしょう。ちなみに、空腹を感じない、食べるとすぐに眠気に襲われるといった症状も、胃腸が弱ってい

1月

胃腸を休ませる

る証拠です。

1月の養生のポイントは、「小食」。胃腸のトラブルは、そのままメンタル面の不調へとつながるため、とにかく胃腸を健やかに保つことが、心身ともの養生になるのです。

できれば、一食をお粥や野菜スープに代えるなど、あえての小食で、とにかく疲れた胃腸を休ませてあげましょう。あるいは、食事の時間になってもお腹が空いていない場合は、一食抜くのもおすすめ。現代では、「食べなくて病気になる」ということはまれです。それよりも、食べすぎや栄養過多による不調のほうが、明らかに多いのです。とくにこの時期は、「お腹が空いた」と感じてから食事を摂るようにしてみてください。

そして、冬の終わりにあたるこの時期は、とにかく「閉蔵《へいぞう》」を

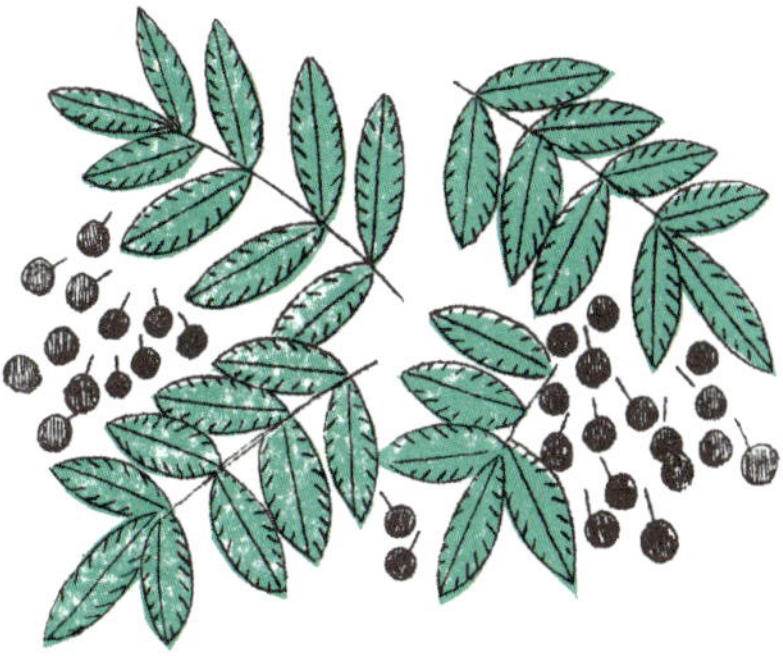

意識すること。中医学で冬のことを「閉蔵」と言いますが、文字通り、蔵を閉じてこれまでの蓄えでしのぐがごとく、過度に動きすぎない、発汗しすぎない、発言を控えるといった、3つのポイントをおさえるといいでしょう。

アクティブに出歩いたり、激しい運動などは避け、「やりたい！」と思うことがあれば、今は準備だけをすすめて、実際の行動は春を待つようにしましょう。また、動物の冬眠のように、5分でも10分でもいいですから昼寝をするのもいいでしょう。

そして、ぜひ取り入れたいのが、日光浴。太陽の光を浴びることで交感神経が刺激され、自律神経がととのいます。自律神経がととのえば、自ずとエネルギーが湧き上がってくるはず。

このような養生を心がけながら、来るべき春を静かに待ちましょう。

今年も
あっという間に
1か月。
寒いけれど
2月に入れば
春はすぐそこ

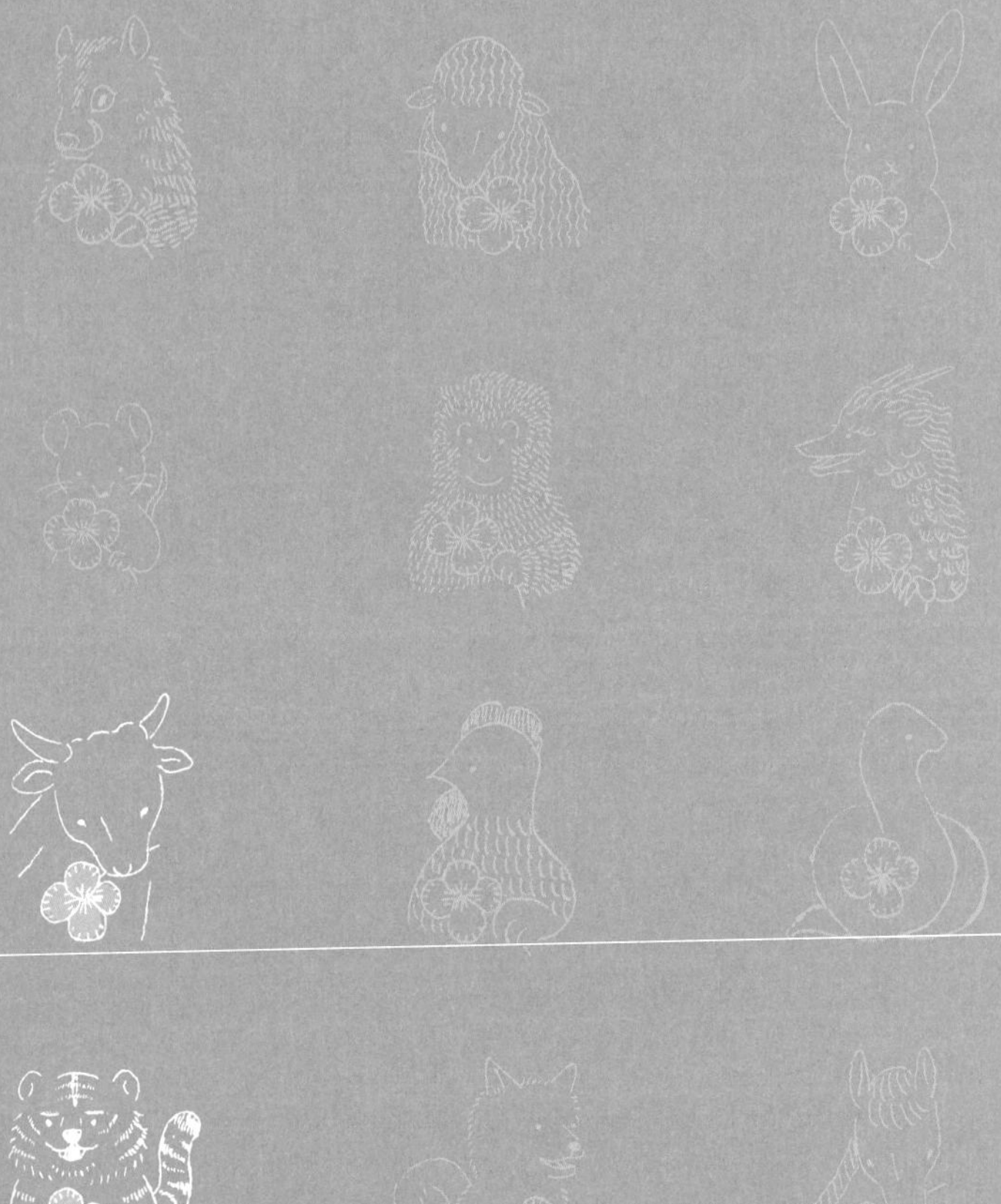

2

月

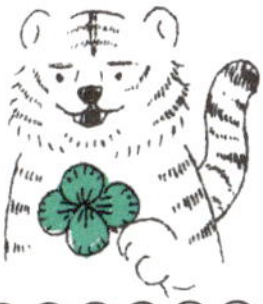

吉方位
南

十二支
寅

ラッキーデー
4と9
のつく日

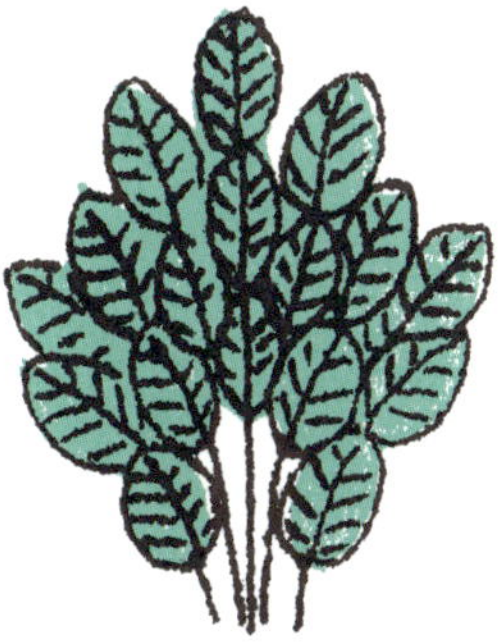

人体
両手

カラー
シルバー、ゴールド、白

形
丸、球体

五行
木

五臓
肝

2月の開運キーワード

弓矢で狙いを定める

2月の十二支は、「寅《とら》」。「寅」という漢字の成り立ちを見ると、弓矢をまっすぐに伸ばすような形をしているのですが、これには矢が放たれるように、地下に眠っていたエネルギーがぐっと芽生える季節、といった意味合いがあります。

その弓矢を的へと狙いを定めるがごとく、まっすぐ、正義感、負けず嫌いといった、エネルギーあふれる性格を持つ十二支の「寅」ですが、一方で、気ばかり焦る、イライラするといった側面も。

つまり、しっかり目標が定まっていればいいのですが、立春を迎えて五行の「木《もく》」のエネルギーが高まることもあり、「とにかく動かねば」と気ばかり焦ってはいけません。この時期は、湧き上がるエネルギーに振り回されず、動く前にしっかりと言動の方向性を固めるアクションが吉となるでしょう。

2月

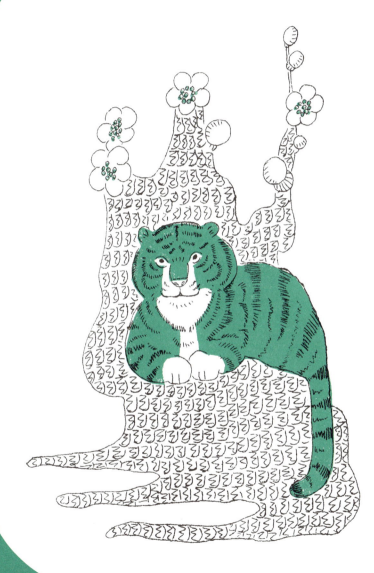

吉方位のはなし

2月といえば、節分、豆まき、そして、昨今では、これに恵方巻きが加わります。恵方巻きは、ここ十数年で一気にメジャーな風習となりましたが、じつは、大々的に祝われるようになったのは、商業的な仕組みもからんでいるので、占い的にはそれほど意味のあるものではありません。

とはいえ、縁起を担ぐ楽しい行事は、いくらあってもいいのではないでしょうか。「恵方を向いて巻き寿司を食べれば、無病息災で1年が過ごせる」と信じ、その楽しい様子をシェアしてみる。あるいは、SNSなどで少し変わった巻き寿司のアレンジレシピなどを発信し、たくさんの人が楽しい気持ちになるのなら、少なからず、開運につながっていくことでしょう。

年ごとに巡る歳徳神《としとくじん》（歳神様）のいる方角が恵方（吉方位）とさ

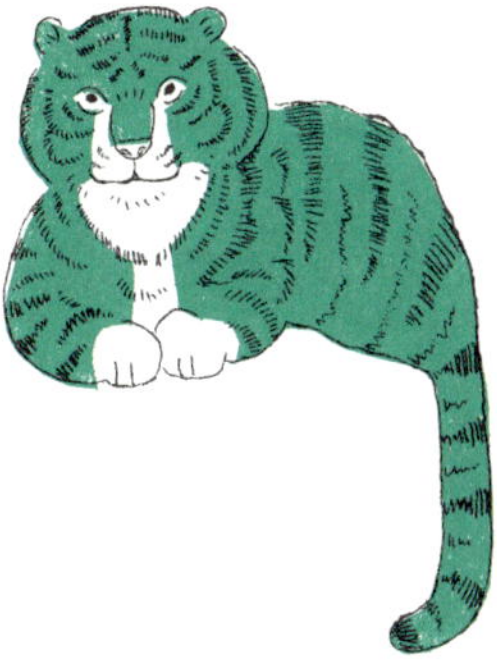

れます。それぞれの方位の持つパワーは、太陽の動きから連想されたもの。西は金運とされますが、キラキラ輝く太陽が沈む（入る）ので、キラキラ輝くお金が入ってくる、という理由からです。

ほかにも、南東が結婚運や出会い運を司るのは、南東に太陽が昇る頃（午前7時から11時頃）には、バラバラだった空の色が東も西も均一にととのうため、自分とパートナーが交わる、同じ状態になると考えるため。

原始的な考え方だと思われる人もいるかもしれませんが、占いの世界は、大いなる自然、宇宙の動きに基づいたものなのです。

叶えたい願いによって方位を使い分けることも可能ですが、本書では、月ごとに巡る神様・天道神のいる方角を吉方位としてご紹介しています。まずは月ごとの吉方位を参考にして、お参りや開運旅行の計画を立ててみましょう。

2月の開運養生アクション

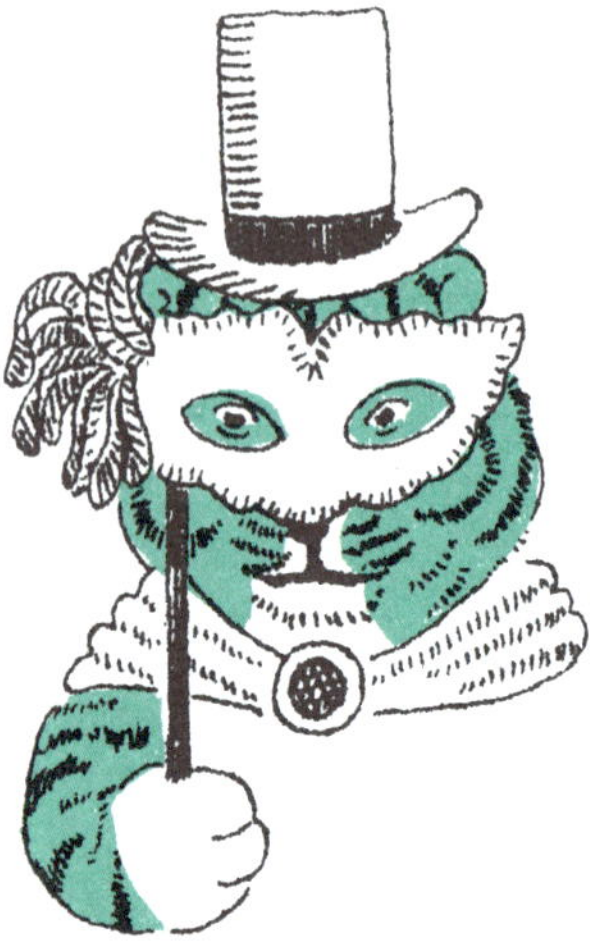

ファッションで冒険する

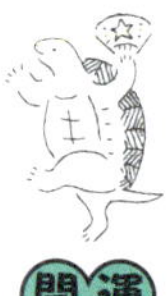

十二支の「寅」には、チャレンジ、動き回るといった意味合いがあるので、ファッションでも冒険してみることがラッキーアクションに。また、春の五行である「木」には、若さと関係するエネルギーがあり、せっかく冒険するのなら、若者をターゲットにしたブランドやファッションアイテムで新しいスタイルに挑戦してみましょう。

節分の豆まき

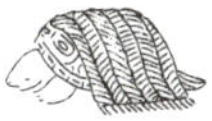

養生

節分の豆まきに使う大豆は、胃腸をととのえて水はけを良くし、むくみを取り去り、乳汁の分泌を促すので、胃腸が弱く疲れやすい人や、手足のだるさ、むくみがある人、授乳中のお母さんなどにおすすめ。

ただし、食べすぎは胃の不調のもとになるので、「歳の数」にこだわらず楽しめる範囲で食べましょう。また、陰虚といって体液不足で、乾燥しがちの方は、炒った大豆よりも豆腐や豆乳がいいでしょう。

自分のロールモデルを作る

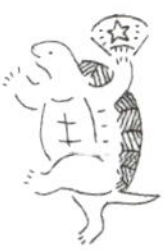

開運

十二支の「寅」は、ライバルに打ち克つ、負けないといった、強い意志を持ちますが、勢い任せに動くのは得策ではありません。そこで、仕事や人間関係、あるいはビジュアルなどで「こうなりたい」「こうありたい」と感じる、自分のロールモデルとなるような人物を定めましょう。モデルやインフルエンサー、ビジネスパーソンなど、自分の方向性を示してくれるような人物を探してみましょう。

2月の 開運養生&行事カレンダー

暦の上で春の始まり。花粉症対策は、
花粉シーズンの前から養生を始めることが一番のポイント。

5日

6日

初午

立春のあとの初午の日は金運アップの開運日。いなり寿司を食べる風習も。

7日

なまはげ柴《せ》灯《と》まつり

2月第2金・土・日に開催される秋田の伝統的な神事。重要無形民俗文化財。

12日

13日

14日

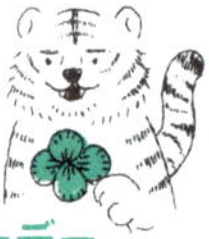

ラッキーデー

バレンタインデー

19日

ラッキーデー

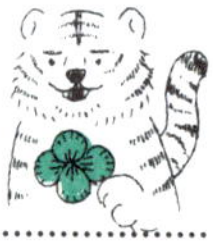

20日

21日

26日

三寒四温。散歩で春めく気候を感じて。

27日

28日

※二十四節気や十干十二支に基づく日付は、その年によって異なります。また、呼び方には諸説あります。

※「春分」と言うとき、春分当日のこと、および春分当日から次の節気「清明」までのこと、いずれの意味もあります。

2月のラッキーデー

4と9のつく日

五行の「木」が強まる2月は、「木」を抑える「金」の数字である4と9のつく日がラッキーデーに。

2月

1日

春節は中国の旧正月。銅鑼《どら》や赤い色のお札で邪気を祓う。

2日

節分

恵方巻きと豆まきで福と春を呼び込みましょう。

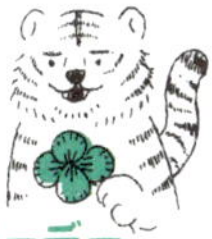

3日

二十四節気 **立春《りっしゅん》**

暦の上で春の始まり。

4日

ラッキーデー

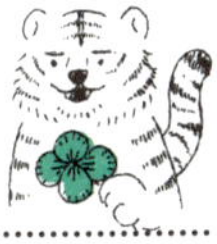

8日

針供養

9日

ラッキーデー

10日

11日

建国記念の日

建国を記念し、国を愛する心を養う国民の祝日。

15日

16日

17日

梅まつり

梅の開花が春を告げる。東京・湯島天神や小石川後楽園は有名な名所。

18日

二十四節気 **雨水《うすい》**

雪や氷が溶け、大地が潤い始める頃。

22日

23日

天皇誕生日

24日

ラッキーデー

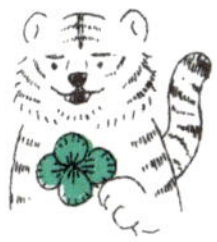

25日

29日

ラッキーデー

「うるう日」ではなく「うるう秒」も存在する。

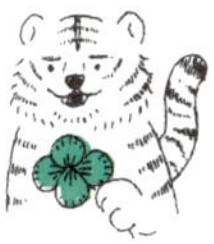

ボウリング場

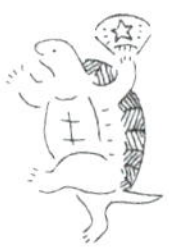

開運

五行の「木」のエネルギーが強くなるので、「金」のエネルギーを象徴する丸いもの（＝ボール）を、狙いをつけて転がすボウリングがラッキーアクションになります。同じく狙いを定めて投げるダーツなどもいいでしょう。大型の屋内スポーツ複合施設に行けば、ボウリングとダーツ、どちらも楽しめるはずです。

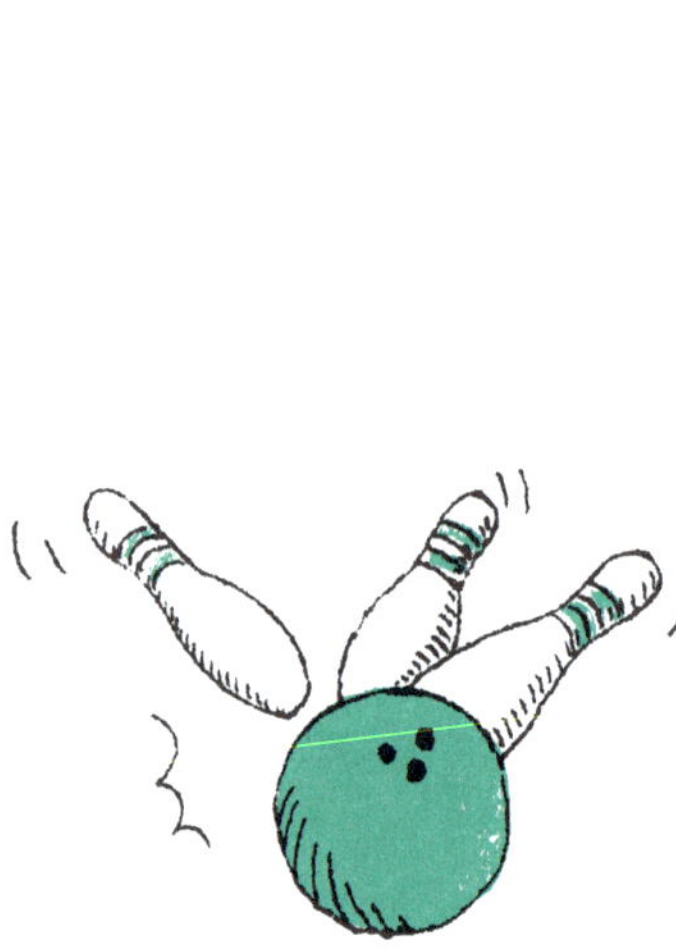

旅行は南へ

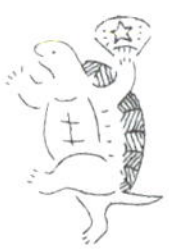

開運

2月、月ごとに巡る天《てん》道《どう》神《じん》は「南」にいます。旅行へ行くなら、ぜひ南の方角にある場所へ。方角は、自宅から、ざっくり45度ずつで割り出してください。

勝負ごとにかかわるスポットにも、五行の「金」のエネルギーが集まります。競馬や競輪なら、それこそ「当てる」という十二支の寅の意味合いにもつながるので、まさにおすすめの開運スポット。

競馬場・競輪場

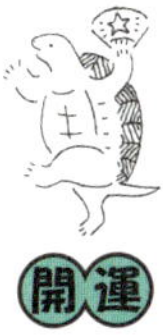

昨今では、一人で競馬や競輪を楽しむ方も増えてきていますし、のめり込むほどなら注意も必要ですが、ぜひ、ちょっとした非日常を楽しむ感覚で、競馬場や競輪場に足を運んでみましょう。

春は五行の「土」が弱まる季節。「土」には落ち着いて物事を考える意味があり、この五行が弱まると衝動的になり、自ら安定を壊してしまう傾向も。妙にカッカするとしたら、乱れた五行のせいかもしれません。

古本屋・リサイクルショップ

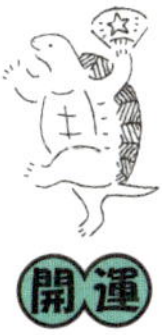

「土」のパワーが集まる場所に出かけ、運気のバランスを回復させましょう。古本屋さんやリサイクルショップなど、古いものを扱うお店は「土」の気が強いエリア。不要なものを手放してみてはいかがでしょう。

春の臓「肝」の働きを助けて血《けつ》を補う、春先にぴったりの食材のひとつが、イカ。貧血や月経不順、不正出血などの女性特有のトラブルにも効果的ですし、メンタル面での安定にも一役買ってくれます。養生的には、お刺身ではなく、できるだけ加熱して食べるほうがおすすめです。

血を補う食べもの

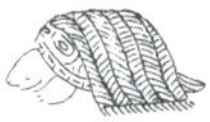

養生

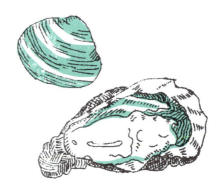

そのほかにも、身体に血液をしっかりチャージしてくれる「補血《ほけつ》」食材には、黒豆、ごま、うずらの卵、鶏卵、キャベツ、にんじん、ほうれん草、牡蠣、牛肉、鶏肉などがあります。

気を巡らせる飲みもの

養生

立春を過ぎると、暦の上では春。春は、気（エネルギー）をしっかり取り入れ、巡らせる養生が必要です。気を巡らせるためには、自分が心地良いと感じる香りのものを食べたり、身につけたりするのがいいでしょう。食事から摂るなら、たとえばセロリ、パセリ、せり、パクチーなどの香味野菜。

そして、カモミールティーやジャスミン茶など、香りの良いハーブティーがおすすめ。ほかにも、少し苦味のある緑茶、菊花茶、ミントティーなども、過度な興奮を鎮めながら気分をゆったりさせてくれます。

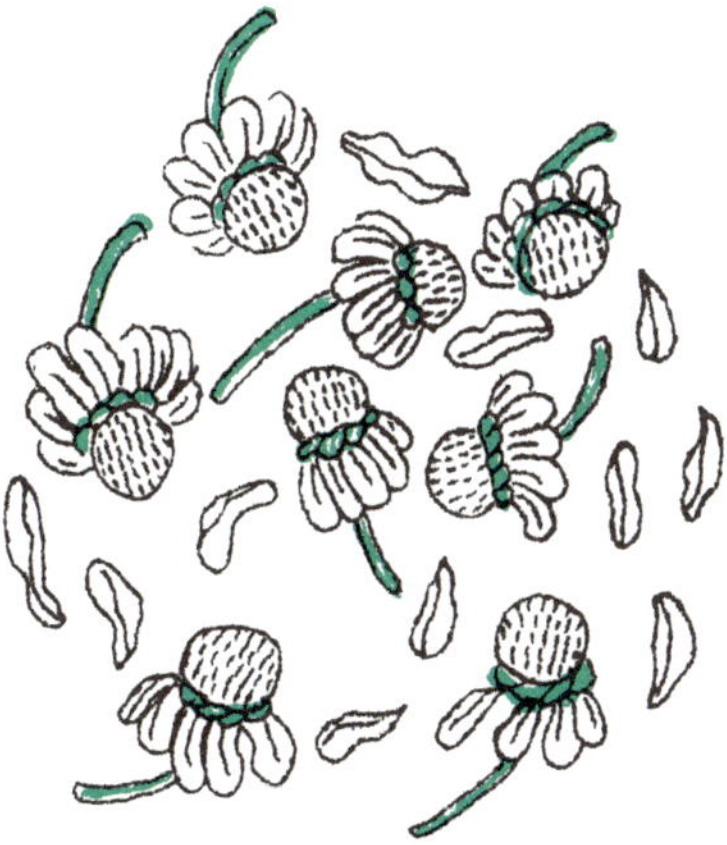

十二支の「寅」は布類を司ることもあり、インテリアでは、クローゼットやタンスの整理など、洋服や布類に関連する場所を整理したり、掃除すると吉となります。

クローゼットを整理する

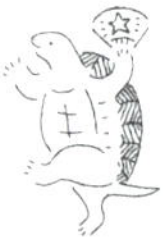

開運

あるいは、お金に関する場所もポイントになるので、いつも貯金通帳を置いている場所や金庫などがあれば、あわせて整理・掃除してみましょう。

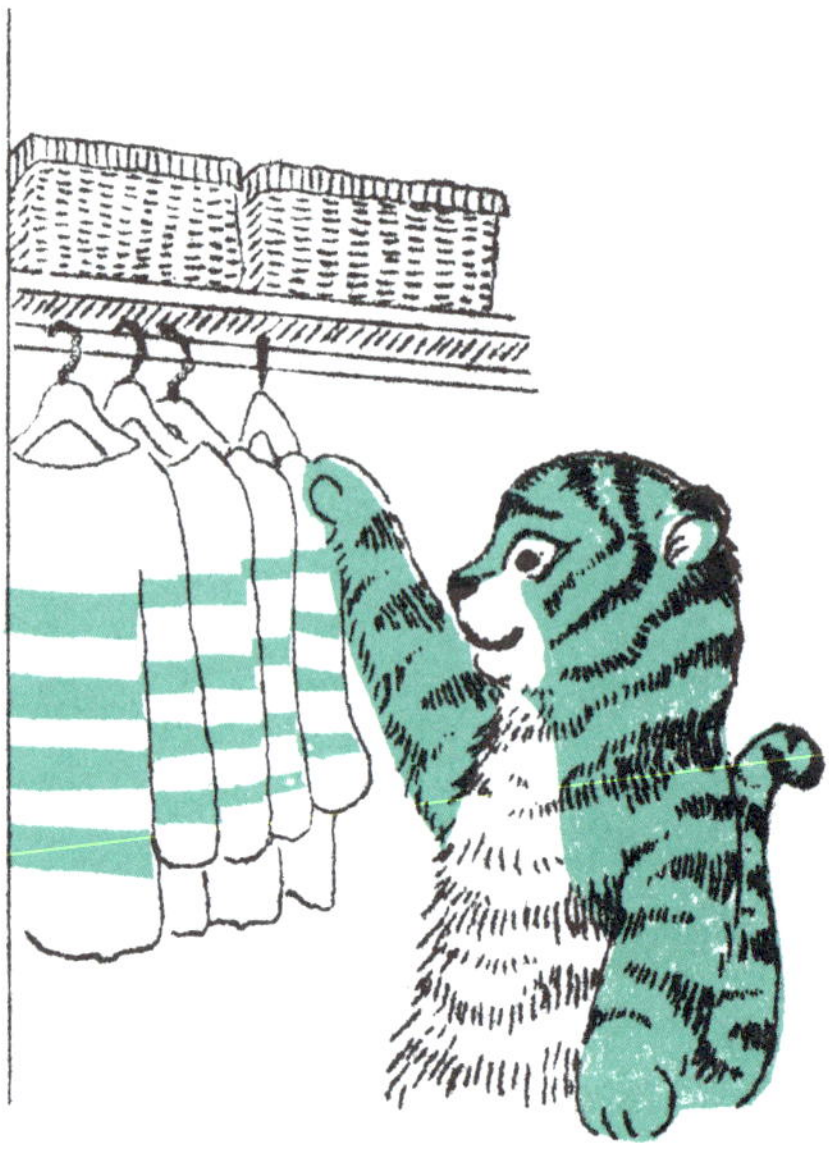

シルバーや白などのカラー

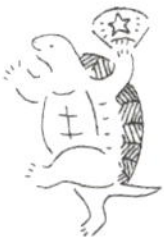

開運

強まる「木」のエネルギーを抑えてくれるのが、五行の「金」。そこで、「金」の色であるシルバーや白、あるいはゴールドなどがラッキーカラーとなります。小物やアクセサリーなどで、ファッションやインテリアに取り入れてみましょう。

十二支の「寅」は人体では両腕・両手をあらわすので、手首につけるブレスレットや腕時計で取り入れるのもおすすめです。

整体・リフレクソロジー

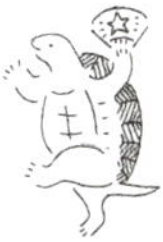

開運

十二支の「寅」を人体に当てはめると、両腕・両手になります。五行の「木」のエネルギーが強まると、身体の筋を痛めたりしやすいので、リフレクソロジーなどで、腕から手、指先まで、しっかりマッサージをしてもらいましょう。

また、立春とはいえ、実際には寒さのピーク。お風呂にゆっくり浸かって温まりながら、自分でほぐしてあげるのももちろんいいでしょう。

2月の養生キーワード

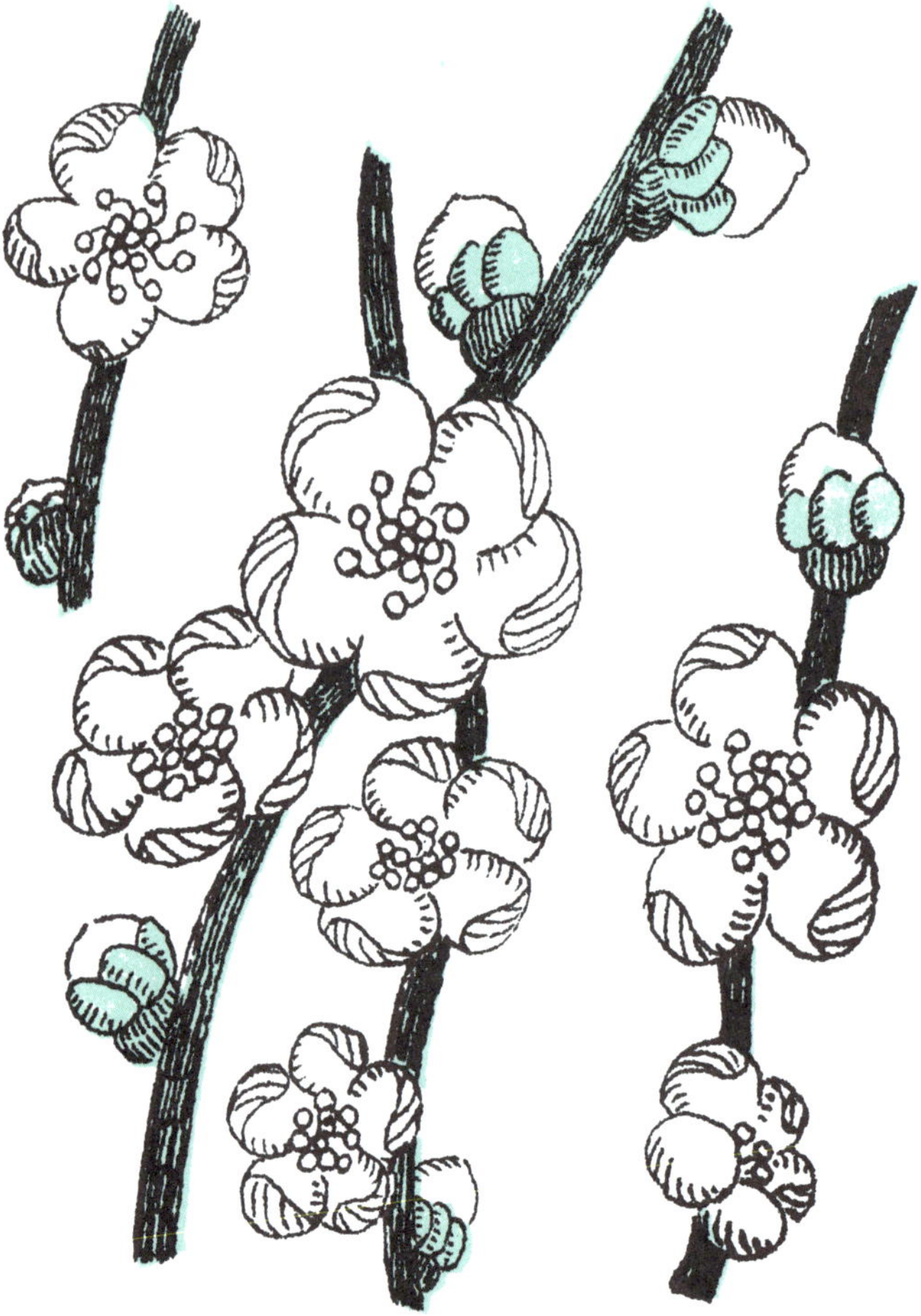

暦の上で春の始まり

まだまだ気温の低い日がつづきますが、〝季節を分ける〟と書く節分の翌日に立春を迎えると、暦の上では「春」の始まり。梅の開花が春の訪れを告げます。

中医学で春は「発陳《はっちん》」といって、古いものが新しくなり、万物が芽吹いて成長し始める季節だと考えますが、1年を健やかに過ごせるかどうかは、この春をいかに快適に過ごすかどうかにかかっているというほど、この時期の過ごし方がキーポイントとなります。

2月はまだ寒さが強く残るものの、五行の陰陽でいう「陰気」が減り、大気中の「陽気（=エネルギー）」が増えていくことで、少しずつ力がみなぎっていくことでしょう。

春の臓「肝」が元気な人はウキウキした気持ちになったり、やる気が湧いてアクティブになれますが、「肝」

1年の健康の鍵は春にある

が活発に働くということは、プラスにもマイナスにも振り幅が大きいということ。「肝」に負担がかかると、便秘、ガスが溜まるといった胃腸トラブル、足のつりや肩のこわばりなどの筋の不調、あるいは、メンタル面でも情緒不安定や怒りっぽい、イライラ、憂うつ、焦燥感といった自律神経の乱れによる不調にも見舞われやすい時期です。

この時期の養生キーワードは、血を補う「補血《ほけつ》」と、春の臓「肝」をやわらかく健やかに保つ「柔肝《じゅうかん》」。とくに、怒りの感情は肝を弱らせてしまうので、とにかくリラックスして、心おだやかに過ごすようにしましょう。

また、早寝早起きを心がけ、太陽の光をしっかりと浴びながらゆっくりと散歩をして、深呼吸をして大気の「陽気」を身体

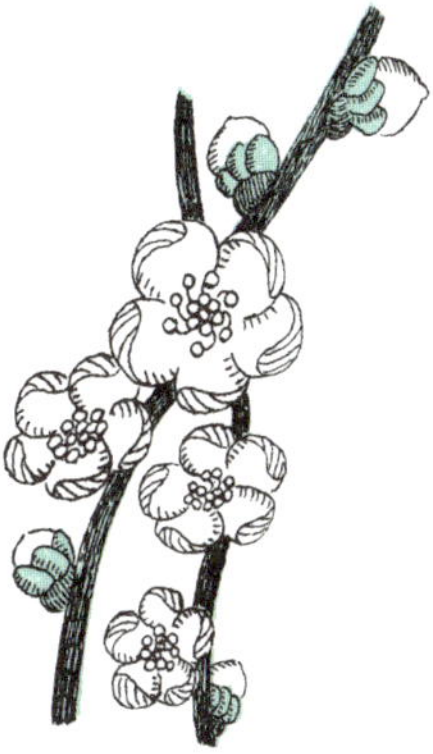

に取り入れるようにしてください。さらに、筋を伸ばすストレッチをすれば、「肝」をいたわる、春の養生そのもの。
この時期、2月から3月にかけては、ちょうど各地で、紅白の梅が咲き誇る梅まつりが開催されています。梅のかぐわしい香りは身体中の気を巡らせてくれるだけでなく、自然のなかを春の陽気を感じながら歩けば、自然な深呼吸もうながされます。深呼吸は、1年を通して意識していただきたい養生の基本です。
せっかくですので、これも春の養生にある通り、身体を締めつけない服装で、髪も結ばず締めつけないようにして、リラックスして梅まつりを楽しんでみてください。きっと、心も身体も、完璧な春のスタートを切ることができるはずです。
そう、1年を健康に過ごすためのポイントは、春の過ごしかたにあるのですから。

○天赦日 ♡母倉日 ★月徳日 ◎天赦日+一粒万倍日

7月 JULY 文月

日	月	火	水	木	金	土
		1	2	3	4	5
6 ★	7	8	9	10	11 ♡	12 ♡
13	14 ★	15	16	17	18	19
20	21	22	23 ♡	24 ◎♡★	25	26
27	28	29	30	31		

8月 AUGUST 葉月

日	月	火	水	木	金	土
					1	2
3 ★	4 ♡	5 ♡	6	7 ○	8	9 ♡
10	11 ★	12 ♡	13	14	15 ♡	16
17	18 ♡	19	20	21 ♡★	22	23
24 ♡	25	26	27 ♡	28	29	30 ♡
31 ★						

9月 SEPTEMBER 長月

日	月	火	水	木	金	土
	1	2 ♡	3	4	5 ♡	6
7	8 ♡★	9	10	11 ♡	12	13
14 ♡	15	16	17 ♡	18 ★	19	20 ♡
21	22	23 ♡	24	25	26 ♡	27
28 ★	29 ♡	30				

10月 OCTOBER 神無月

日	月	火	水	木	金	土
			1	2 ♡	3	4
5 ♡	6 ◎	7	8	9	10	11
12	13	14 ★	15 ♡	16 ♡	17	18
19	20	21	22	23	24 ★	25
26	27 ♡	28 ♡	29	30	31	

11月 NOVEMBER 霜月

日	月	火	水	木	金	土
						1
2	3 ★	4	5	6	7	8
9	10	11 ♡★	12 ♡	13	14	15
16	17	18	19	20	21 ★	22
23 ♡	24 ♡	25	26	27	28	29
30						

12月 DECEMBER 師走

日	月	火	水	木	金	土
	1 ★	2	3	4	5 ♡	6 ♡
7	8	9 ★	10	11	12	13
14	15	16	17 ♡	18 ♡	19 ★	20
21 ◎	22	23	24	25	26	27
28	29 ♡★	30 ♡	31			

暮れの酉流 2025年の特別開運日

1月 JANUARY 睦月

日	月	火	水	木	金	土
			1	2	3 ♡★	4 ♡
5	6	7	8	9	10	11 ★
12 ♡	13 ♡	14	15	16	17	18
19	20	21 ★	22	23	24 ♡	25 ♡
26	27	28	29	30	31 ★	

月徳日
その月の徳神のいる日で万事に吉とされます。母倉日と重なると大吉。

4月 APRIL 卯月

日	月	火	水	木	金	土
		1 ♡	2	3	4	5
6 ♡	7 ♡	8	9	10	11	12
13 ★	14	15	16	17	18 ♡	19 ♡
20	21	22	23 ★	24	25	26
27	28	29	30 ♡			

母倉日
天が母のように人を慈しむ日で慶事に吉とされます。月徳日と重なると大吉。

2月 FEBRUARY 如月

日	月	火	水	木	金	土
						1
2	3	4	5	6 ★	7	8
9	10	11 ♡	12 ♡	13	14	15
16 ★	17	18	19	20	21	22
23 ♡	24 ♡	25	26 ★	27	28	

5月 MAY 皐月

日	月	火	水	木	金	土
				1 ♡	2	3 ★
4	5	6	7	8	9 ♡	10 ♡
11 ★	12	13	14	15	16	17
18	19	20	21 ♡★	22 ♡	23	24
25 ○	26	27	28	29	30	31 ★

天赦日
1年間に5〜6日しかない一番の吉日。寺社仏閣へのお礼参りにもよい日です。

一粒万倍日
小さな行為が万倍にもなって実る日。天赦日と重なる日のみ表示しています。

3月 MARCH 弥生

日	月	火	水	木	金	土
						1
2	3	4	5	6 ★	7 ♡	8 ♡
9	10 ◎	11	12	13	14	15
16 ★	17	18	19 ♡	20 ♡	21	22
23	24	25	26 ★	27	28	29
30	31 ♡					

6月 JUNE 水無月

日	月	火	水	木	金	土
1	2 ♡	3 ♡	4	5	6 ★	7
8	9	10	11	12	13	14 ♡
15 ♡	16 ★	17	18	19	20	21
22	23	24	25	26 ♡★	27 ♡	28
29	30					

○天赦日 ♡母倉日 ★月徳日 ◎天赦日+一粒万倍日

7月 JULY 文月

日	月	火	水	木	金	土
			1 ★	2	3 ♡	4 ♡
5	6	7 ♡	8	9 ★	10	11
12	13	14	15	16	17	18 ♡
19 ◎♡★	20	21	22	23	24	25
26	27	28	29 ★	30 ♡	31 ♡	

8月 AUGUST 葉月

日	月	火	水	木	金	土
						1
2	3	4	5	6	7 ♡	8
9	10 ♡	11	12	13 ♡	14	15
16 ♡★	17	18	19 ♡	20	21	22 ♡
23	24	25 ♡	26 ★	27	28 ♡	29
30	31 ♡					

9月 SEPTEMBER 長月

日	月	火	水	木	金	土
		1	2	3 ♡	4	5 ★
6 ♡	7	8	9 ♡	10	11	12 ♡
13 ★	14	15 ♡	16	17	18 ♡	19
20	21 ♡	22	23 ★	24 ♡	25	26
27 ♡	28	29	30 ♡			

10月 OCTOBER 神無月

日	月	火	水	木	金	土
				1 ◎	2	3 ♡★
4	5	6 ♡	7	8	9 ★	10 ♡
11 ♡	12	13	14	15	16	17
18	19 ★	20	21	22 ♡	23 ♡	24
25	26	27	28	29 ★	30	31

11月 NOVEMBER 霜月

日	月	火	水	木	金	土
1	2	3 ♡	4 ♡	5	6	7 ♡
8	9	10	11	12	13	14
15	16 ★	17	18 ♡	19 ♡	20	21
22	23	24	25	26 ★	27	28
29	30 ♡					

12月 DECEMBER 師走

日	月	火	水	木	金	土
		1 ♡	2	3	4	5
6 ★	7	8	9	10	11	12 ♡
13 ♡	14 ★	15	16 ◎	17	18	19
20	21	22	23	24 ♡★	25 ♡	26
27	28	29	30	31		

暮れの酉流2026年の特別開運日

1月 JANUARY 睦月

日	月	火	水	木	金	土
				1	2	3
4	5	6★	7♡	8♡	9	10
11	12	13	14	15	16★	17
18	19♡	20♡	21	22	23	24
25	26★	27	28	29	30	31♡

2月 FEBRUARY 如月

日	月	火	水	木	金	土
1♡	2	3	4	5	6♡	7♡
8	9	10	11★	12	13	14
15	16	17	18♡	19♡	20	21★
22	23	24	25	26	27	28

3月 MARCH 弥生

日	月	火	水	木	金	土
1	2♡	3♡★	4	5◎	6	7
8	9	10	11★	12	13	14♡
15♡	16	17	18	19	20	21★
22	23	24	25	26♡	27♡	28
29	30	31★				

4月 APRIL 卯月

日	月	火	水	木	金	土
			1	2	3	4
5	6	7	8★	9	10	11
12	13♡	14♡	15	16	17	18★
19	20	21	22	23	24	25♡
26♡	27	28★	29	30		

5月 MAY 皐月

日	月	火	水	木	金	土
					1	2
3	4○	5♡	6★	7	8	9
10	11	12	13	14	15	16♡★
17♡	18	19	20○	21	22	23
24	25	26★	27	28♡	29♡	30
31						

6月 JUNE 水無月

日	月	火	水	木	金	土
	1	2	3	4	5★	6
7	8	9♡	10♡	11★	12	13
14	15	16	17	18	19	20
21♡★	22♡	23	24	25	26	27
28	29	30				

○天赦日 ♡母倉日 ★月徳日 ◎天赦日+一粒万倍日

7月
JULY 文月

日	月	火	水	木	金	土
				1	2	3
4	5	6 ★	7	8	9	10
11	12	13 ♡	14 ◎♡★	15	16	17
18	19	20	21	22	23	24 ★
25 ♡	26 ♡	27	28	29	30	31

8月
AUGUST 葉月

日	月	火	水	木	金	土
1	2	3 ★	4	5	6 ♡	7 ♡
8 ♡	9	10	11 ♡★	12	13	14 ♡
15	16	17 ♡	18	19	20 ♡	21 ★
22	23 ♡	24	25	26 ♡	27	28
29 ♡	30	31 ★				

9月
SEPTEMBER 長月

日	月	火	水	木	金	土
			1 ♡	2	3	4 ♡
5	6	7 ♡	8 ★	9	10 ♡	11
12	13 ♡	14	15	16 ♡	17	18 ★
19 ♡	20	21	22 ♡	23	24	25 ♡
26 ◎	27	28 ♡★	29	30		

10月
OCTOBER 神無月

日	月	火	水	木	金	土
					1 ♡	2
3	4 ♡	5	6	7 ♡	8	9
10	11	12	13	14 ★	15	16
17 ♡	18 ♡	19	20	21	22	23
24 ★	25	26	27	28	29 ♡	30 ♡
31						

11月
NOVEMBER 霜月

日	月	火	水	木	金	土
	1	2	3 ★	4	5	6
7	8	9	10	11 ★	12	13 ♡
14 ♡	15	16	17	18	19	20
21 ★	22	23	24	25 ♡	26 ♡	27
28	29	30				

12月
DECEMBER 師走

日	月	火	水	木	金	土
			1 ★	2	3	4
5	6	7 ♡	8 ♡	9 ★	10	11 ◎
12	13	14	15	16	17	18
19 ♡★	20 ♡	21	22	23	24	25
26	27	28	29 ★	30	31 ♡	

暮れの酉流2027年の特別開運日

1月 JANUARY 睦月

日	月	火	水	木	金	土
					1	2
3 ★	4	5	6	7	8	9
10	11 ★	12	13	14 ♡	15 ♡	16
17	18	19	20	21 ★	22	23
24	25	26 ♡	27 ♡	28	29	30
31 ★						

2月 FEBRUARY 如月

日	月	火	水	木	金	土
	1	2	3	4	5	6 ★
7	8	9	10	11	12	13 ♡
14 ♡	15	16 ★	17	18	19	20
21	22	23	24	25 ♡	26 ♡★	27
28 ○						

3月 MARCH 弥生

日	月	火	水	木	金	土
	1	2	3	4	5	6 ★
7	8	9 ♡	10 ♡	11	12	13
14	15	16 ★	17	18	19	20
21 ♡	22 ♡	23	24	25	26 ★	27
28	29	30	31			

4月 APRIL 卯月

日	月	火	水	木	金	土
				1	2 ♡	3 ♡
4	5	6	7	8 ♡	9 ♡	10
11	12	13 ★	14	15	16	17
18	19	20 ♡	21 ♡	22	23 ★	24
25	26	27	28	29 ○	30	

5月 MAY 皐月

日	月	火	水	木	金	土
						1
2 ♡	3 ♡★	4	5	6	7	8
9	10	11 ♡★	12 ♡	13	14	15 ○
16	17	18	19	20	21 ★	22
23 ♡	24 ♡	25	26	27	28	29
30	31 ★					

6月 JUNE 水無月

日	月	火	水	木	金	土
		1	2	3	4 ♡	5 ♡
6 ★	7	8	9	10	11	12
13	14	15	16 ♡★	17 ♡	18	19
20	21	22	23	24	25	26 ★
27	28 ♡	29 ♡	30			

○天赦日 ♡母倉日 ★月徳日 ◎天赦日+一粒万倍日

7月
JULY 文月

日	月	火	水	木	金	土
						1
2	3	4 ♡	5 ♡	6	7 ♡	8 ◎♡★
9	10	11	12	13	14	15
16	17	18 ★	19 ♡	20 ♡	21	22
23	24	25	26	27	28 ★	29
30	31 ♡					

8月
AUGUST 葉月

日	月	火	水	木	金	土
		1 ♡	2	3	4	5
6	7	8 ♡	9	10	11 ♡	12
13	14 ♡	15 ★	16	17 ♡	18	19
20 ♡	21	22	23 ♡	24	25 ★	26 ♡
27	28	29 ♡	30	31		

9月
SEPTEMBER 長月

日	月	火	水	木	金	土
					1 ♡	2
3	4 ♡★	5	6	7 ♡	8	9
10 ♡	11	12 ★	13 ♡	14	15	16 ♡
17	18	19 ♡	20 ◎	21	22 ♡★	23
24	25 ♡	26	27	28 ♡	29	30

10月
OCTOBER 神無月

日	月	火	水	木	金	土
1 ♡	2 ★	3	4 ♡	5	6	7 ♡
8 ★	9	10	11 ♡	12 ♡	13	14
15	16	17	18 ★	19	20	21
22	23 ♡	24 ♡	25	26	27	28 ★
29	30	31				

11月
NOVEMBER 霜月

日	月	火	水	木	金	土
			1	2	3	4 ♡
5 ♡	6	7 ♡	8 ♡	9	10	11
12	13	14	15 ★	16	17	18
19 ♡	20 ♡	21	22	23	24	25 ★
26	27	28	29	30		

12月
DECEMBER 師走

日	月	火	水	木	金	土
					1 ♡	2 ♡
3	4	5 ○★	6	7	8	9
10	11	12	13 ♡★	14 ♡	15	16
17	18	19	20	21	22	23 ★
24	25 ♡	26 ♡	27	28	29	30
31						

暮れの酉流 2028 年の特別開運日

1月 JANUARY 睦月

日	月	火	水	木	金	土
						1 ♡
2	3	4	5	6 ★	7	8
9 ♡	10 ♡	11	12	13	14	15
16 ★	17	18	19	20	21 ♡	22 ♡
23	24	25	26 ★	27	28	29
30	31					

2月 FEBRUARY 如月

日	月	火	水	木	金	土
		1	2 ♡	3 ♡	4	5
6	7	8 ♡	9 ♡	10	11 ★	12
13	14	15	16	17	18	19
20 ♡	21 ♡★	22	23 ○	24	25	26
27	28	29				

3月 MARCH 弥生

日	月	火	水	木	金	土
			1	2 ★	3 ♡	4 ♡
5	6	7	8	9	10 ★	11
12	13	14	15 ♡	16 ♡	17	18
19	20 ★	21	22	23	24	25
26	27 ♡	28 ♡	29	30 ★	31	

4月 APRIL 卯月

日	月	火	水	木	金	土
						1
2	3	4	5	6	7 ★	8
9	10	11	12	13	14 ♡	15 ♡
16	17 ★	18	19	20	21	22
23 ○	24	25	26 ♡	27 ♡★	28	29
30						

5月 MAY 皐月

日	月	火	水	木	金	土
	1	2	3	4	5 ♡★	6 ♡
7	8	9 ○	10	11	12	13
14	15 ★	16	17 ♡	18 ♡	19	20
21	22	23	24	25 ★	26	27
28	29 ♡	30 ♡	31			

6月 JUNE 水無月

日	月	火	水	木	金	土
				1	2	3
4 ★	5	6	7	8	9	10 ♡★
11 ♡	12	13	14	15	16	17
18	19	20 ★	21	22 ♡	23 ♡	24
25	26	27	28	29	30 ★	

○天赦日 ♡母倉日 ★月徳日 ◎天赦日+一粒万倍日

7月 JULY 文月

日	月	火	水	木	金	土
1	2	3 ◎	4	5 ★	6	7
8	9	10	11	12	13 ★	14 ♡
15 ♡	16	17	18	19	20	21
22	23 ★	24	25	26 ♡	27 ♡	28
29	30	31				

8月 AUGUST 葉月

日	月	火	水	木	金	土
			1	2 ★	3	4
5	6	7	8	9 ♡	10 ★	11
12 ♡	13	14	15 ♡	16	17	18 ♡
19	20 ★	21 ♡	22	23	24 ♡	25
26	27 ♡	28	29	30 ♡★	31	

9月 SEPTEMBER 長月

日	月	火	水	木	金	土
						1
2 ♡	3	4	5 ♡	6	7 ★	8 ♡
9	10	11 ♡	12	13	14 ♡	15 ◎
16	17 ♡★	18	19	20 ♡	21	22
23 ♡	24	25	26 ♡	27 ★	28	29 ♡
30						

10月 OCTOBER 神無月

日	月	火	水	木	金	土
	1	2 ♡	3	4	5 ♡	6
7 ★	8	9	10	11	12	13 ★
14	15	16	17	18 ♡	19 ♡	20
21	22	23 ★	24	25	26	27
28	29	30 ♡	31 ♡			

11月 NOVEMBER 霜月

日	月	火	水	木	金	土
				1	2 ★	3
4	5	6	7	8	9	10 ★
11	12	13	14 ♡	15 ♡	16	17
18	19	20 ★	21	22	23	24
25	26 ♡	27 ♡	28	29	30 ○★	

12月 DECEMBER 師走

日	月	火	水	木	金	土
						1
2	3	4	5	6	7	8 ♡★
9 ♡	10	11	12	13	14	15
16	17	18 ★	19	20 ♡	21 ♡	22
23	24	25	26	27	28 ★	29
30	31					

暮れの酉流 2029年の特別開運日

1月
JANUARY 睦月

日	月	火	水	木	金	土
	1	2★	3	4	5	6
7	8	9	10★	11	12	13
14	15♡	16♡	17	18	19	20★
21	22	23	24	25	26	27♡
28♡	29	30★	31			

2月
FEBRUARY 如月

日	月	火	水	木	金	土
				1	2	3♡
4	5★	6	7	8	9	10
11	12	13	14♡	15♡★	16	17○
18	19	20	21	22	23	24
25★	26♡	27♡	28			

3月
MARCH 弥生

日	月	火	水	木	金	土
				1	2	3
4	5★	6	7	8	9	10♡
11♡	12	13	14	15★	16	17
18	19	20	21	22♡	23♡	24
25★	26	27	28	29	30	31

4月
APRIL 卯月

日	月	火	水	木	金	土
1	2	3♡	4	5	6	7
8	9♡	10♡	11	12★	13	14
15	16	17	18○	19	20	21♡
22♡★	23	24	25	26	27	28
29	30					

5月
MAY 皐月

日	月	火	水	木	金	土
		1	2★	3♡	4♡	5
6	7	8	9	10★	11	12♡
13♡	14	15	16	17	18	19
20★	21	22	23	24♡	25♡	26
27	28	29	30★	31		

6月
JUNE 水無月

日	月	火	水	木	金	土
					1	2
3	4	5♡★	6♡	7	8	9
10	11	12	13	14	15★	16
17♡	18♡	19	20	21	22	23
24	25★	26	27	28	29♡	30♡

スタッフ

イラスト　トリノコ
デザイン　芝 晶子（文京図案室）
文　国実マヤコ
図版【P202、220】　永井麻美子
企画協力　玉置真理
マネジメント　長谷川晃一（Luck Out）
校正　東京出版サービスセンター
編集　青柳有紀　田中悠香（ワニブックス）

参考文献

国立天文台　暦計算室　https://eco.mtk.nao.ac.jp/koyomi/
こよみのページ　https://koyomi8.com/index.php
『まいにち暦生活　日本の暮らしを楽しむ365のコツ』（ナツメ社）
『にっぽんの七十二候』（エイ出版社）
『こよみ便覧』（国立国会図書館デジタルコレクション）

開運養生 12か月

著　櫻井大典　暮れの酉
2025年1月3日　初版発行

発行者　髙橋明男
発行所　株式会社ワニブックス
〒150-8482
東京都渋谷区恵比寿4-4-9 えびす大黒ビル
ワニブックスHP http://www.wani.co.jp/
お問い合わせはメールで受け付けております。
HPより「お問い合わせ」へお進みください。
※内容によりましてはお答えできない場合がございます。
印刷所　TOPPANクロレ株式会社
製本所　ナショナル製本

ISBN 978-4-8470-7517-9